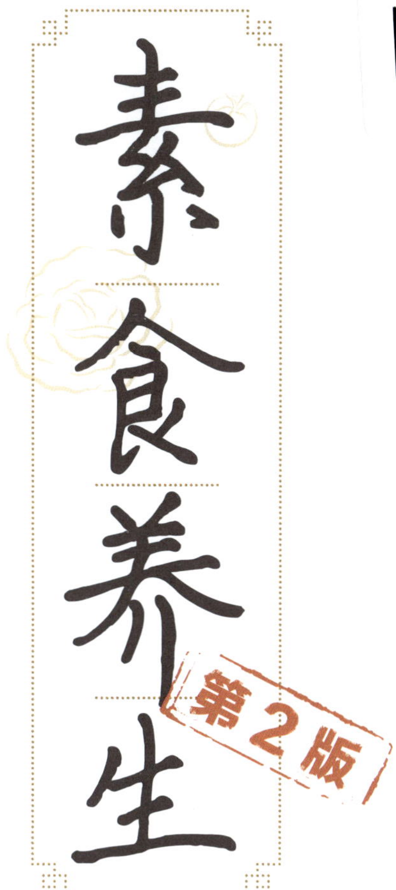

素食养生事典

第2版

史文丽／主编

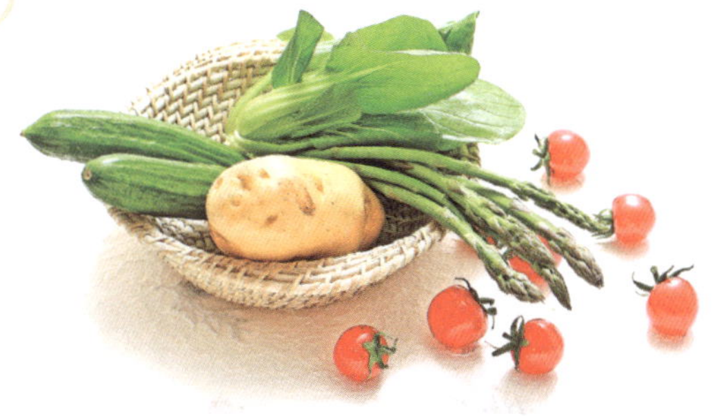

中国纺织出版社

前言

多一点素食，多一些健康

选择素食不仅是一种选择，更重要的是一种态度：对于饮食，对于健康，对于生活或信仰，甚至对于大自然。

《黄帝内经》里讲："五谷为养，五果为助，五畜为益，五菜为充。"意思是说谷物（主食）是人们赖以生存的根本，而水果、蔬菜和肉类等都是作为主食的辅助、补益和补充。不过，现代人大多不用为吃饭发愁，大鱼大肉已经慢慢成为了大家的主食，"生活方式病"，如糖尿病、高血压、高脂血症、痛风、脂肪肝等，也随之增加，这在很大程度上与饮食结构的变化有关。如何改变这种现状呢，也许合理地吃素能够帮大忙。

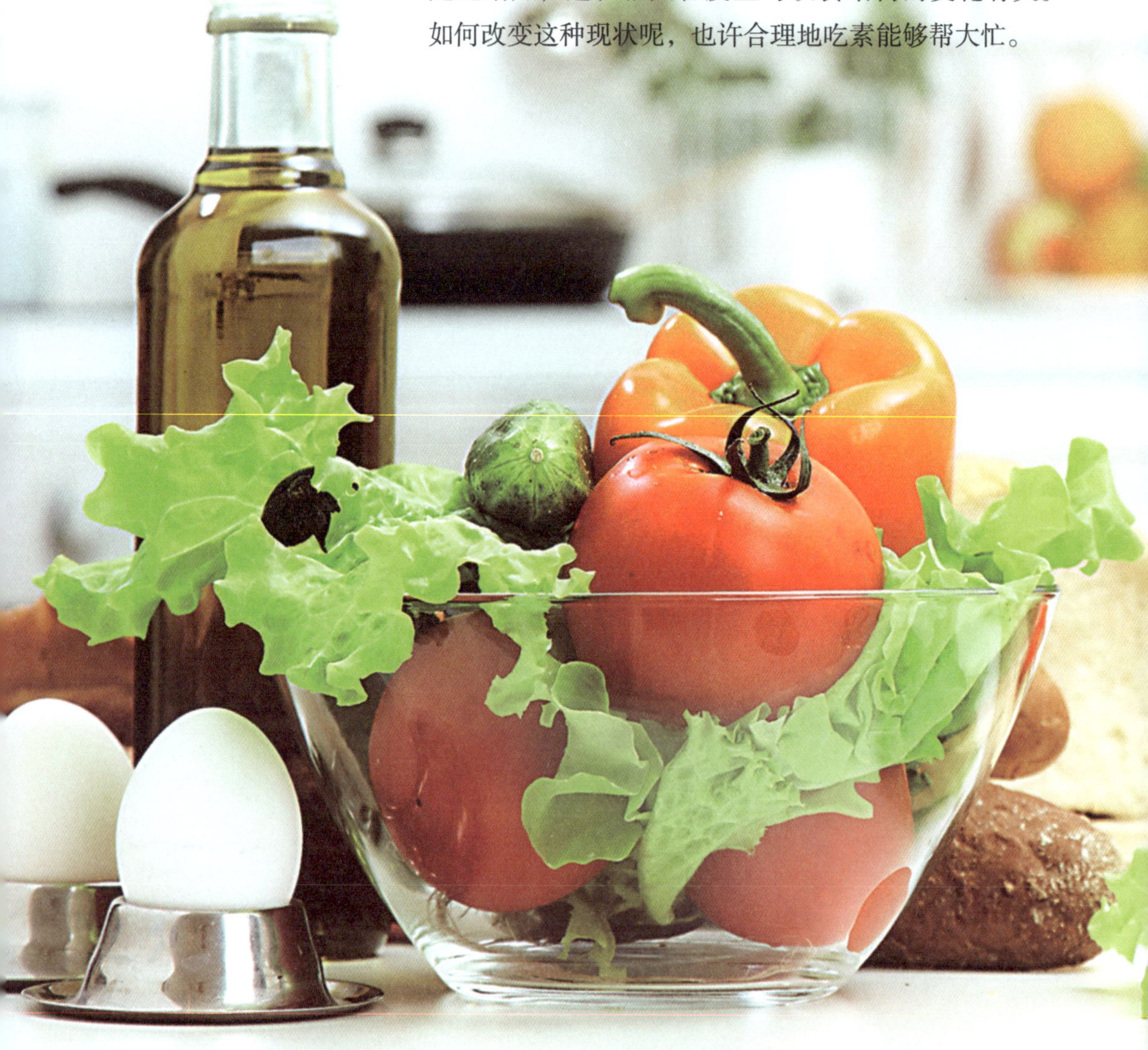

古代有关于吃素“正心修德”的说法，如“茹素数日，以净其身，清其心”；而在唐宋时期，素食也受到很大的追捧——“寺庙庵观素馔之著称于时者，京师为法源寺，镇江为定慧寺，上海为白之观，杭州为烟霞洞”。据说，烟霞洞的素食席位价格最高，高者“需银币五十元”。

而现代人也逐渐喜欢上了素食，原因也许有很多，有的人觉得吃素是一种时尚；有的人想变得更健康、更年轻所以吃素；也有的人是吃惯了大鱼大肉，突然觉得吃素更自然……无论哪一种，合理地选择素食一定能带给你不一样的感受和体会。

多一点素食，多一点健康；多一点素食，多一点慈悲；多一点素食，多一点生活的领悟。素食生活，让生活更有“素”质。

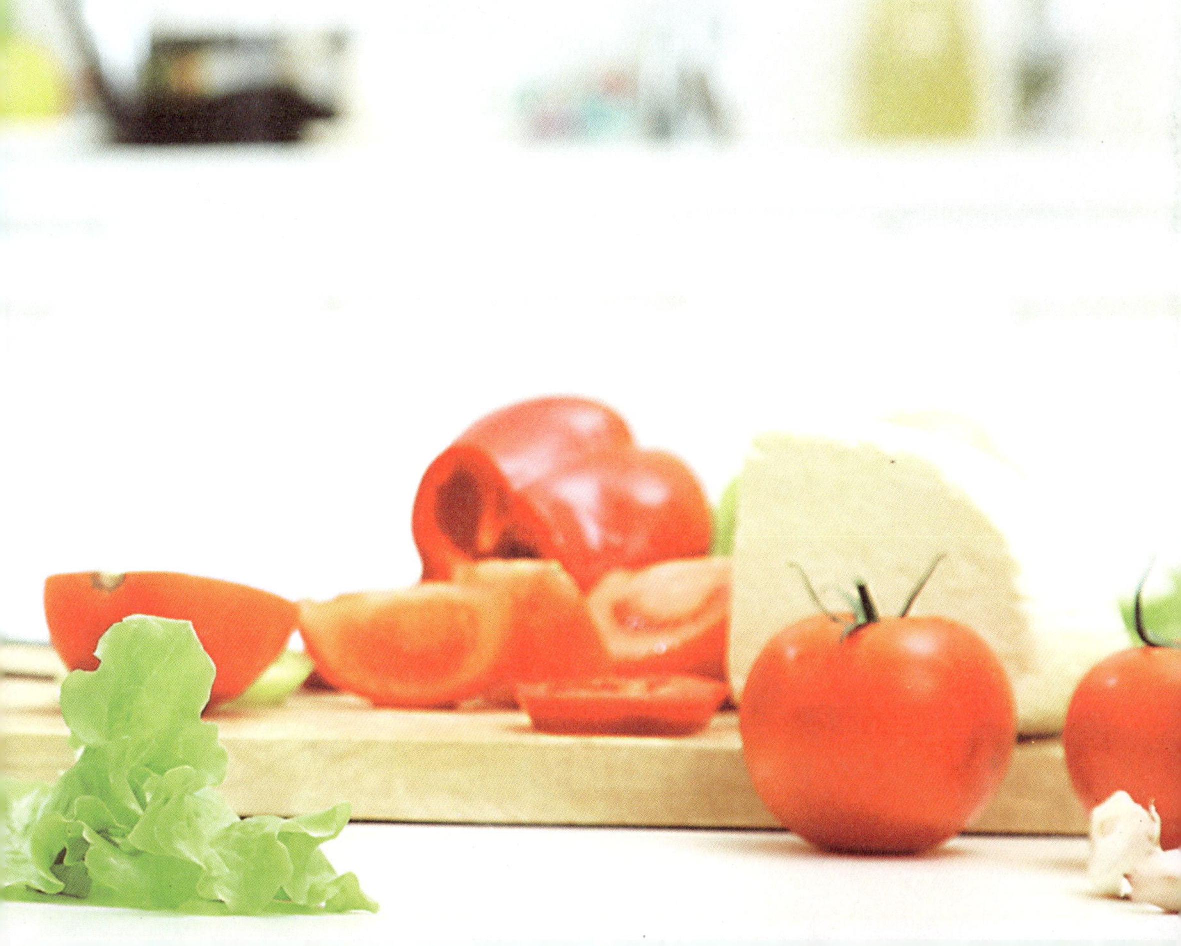

缤纷“素”材一箩筐

传统中医认为，红色食物对应五脏中的心，能够促进心脏的健康，提升人体的细胞活力；还能改善贫血症状，帮助调整身体虚弱。

红色

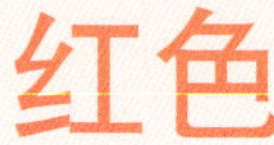

樱桃

含铁量非常丰富，
可以预防贫血

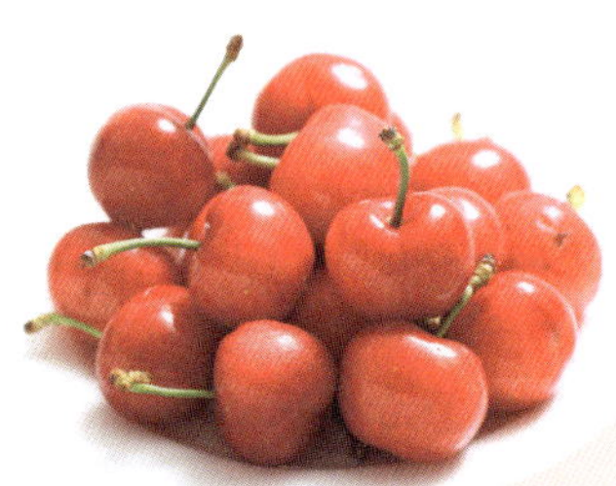

草莓

补血养颜口味好

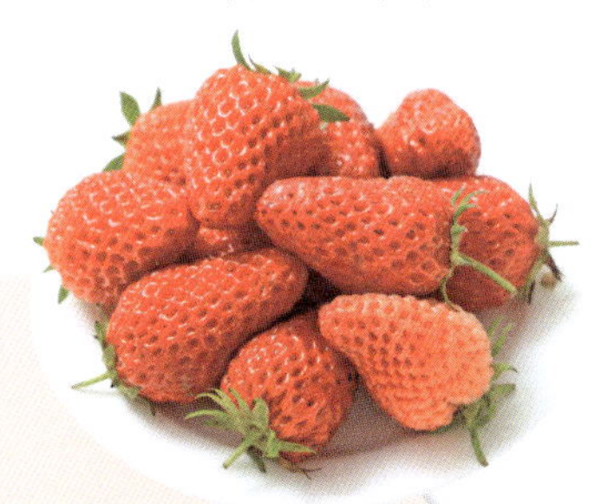

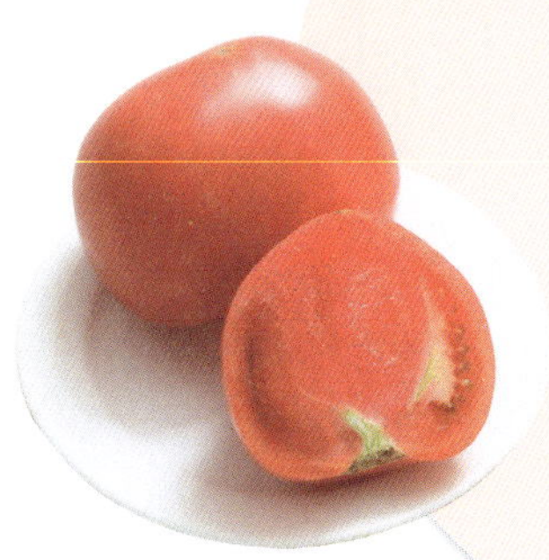

番茄

利尿护肤又消肿

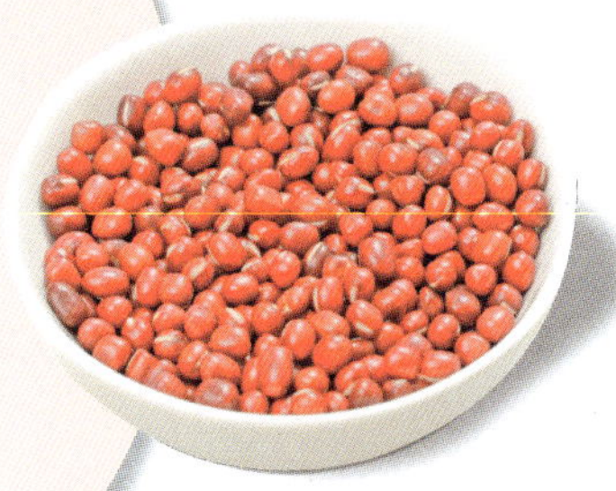

红豆

降脂、消水肿

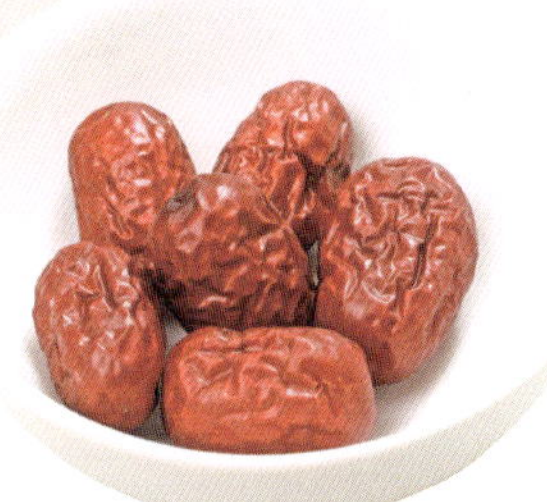

红枣

养血安神佳品

中医理论中，黄色食物对应脾，有补益脾胃的功效，对气虚、血虚、阳虚等虚证有不错的疗效，还能起到解毒效果。

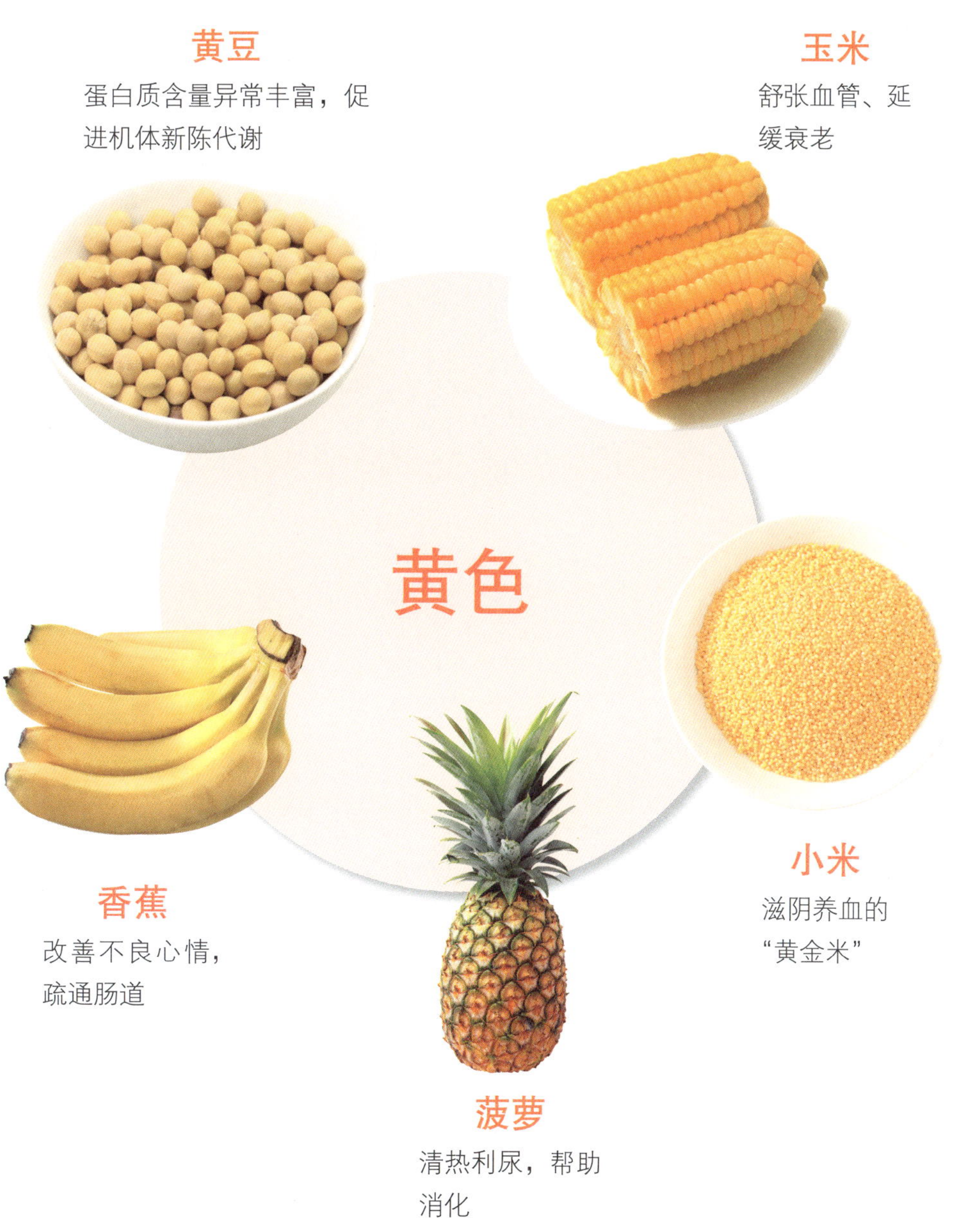

绿色食物能够缓解肝胆压力，调节其功能，生津养阴，开胃助消化，是保肝的首选食物。另外，吃“绿”被营养学家认为是最好的补钙途径之一。

黄瓜
清热又美容
绿豆
夏季清热消暑
第一豆
绿色
西蓝花
防癌、抗癌
特别推荐
猕猴桃
补充维生素C的
王牌水果
青椒
增食欲，促消化

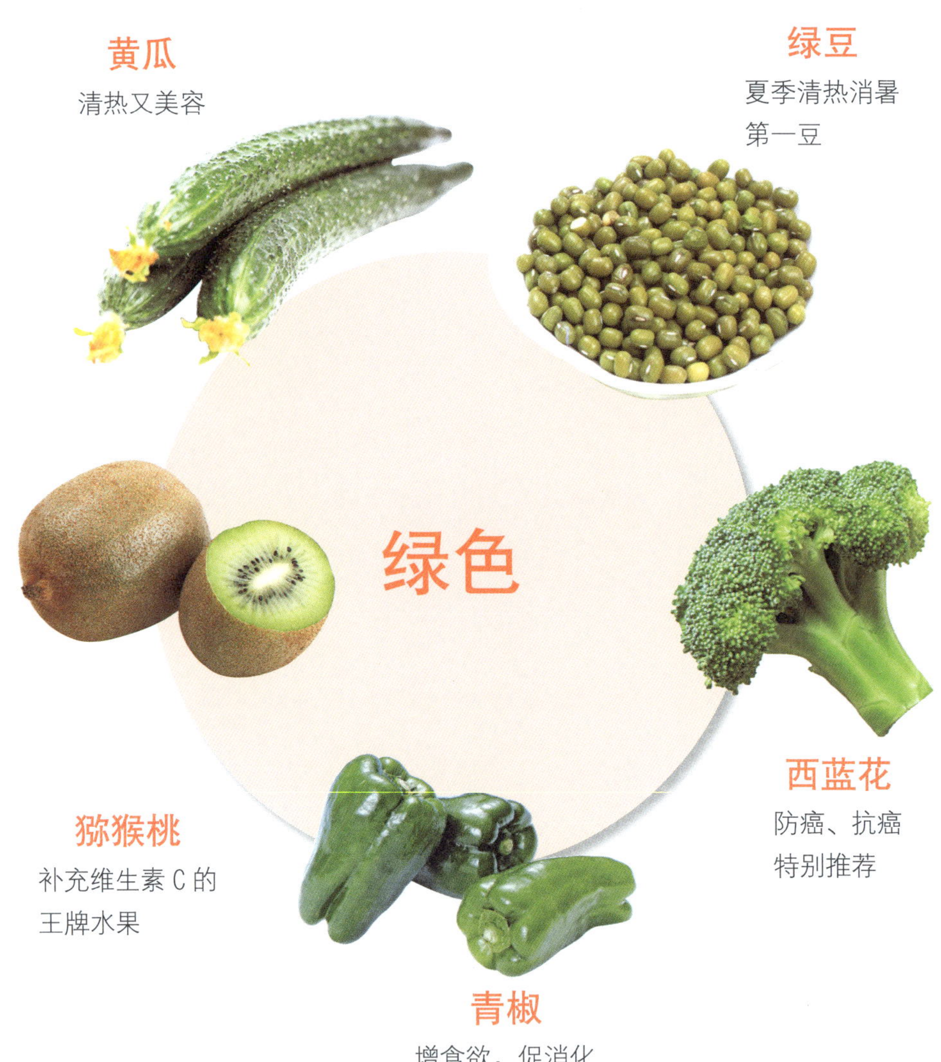

白色食物给人以鲜嫩、质地洁净的感觉，有润肺、安神养心的作用，还能促进血液循环和新陈代谢，对预防高血压、心脏病大有裨益。

白萝卜
解毒生津又利尿
大米
强身好气色
白色
莲藕
开胃消食的“灵根”
银耳
凉补润燥的“民间燕窝”
百合
秋季养生第一菜

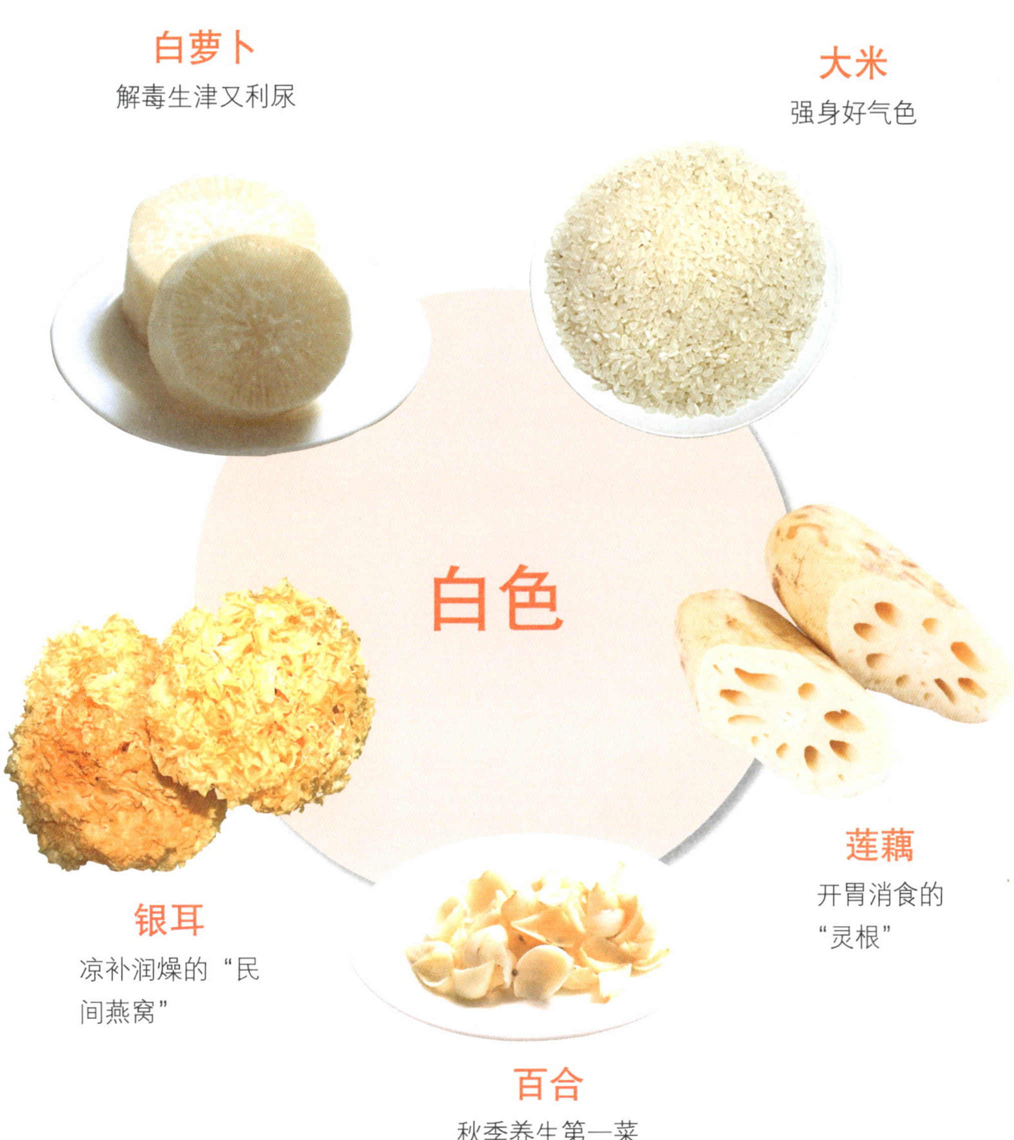

黑色食物大都可以养肾，其原理在于黑色食物富含氨基酸和矿物质，这些营养素有补肾、养血的功效，而且还有很好的美容养颜效果。

黑豆
高蛋白、低脂肪的佳品
黑芝麻
养肾润肤的保健品
黑色
黑木耳
益气强身的“素中之荤”
黑米
优质的“补血米”

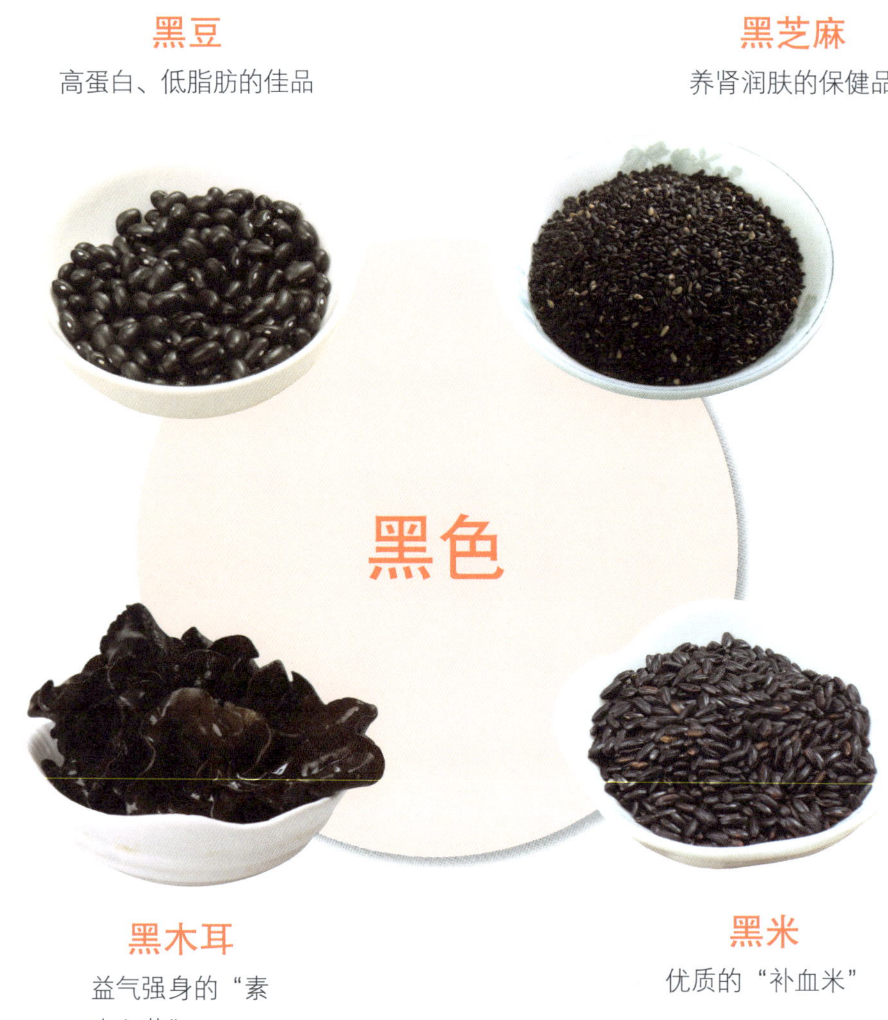

紫色食物中大多含有花青素，它是一种具有强大抗氧化作用的物质，对血管硬化有神奇的作用，还能阻止心脏病发作和血凝块形成。据营养学统计分析，紫色食品的营养价值高于其他色泽较浅的食品。

桑葚
补血滋阴的水果
紫甘蓝
强身健体，提高免疫力
紫色
紫薯
防癌，抗老，护肤
李子
养肝护肝的水果
茄子
降低胆固醇的超级蔬菜

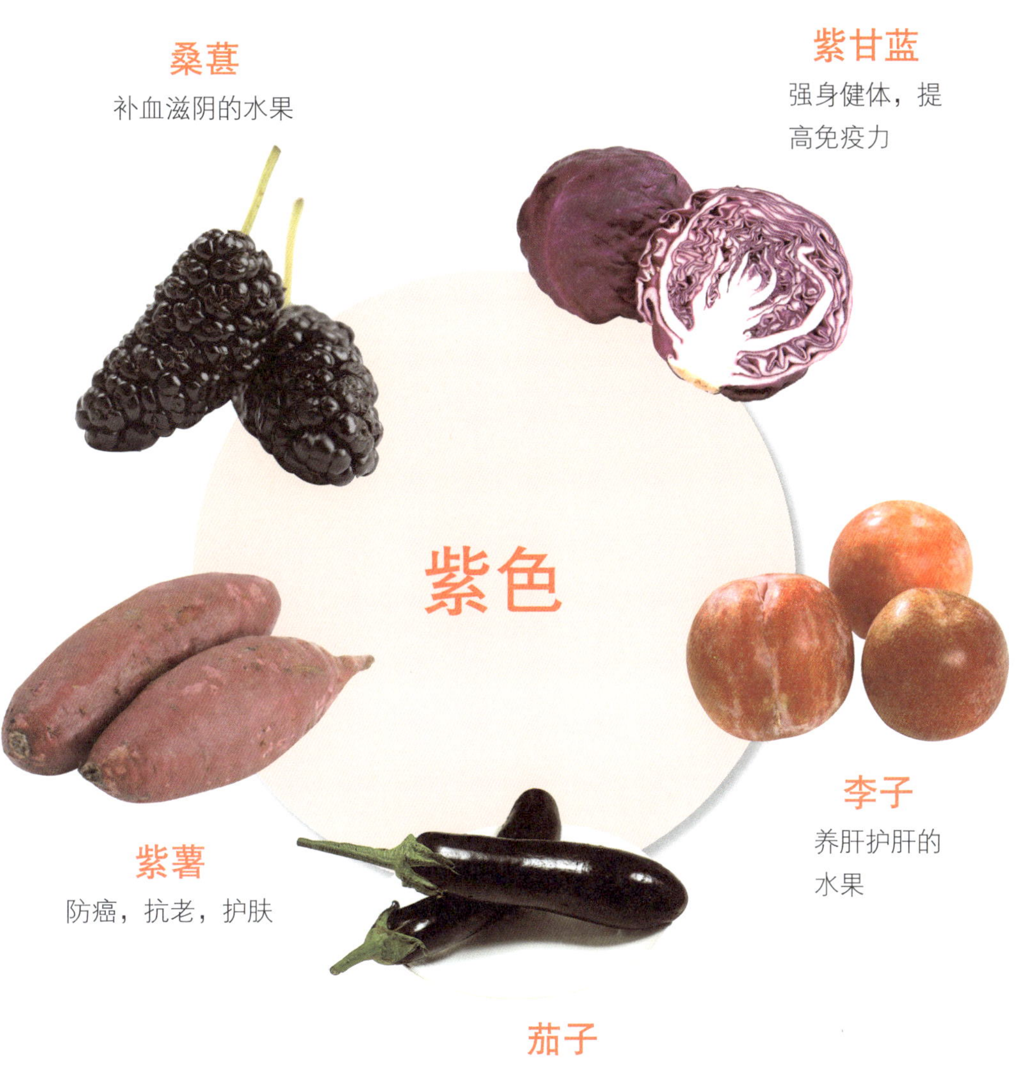

目 录

part 1
食素，让健康更“乐活”

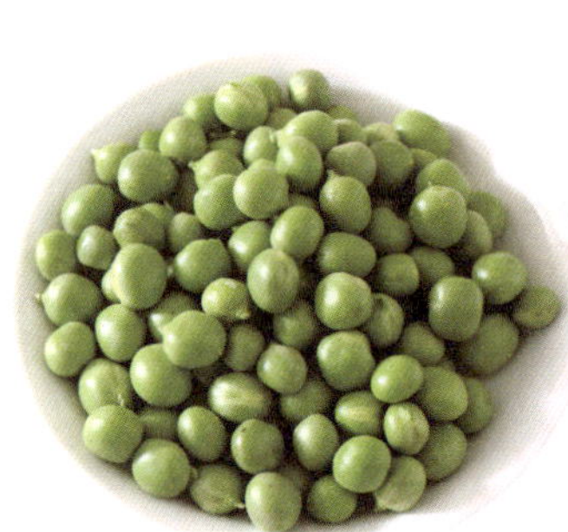

part 2
素食有强大的“功”力

part 3

营养素食“一箩筐”

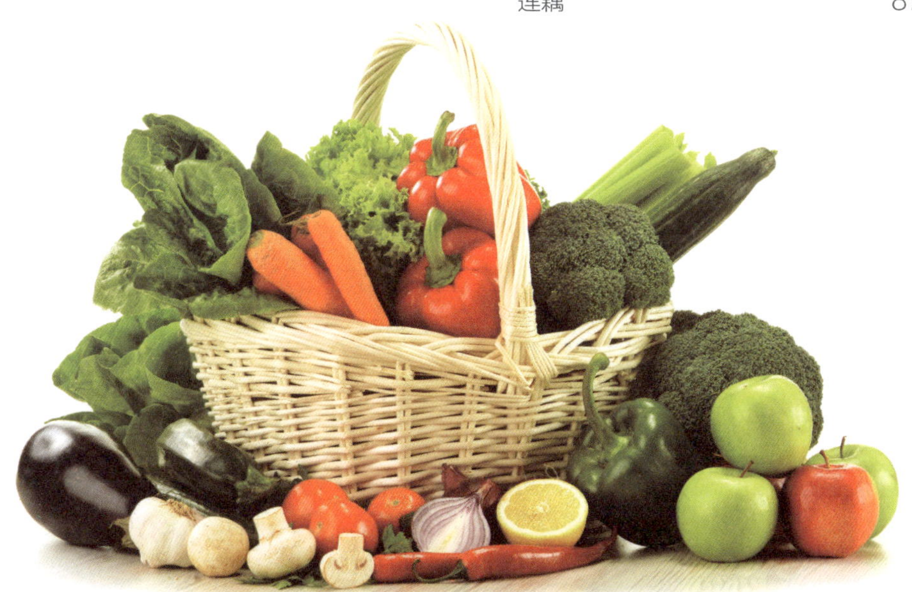

美味汤羹

豆浆米糊

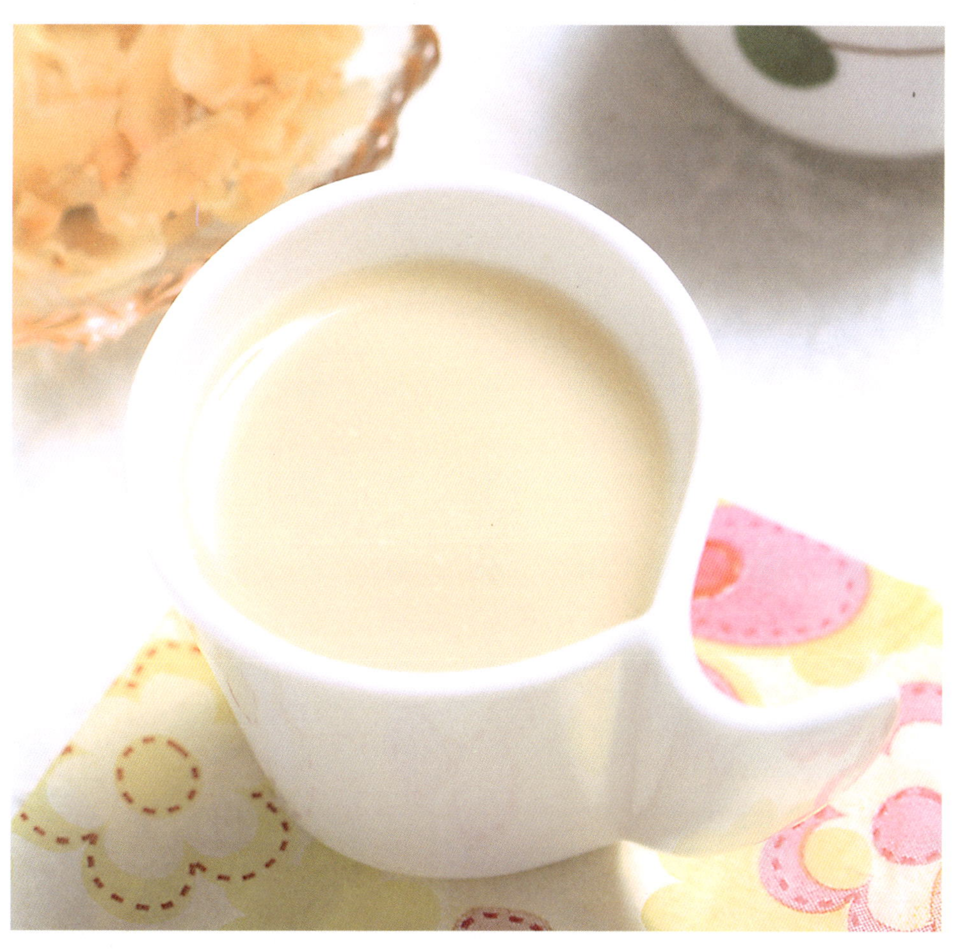

鲜美果蔬汁

香粥类

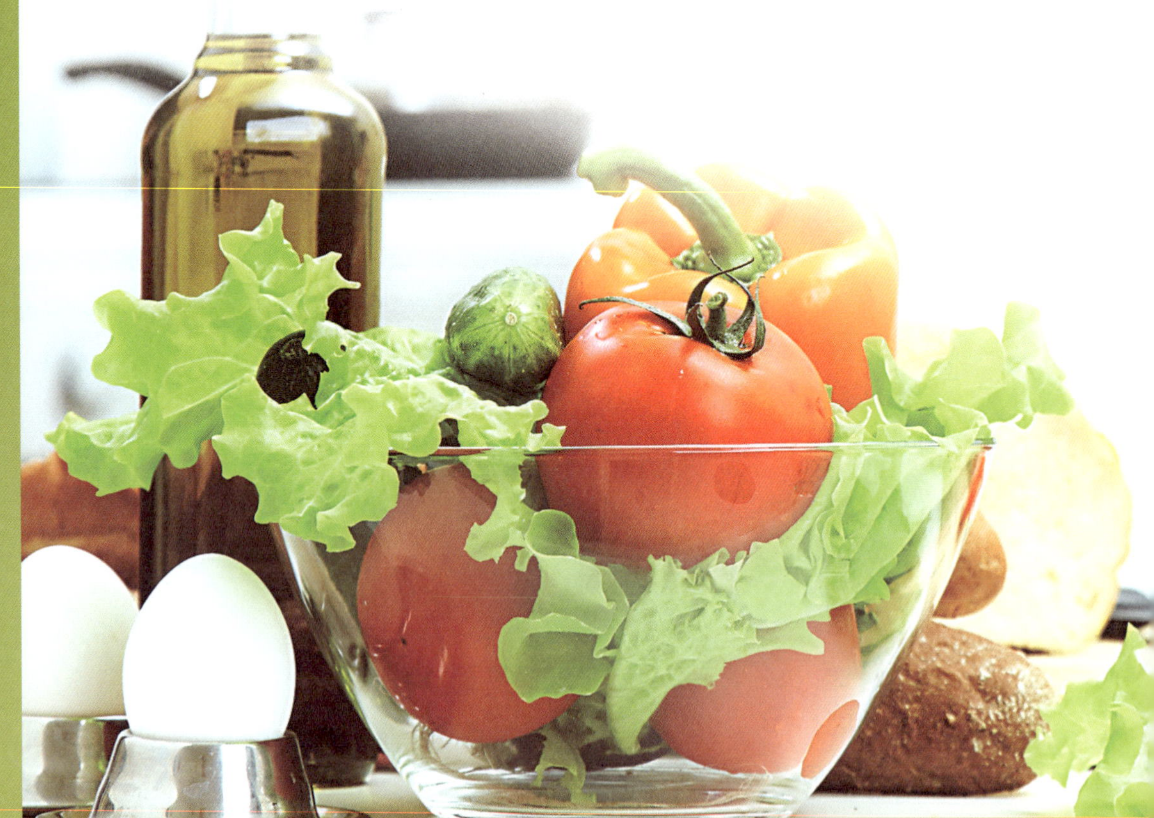

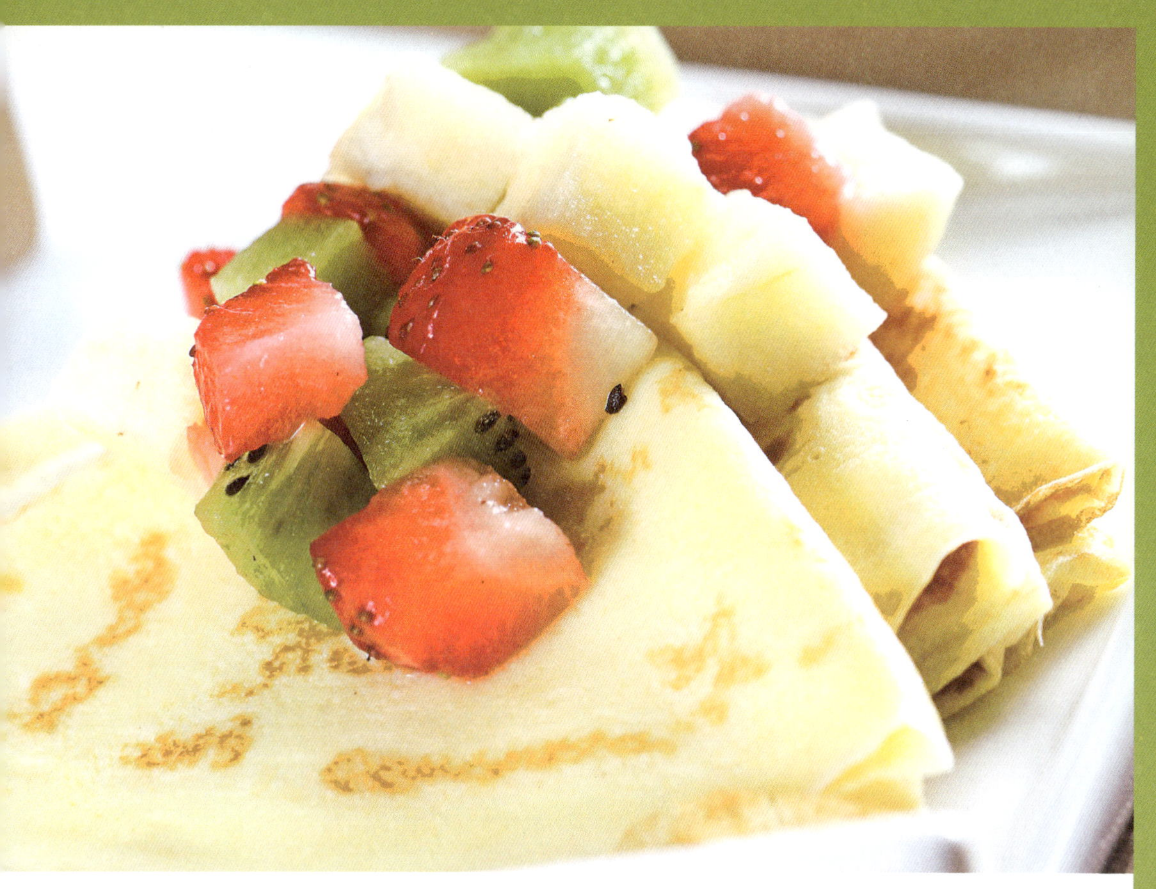

美味家常主食

养生点心

素说四　异国情调素食餐

part 5 养生保健要“素”行

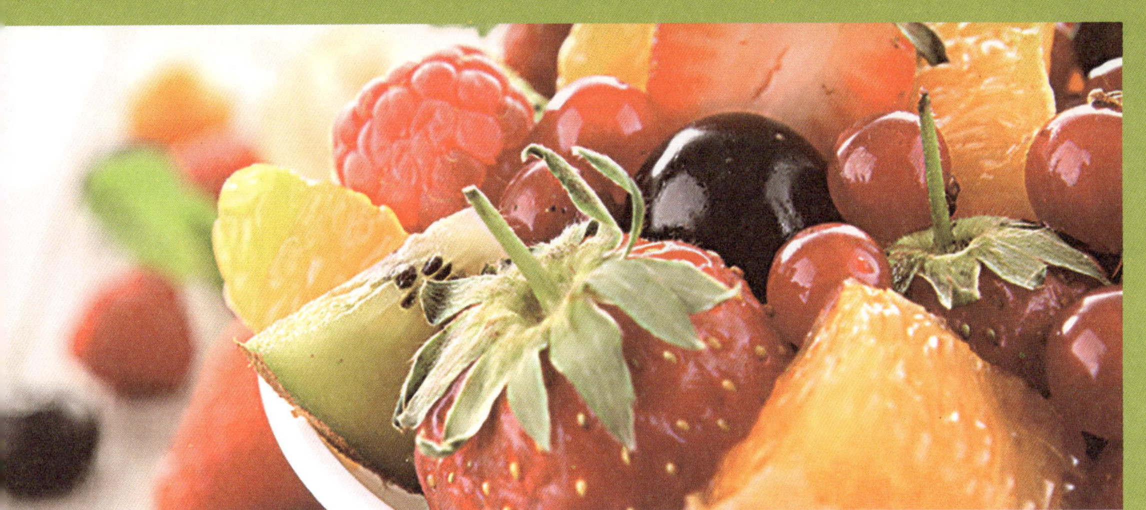

part 6

对抗疾病靠“素”养

第一章

食素，让健康更“乐活”

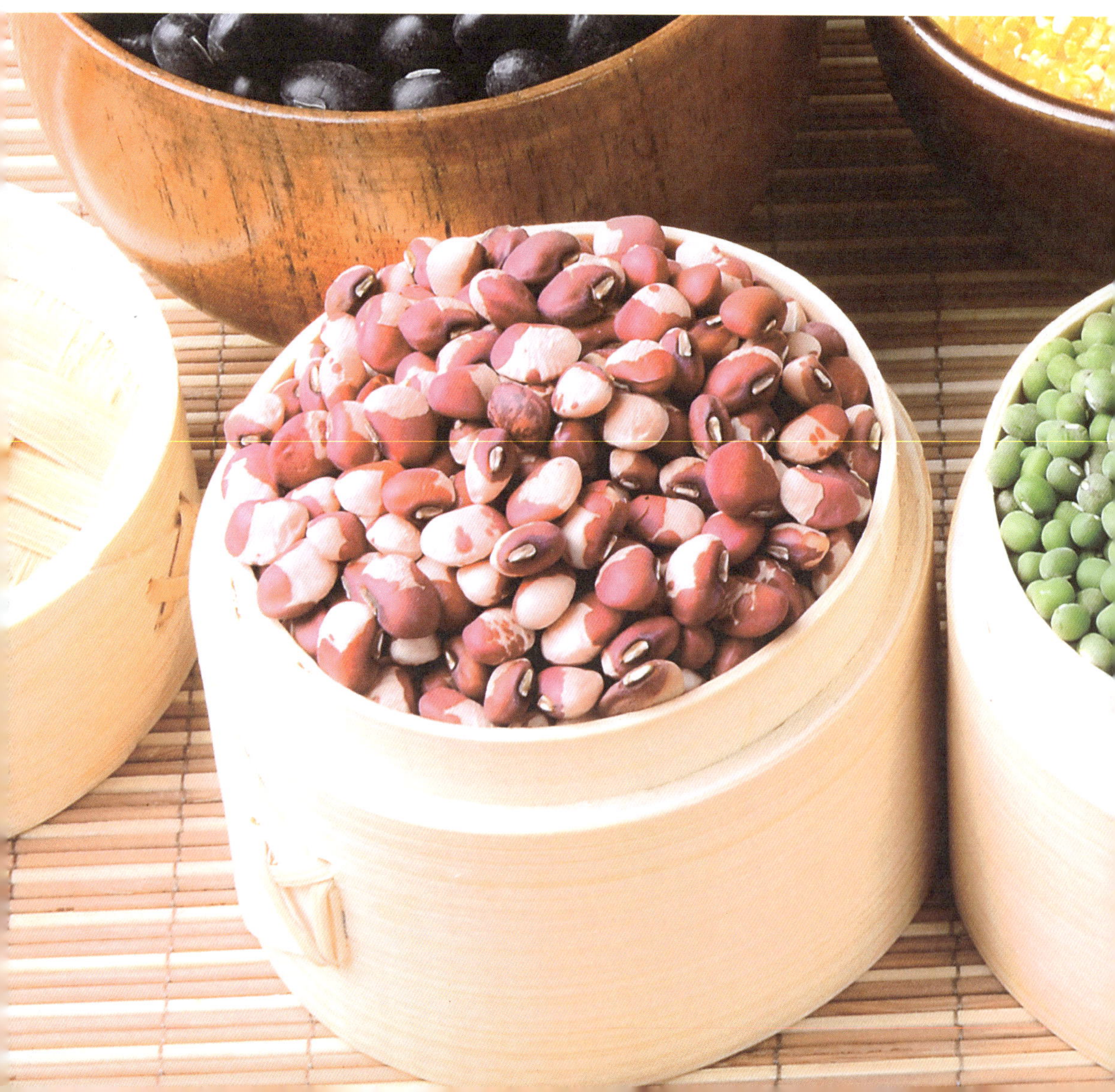

能天天享受到不一样的健康美食，是很多人的一大追求。当然，在美食当道的今天，这个愿望很容易实现。无论是城里还是乡下，各种小吃铺子、餐厅一应俱全，色香味也是各式各样，可以说，没有吃不到的美味。不过，在吃的同时，我们所关心的远远超出了“色香味”的范畴，更重要的是健康。而素食越来越成为大众的选择，这不仅仅是一种时尚，更是向健康靠拢：吃得舒心的同时，又能享受美食的乐趣——这就是素食带来的“乐活”感觉！

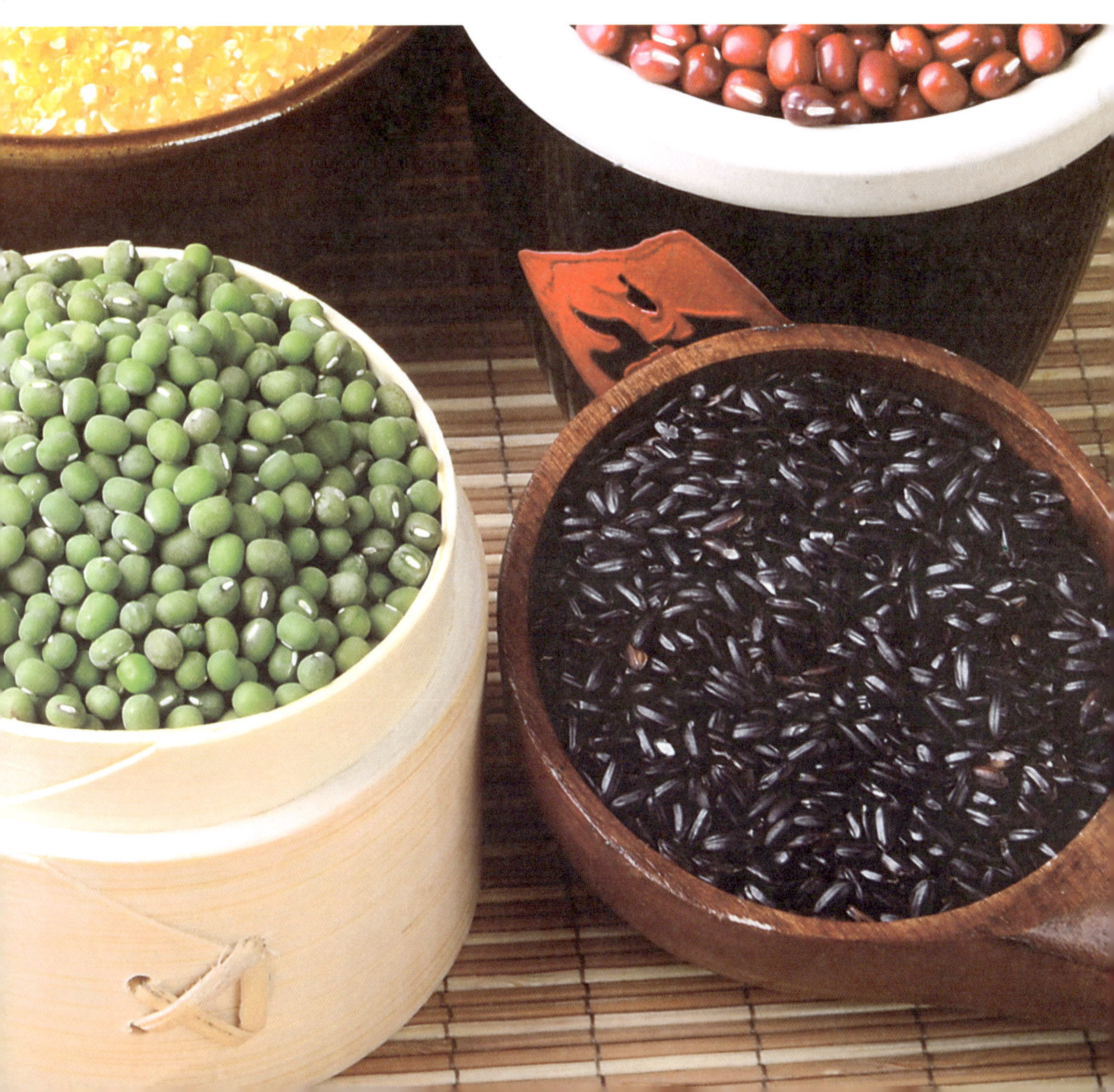

素食的态度让你更健康

什么是素食

提到“素食”这个词，也许你会想到一类人：出家人。还有，我们看的一些影视作品以及口头相传的一些关于出家的秘闻趣事，等等。但是，如果仅仅局限在这种想法之中，那么你可能真的落伍了。

到目前为止，世界各地已经有越来越多的人加入吃素的行列，也有的人想把吃素当成一项推广的项目，比如世界首富比尔·盖茨。比尔·盖茨致力于素食主义推广工作多年，他说地球的未来需要靠人们建立素食、低碳的生活方式来实现，他还投资了多个关于素食的项目。

当然，有人听到“素食”，认为就是不吃肉。其实，这种看法有一定的片面性。因为，由于全球文化、习惯、宗教等各方面的差异，素食也有不同的类型。通常，素食分为以下 5 种类型。

1 植物素食

这种素食方法是只吃植物类的食物，不吃所有的动物类肉食以及动物制品，如肉类、蛋类、乳酪等。这种饮食方式以西方人居多。另外，香辛食物也是植物素食者的选择之一，如葱、蒜、韭菜等。

2 蛋奶素食

蛋奶素食者的食物中，除了植物素食者的食物以外，多了蛋类、奶类以及乳制品，但是不吃香辛一类的食材。这种素食方式以东方国家居多。

3 蛋类素食

蛋类素食者除了吃植物以外，也吃蛋类食物，但是不包括奶类以及乳制品和香辛食材。

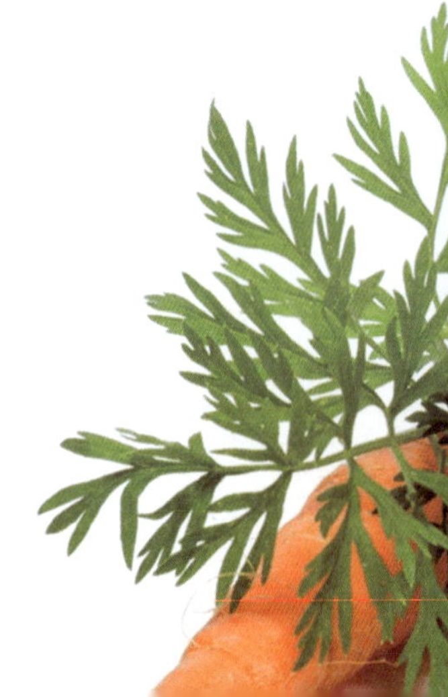

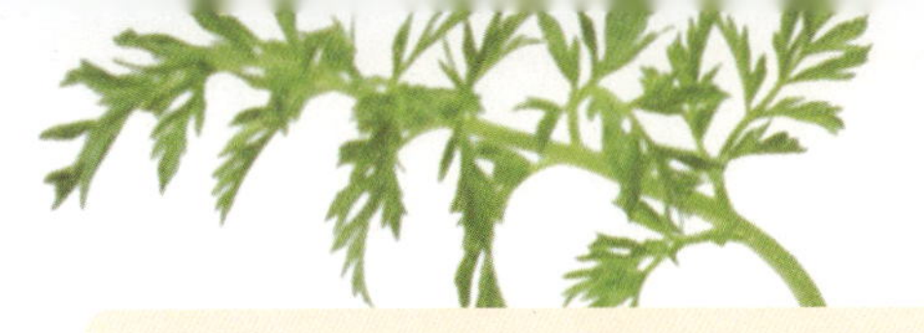

4 奶类素食

奶类素食的食物选择包括植物类、奶类、乳制品、香辛食物，这类饮食方式以东南亚国家居多，如印度。

5 方便素食

此类素食者不会局限于以上提到的某种素食方式，生活中尽可能素食，如果有荤素搭配烹饪，也只吃植物的部分。

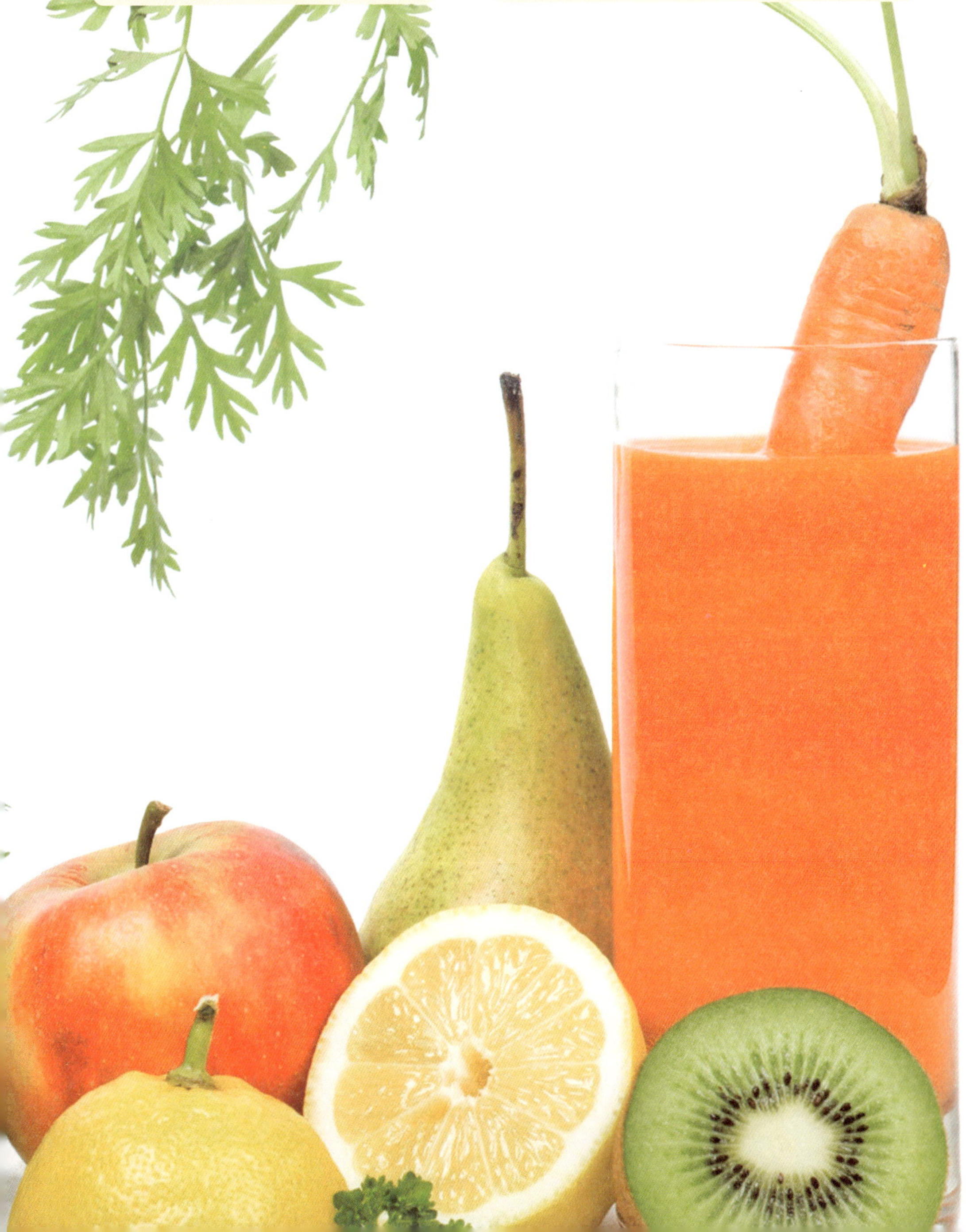

素食很适合现代人

对于素食是不是有益于现代人的健康，有很多的研究和试验，当然也有很多的争论，其中有一本书不得不提，那就是科林·坎贝尔博士所写的《中国健康调查报告》，被称为有史以来涉及范围最广的健康营养学研究。

在《中国健康调查报告》中，第一部分就说明了摄入动物性食物越多，罹患肝癌、直肠癌、肺癌、乳腺癌等癌症的危险性就越高。其中，坎贝尔博士告诉我们，只要改善饮食习惯，尽量摄入未经加工的植物性食物，尽量避免摄入动物性食物，就能给我们的健康带来惊喜。当然了，尽量不要强迫自己。

常吃素食对健康有如下好处：

活得更长；
看起来更年轻，感觉更年轻；
减轻你的体重；
降低你血液中的胆固醇；
预防甚至治愈你的脑血管疾病；
降低前列腺癌、乳腺癌以及其他癌症的并发危险；
保护视力至晚年；
预防和治疗糖尿病；
让你的骨骼更强壮；
……
让你的孩子免受1型糖尿病的困扰；
减轻便秘；
降低血压；
避免阿尔茨海默病；
防止关节炎等。

看看上面提到的这些问题，很多都是现代人的疾病，包括很多“生活方式病”。所以对于饮食方式不好、大鱼大肉吃得太频繁的现代人而言，素食不仅仅是“偶尔吃一顿”的蜻蜓点水式的浅尝，而更应该成为一种态度，这种态度对健康无疑是更好的。

人类更适合吃素食

如果把一份果菜和一份生肉用纸盖上，让一只猫闻，它会对肉有反应；而换做是人，会只对果菜有反应。

另外，对于人类被归属于灵长目动物而非食肉目动物，瑞典博物学家林耐曾经说过："人类的结构，无论从内在还是外表看，若与兽类比较，都显示出，谷、菜、果乃是他的天然食物。"

人类在素食中进化

人类是最高级的动物，作为"万物之灵"，在自然界生存已有数百万年。可是，事实上，追溯人类进化历史，我们会发现，人类绝大部分时间都是作为食素的灵长目动物存在的，而且到今天为止，还无法摆脱"裸猿"的自然属性。从生态位上分析，人类仍偏于素食，所谓"人猿刚揖别，不要太离谱"。

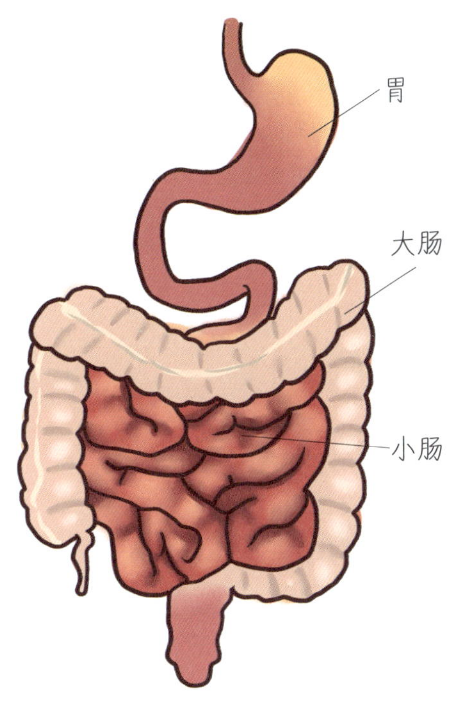

人类的消化道更适合素食

从解剖结构看，人类不适合过度食肉。

通常，肉类在肉食动物体内停留的时间只需半天（其肠道是体长的3倍）。但在作为灵长目动物的人类，其肠道却是体长的10倍，所吃的肉食在体内需经过几天的时间才能完全排出，远远超过肉食类动物。

人类牙齿与植食性动物相似

人类除了肠道较长、适合吃素之外，臼齿也与植食动物更相似。人类的牙齿，包括相对钝化的犬齿，都与在植食动物中发现的类似，而不同于肉食动物和大多数杂食动物。这说明，吃素更接近人类的身体结构。

素食中的蛋白质同样优质

很多人认为吃素不利于身体健康的原因之一，就是素食中的蛋白质不利于人体吸收，其“质量”不如肉类等荤食优秀；一些想吃素的人也经常被这个问题“吓”住。事实果真如此么？我们看坎贝尔所著的《中国健康调查报告》中关于蛋白质相关内容是怎么说的（节选）。

长期以来人们认为蛋白质就是肉类食品，肉类食品就是蛋白质。人们相信蛋白质是肉类食品的“营养核心”。所有人在吃饭的时候都会将肉类作为主要的营养来源，就像今天我们都想拥有更大的房子和更快的汽车一样，认为蛋白质太好了，吃多少都不过份。

当人们选择一种以植物性食物为主的膳食时，他们往往会问：“我们需要的蛋白质从什么地方来？”好像植物中根本没有蛋白质一样。

即使有些人知道素食中也含有蛋白质，但是他们仍然认为那是一种低品质的蛋白质。人们认为他们应从各种来源摄入蛋白，才能弥补氨基酸的损失，这种想法有点过分谨慎了。人体有一个复杂的代谢系统，可以从植物来源的蛋白质中获得所有的必需氨基酸，我们并不需要摄入大量的所谓“高品质”蛋白，或是精心计算每天吃什么东西。但是不幸的是，长期以来流行的这种关于蛋白质品质的观念蒙蔽了我们的双眼。

有大量的研究表明，所谓低品质的植物蛋白，尽管用于合成新蛋白质的速度比较慢，但是很稳定，这种蛋白才是最健康的蛋白，也是身体最需要的蛋白。和动物来源的蛋白质相比，植物蛋白虽然缓慢，但是能稳定地赢得“健康比赛”的胜利。

由此可以看出，素食中的蛋白质同样优秀，而且质和量都不输肉类。

素食与肉食的蛋白质含量比较

蛋白质含量（单位：克/100克）

素食食材	蛋白质含量	荤食食材	蛋白质含量
花生	24.8	牛肉	19.9
燕麦	15	猪肉	20.3
黄豆	35	鸡肉	19.3
豌豆	20.3	虾	16.8
黑豆	36	鲈鱼	18.6
豆腐	12.2	鲤鱼	17.6
核桃	14.9	草鱼	16.6
腰果	17.3	鳝鱼	18

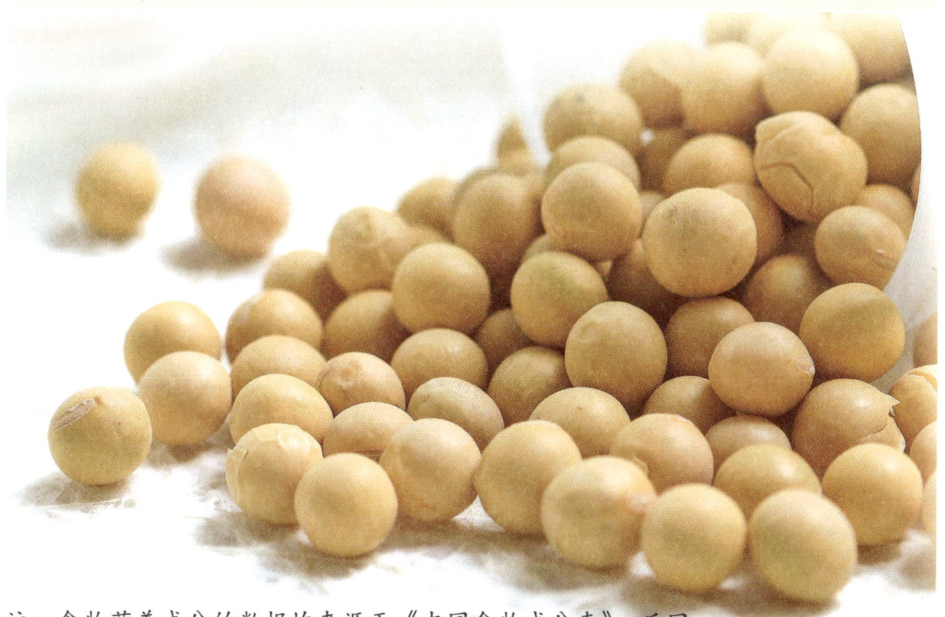

注：食物营养成分的数据均来源于《中国食物成分表》，后同。

膳食纤维：素食的健康大礼

水溶性膳食纤维和非水溶性膳食纤维

膳食纤维主要来源于蔬菜、水果和一些粗杂粮，在过去，它没有被人们所重视，后来，随着研究的深入，人们逐渐认识到了它的重要性，称其为“第七种营养素”。膳食纤维有水溶性和非水溶性两种。

水溶性膳食纤维存在于海藻、水果中，能够起到软化粪便、通便的作用，还能使得血液中的胆固醇水平下降，具有清除血液废物的功效。

非水溶性膳食纤维可以从菌类、蔬菜及豆类中摄取，它能促进大便排出，增加肠内有益菌以及调整肠内环境。

非水溶性膳食纤维

有哪些作用：

吸收水分膨胀，刺激肠壁，加速肠道蠕动

有哪些成员：

几丁质、纤维素、果胶、木质素、玉米纤维、葡聚糖等

从哪些食物中获得：

菇蕈类、牛蒡、草莓、圆白菜、萝卜、胡萝卜、木耳、草莓、豆类等

水溶性膳食纤维

有哪些作用：

在肠内吸收水分，吸收甘油三酯、胆固醇和糖类，然后排出体外

有哪些成员：

海藻酸、果胶（水溶性）、褐藻糖胶、软骨素、葡甘露聚糖等

从哪些食物中获得：

海带、苹果、柑橘、桃子、香蕉、柠檬、山药、魔芋等

如何更好地吸收膳食纤维

膳食纤维对人体有如此重要的作用，所以在平时要注意适量摄取，但是要想更有价值地摄取，需要多下些工夫。

1. 食用未精制的谷类

未经过加工精制的谷类中含有质量和数量较好的膳食纤维成分，能够补充精米、精面的缺憾，如在大米中加入糙米，或者经常食用全麦面包。

2. 多食一些蔬果

一日三餐的副菜和汤中，多加入一些根菜类和菇类等蔬菜。主餐之余，合理选择 1~2 种水果作为加餐。

3. 炖菜时尽量清淡

炖菜时，炖得清淡一些，让汤的口味不太重，这样我们就可以连汤一块喝完，而溶解在汤中的膳食纤维也会被机体全部吸收。

摄入量不宜过多

通常，我们建议，膳食纤维的日摄取量在 25~35 克，每天吃 80 克魔芋或者 50 克豌豆就够了。过多的摄入膳食纤维也有不好的作用，因为膳食纤维在一定程度上阻碍了钙、铁、锌等元素的吸收，这就意味着，我们在补充膳食纤维的同时，还应适量多吃些富含钙、铁、锌的食物，防止身体矿物质的缺乏。

推荐食物来源

膳食纤维含量（克/100克）		膳食纤维含量（克/100克）	
银耳	口蘑	豌豆	石榴
30.4	17.2	10.4	4.8
木耳	黄豆	黑豆	燕麦
29.9	15.5	10.2	5.3

其他营养素同样很出色

· 除钙以外，素食的矿物质含量都比肉食高或者相当，而钙在豆类中含量也很丰富。

· 除了维生素 A 之外，蔬菜中其他维生素含量比肉食普遍高，这也是营养学最基本的常识。维生素 A 可以通过摄入胡萝卜素含量丰富的素食来弥补。

· 而供给人体能量的碳水化合物，是肉类无法提供的另一个“特色”营养素，这一营养素在谷类、豆类、糖类以及水果、蔬菜中都可以轻松获得。

· 维生素 C：肉类中不存在，是植物性食物的特色。

· B 族维生素：在谷类、豆类、绿叶蔬菜、部分水果中含量丰富。

· 维生素 E：坚果、植物油是很好的来源。

· 维生素 K：蔬菜、植物油、豆类中含量丰富。

· 钙、镁、磷等：豆类、蔬菜、水果等素食是其优质来源。

……

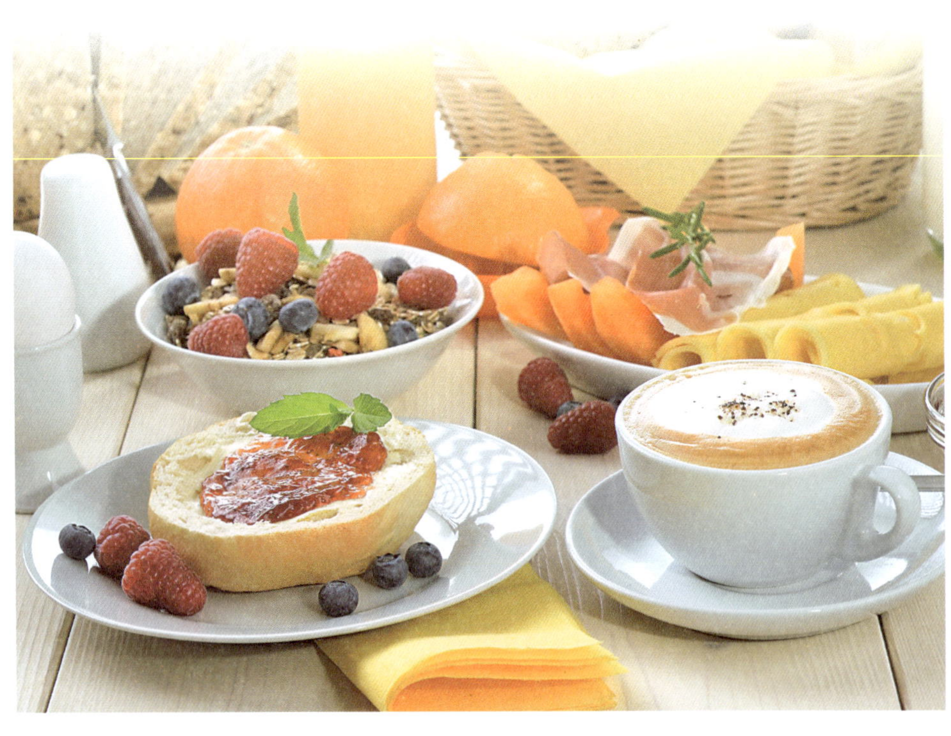

植物营养素给健康添彩

人体除了需要一些必需营养素的支持之外，还需要一些非必需营养素，其中就有植物营养素，它们存在于天然植物中，对人体健康非常有益处，能够使得健康“更上一层楼”。下面举几个生活中最常见的例子，来说明素食中所含的营养物质对健康的重要性。

茶多酚

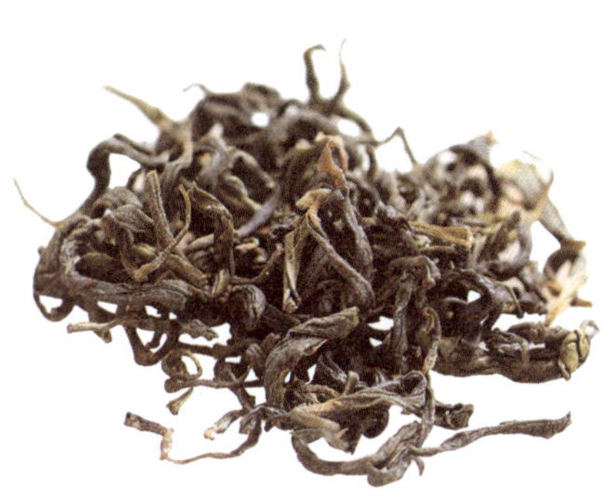

茶多酚是茶叶中多酚复合物的总称，儿茶素、花青素、黄酮类和酚酸类等化合物都属于茶多酚。茶多酚具有清除自由基、抗氧化、抗衰老、抗突变、降低血脂和胆固醇以及抗菌等功能。

1. 有利于预防冠心病

人体如果胆固醇、甘油三酯含量高，会使得血管内壁脂肪沉积，血管平滑肌细胞增生，很容易形成动脉粥样硬化斑块，导致冠心病。而茶多酚（尤其是茶多酚中的儿茶素及其氧化产物茶黄素等）有抑制这种粥样硬化斑块形成的作用，从而抑制冠心病的发生。

2. 天然“辐射过滤器”

茶多酚及其氧化产物具有优异的抗辐射功能，能够吸收放射性物质，被称为天然的“辐射过滤器”，所以经常在电脑前面“奋战”的朋友们经常喝点茶，是很有益处的。

另外，茶多酚也常作为辅助治疗手段来改善放疗和化疗引起的不良反应。

3. 帮助护齿明目

茶叶中氟的含量较高，且多为水溶性成分，加上茶是碱性饮料，可防止人体钙质的流失，能起到很好的坚齿护齿的效果。

据有关医疗单位调查，白内障患者中有饮茶习惯的占 28.6%，无饮茶习惯的则占 71.4%。其原因在于，茶叶中的维生素 C 等成分能降低眼睛晶体混浊度，对减少眼疾、保护视力健康有积极作用。

4. 有助于减肥

唐代《本草拾遗》中有关于茶的记载认为茶“久食令人瘦”。这是因为茶叶中含有咖啡碱，它能帮助提高胃液的分泌量，增强分解脂肪的能力，长期坚持喝茶有助于减肥。

5. 其他功效

除了上述功效之外，茶多酚还能提高人体的综合免疫力，促进消化，防癌抗癌，美容护肤等。

大豆皂苷

大豆皂苷是一种存在于豆科植物中的植物性营养素，以大豆种子中含量最高（0.65%），它可以水解生成多种糖类。

目前，国内外对大豆皂苷的研究主要集中在它对人类有益的生理功效上，如抗氧化效果、抗自由基作用、增强免疫调节功能、抗病毒作用以及抗血栓作用和抗肿瘤作用等。

1. 增强免疫力

大豆皂苷对 T 细胞功能具有增强作用，可以使白介素 2（IL—2）的分泌增多，

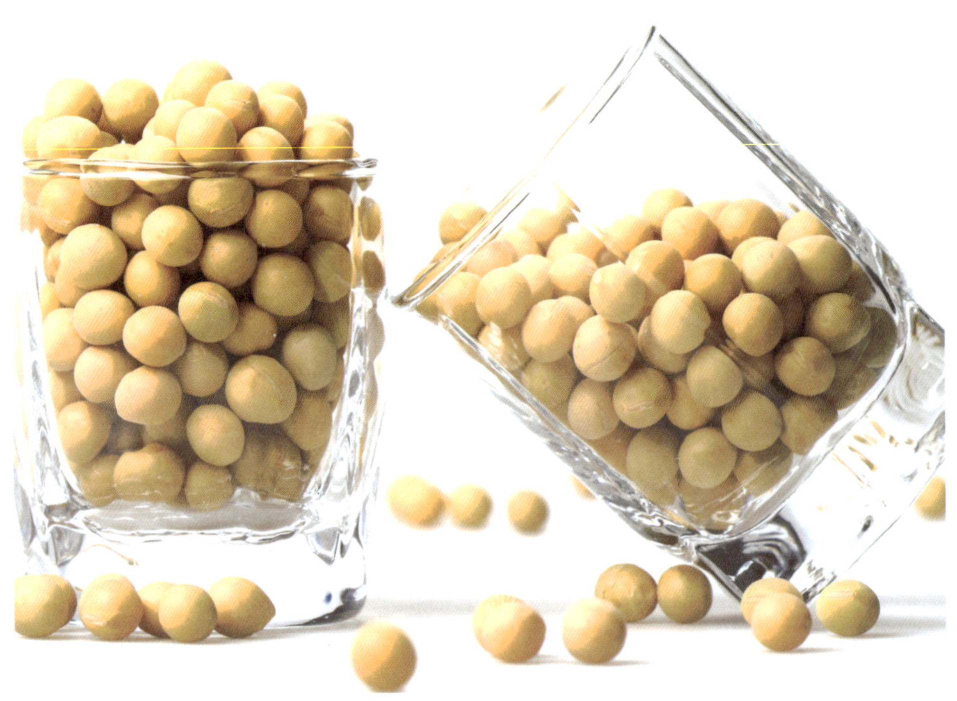

而白介素2可以保护T细胞的存活与繁殖，促进T细胞产生淋巴因子，增强自然杀伤细胞的分化，提高其活性，从而使机体的免疫功能得到很大的增强。

2. 抗肿瘤作用

大豆皂苷的抗肿瘤作用主要表现在以下几个方面：

①对肿瘤细胞有直接毒杀作用和生长抑制作用。

②有免疫调节功能。

③与胆汁酸相结合以后，可以形成较大的混合微团，从而防止结肠癌的发生。

④大豆皂苷可以防止上皮细胞增生，促进增生细胞正常化，起到抑制肿瘤细胞的作用。

3. 抵抗自由基

研究发现，大豆皂苷能够增加超氧化物歧化酶（SOD）的含量，从而降低过氧化脂质的水平，帮助清除体内的自由基，促进机体的功能修复。

4. 其他

大豆皂苷还有抗凝血，抗血栓及抗糖尿病，调节心脑血管系统，促进人体内胆固醇和脂肪代谢，改善心肌供氧，降脂减肥等作用。

类胡萝卜素

类胡萝卜素主要包括β-胡萝卜素、叶黄素等，是在红色、黄色蔬菜中发现的色素，如番茄、南瓜、胡萝卜、杏、桃、芒果等，它们具有抗氧化功能，保护人体免于癌症侵袭，并且有助于对抗老化。

番茄红素

番茄红素是目前在自然界的植物中发现的最强的抗氧化剂之一，具有促进细胞生长和再生、美容祛皱、维持皮肤健康、延缓衰老等功效，有“植物黄金”之称，被誉为“21世纪保健品的新宠”。

含有番茄红素的素食有番茄、西瓜、柚子、番石榴等。

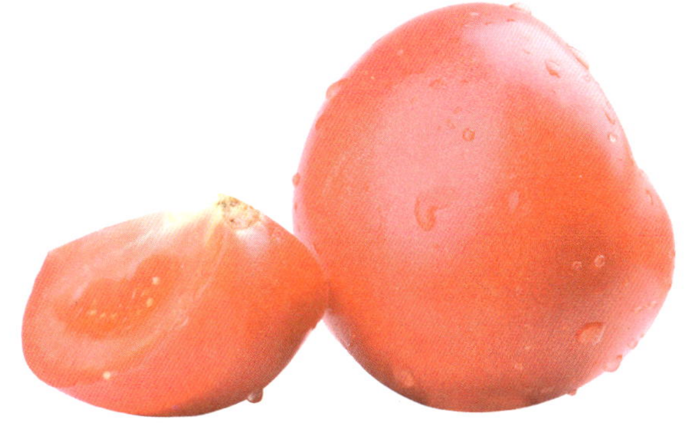

番茄红素的养生作用

①延缓衰老，增强机体抗辐射能力，提高免疫力。

②保护心血管健康，调节血脂。

③对男性不育有改善作用，保护男性前列腺，防治前列腺疾病。

④促进女性乳房的健康发育。

⑤预防或改善白内障及老年性黄斑病变。

⑥抑制癌细胞的生长，降低癌症发生率。

番茄是番茄红素的集大成者，要想更好地吸收它，最好熟吃，并搭配一定量的植物油。当然，番茄也可以生吃，那样能够帮助获得更多的维生素 C。但是无论哪种吃法，都要选择完全成熟的番茄。

其他植物性营养素

植物性食物中的营养素种类很多，目前发现的就有 4000 多种，但是由于目前的科学技术水平有限，绝大部分的营养功效未被深入研究及应用。除了上面提到的几种营养素，下面是应用较多的植物性营养素。

植物营养素	食物来源	主要功能
硫化丙烯	洋葱、大蒜、韭葱、细香葱、青葱等葱科植物	抗病毒和解毒
d-柠檬油精	柑橘皮和水果油	强力抗氧化剂
吲哚 3-甲醇	圆白菜、花椰菜等十字花科蔬菜	预防对激素敏感的癌症
鞣花酸	黑莓、蔓越莓、草莓等	强力抗氧化剂
花青素	黑米、紫薯、葡萄、樱桃、蓝莓等	抗氧化，美容护肤，保护心血管健康等
类黄酮	苹果、花椰菜、柑橘类水果等	抑制癌细胞的转移
木质酚素	亚麻、全谷类食品、莓类	预防对激素敏感的癌症
叶黄素	菠菜、羽衣甘蓝、芥蓝等绿叶蔬菜	保护肺部和视力健康，缓解视疲劳，抗氧化
单萜烯类	橙、柑橘类等	减缓癌细胞生长
萝卜硫素	十字花科蔬菜如圆白菜、花椰菜	清除细胞内的致癌物质

科学素食的法则

4321 法则

1 以水果和蔬菜为食物的基础，占饮食的 40%。

此类食物可以较随意食用。尽量选择无公害的新鲜蔬果，能生食的蔬菜尽可能生食。同时饮食尽量清淡，避免调味料摄入过量。

2 米面等富含淀粉的食品占饮食的 30%。

可以广泛食用，但要注意减少精白米面的比例，推荐以糙米、全麦粉、粗粮为主，这样能够防止营养素的缺乏。另外，注意最好少用油炸。

3 富含蛋白质的食品不要超过饮食量的 20%。

虽然黄豆、豌豆、蚕豆等是素食中补充蛋白质的主力大军，还包括豆腐、豆浆等牛奶替代饮品，但是也不意味着可以过多摄入，适量足以，要适度食用，不超过饮食总量的 20%。

4 富含脂肪的食物最多占饮食的 10%。

植物油、坚果、各种各样的甜食中含有较多的脂肪，要严格控制摄入量，避免过量摄入，最多占饮食的 10%。此外还有白糖、盐、调味料等。

另外，少吃或不吃垃圾食品，特别是加工食品，还要严格限制各种添加剂的摄入。每天要饮用 8~10 杯水（1500~2000 毫升）。

番茄	猕猴桃	菠菜	竹笋
玉米	糙米	燕麦	
大豆	豆浆		
坚果			

女性素食者的“1～7”法则

不得不说，选择吃素的女性还是占多数，也许与女性更多关注美容有关，她们大多想保持让人羡慕的好身材和美容颜。但是，为了防止吃素食的女性朋友出现营养不均衡或者肥胖，请遵守以下的“1～7”健康素食法则。

	1 份水果	富含膳食纤维和维生素的水果 1 份或至少 1 个
	2 碟蔬菜	两种不同种类的蔬菜，最好保持在 400 克；其中一种最好是绿叶蔬菜，最好有一种可以生吃
	3 汤匙植物油	每天 3 汤匙植物油，1 汤匙约 10 克
	4 碗五谷饭	杂粮和精米要合理搭配，种类尽量多样
	5 份蛋白质食物	豆腐或其他豆制品 200 克 蛋 1 个，牛奶 1 杯
	6 种调味品	酸、甜、苦、辣、咸、辛等调味品适量
	7 杯汤或饮品	每天至少 8 杯水 搭配不含糖的果蔬汁 适量蔬菜汤

处理好食材，“素”然起劲

素菜买回家，要进行科学合理的处理，这样既能保证食材的新鲜与安全，又能吃得放心、吃得放松。当然，还包括如何保存。

素食不同，处理各异

谷豆类

食材	科学处理	
五谷类	清洗： 五谷类在清洗的时候，动作要轻柔，洗的次数要少；如果存放的时间较长，可以多淘洗几次	烹饪： 谷类清洗后，先泡2个小时左右，连同浸泡的水一同烹煮，既节约时间，也减少了维生素的流失
豆类 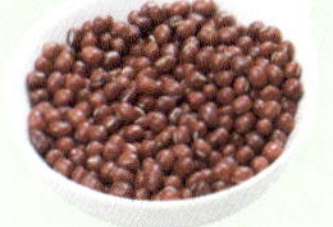	豆类先洗净，然后浸泡，便于吸收充足的水分。浸泡的时间以8~12个小时不等，泡过以后记得再次清洗沥干	

水果类

水果类在食用前，用流动的清水洗干净即可。如果是草莓或杨桃等表面不是很光滑的水果，用流动的水冲洗干净后，再浸泡20分钟，最后用流动的水冲洗几次。

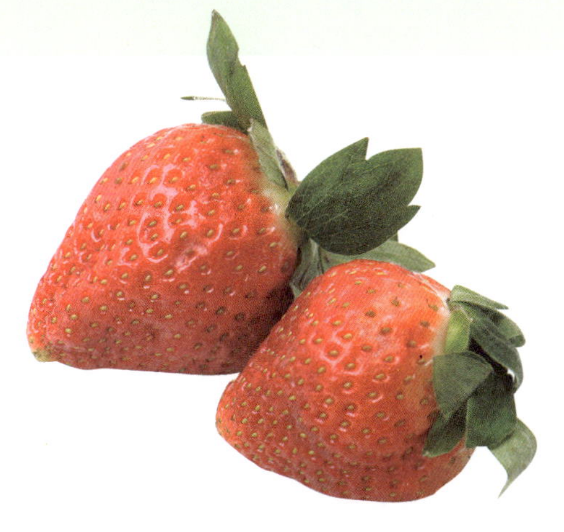

蔬菜类

蔬菜种类	科学处理	
叶菜类	有根的最好去掉，然后用流动的清水冲洗叶片，然后冲洗整棵，浸泡在清水中 10~15 分钟，最后冲洗干净即可	如何保持青翠： 开水中加点儿盐，把菜烫 20~30 秒，捞起来，放入冷水中浸泡即可
根茎类、豆荚类	先用流动的清水洗外皮，去皮，切好，放在水中浸泡一段时间。豆荚类的不用去皮，但要将一边的老筋去掉	1. 牛蒡或莲藕切块后可以放在醋水中浸泡 5 分钟，以去除特殊味 2. 芋头可以先在表皮上撒少量小苏打，再削皮，防止手发痒
茄科、瓜果类	1. 茄科类先洗净，然后去蒂，切块，放入盐水或醋水中泡，能防止变色，去除涩味 2. 瓜果类直接用流动的清水洗净即可，根据喜好选择去皮与否 3. 椒类蔬菜洗净、去蒂后，去掉里面的子和棉状物即可	
包叶菜、菜花类	包叶菜先摘除外叶，然后将叶子剥下来，放入清水中浸泡 10 分钟，用流动的水冲洗干净，切块或丝即可 菜花类要先在流动的水下清洗，然后用小刀将其分成小朵，去除茎部硬皮	
菌藻类	1. 蘑菇等菌菇类在切开后可以在表面滴几滴柠檬汁，能够防止接触空气而变色。金针菇和鸿禧菇要先去掉根部硬的部分，再用清水冲洗干净。干香菇要先用清水洗净，然后用热水浸泡，去掉硬梗部后再烹调 2. 干海带等买回来在水中浸泡的时间不宜过长，随手轻轻洗去一些细沙粒就可以了；如果不是晒干的海带，要先用热水泡 20~30 分钟，然后刷干净，最后再用盐水杀菌清洗	

保鲜要注意期限

蔬菜和水果这种生鲜食材，最好不要保存太长时间。新鲜的蔬果营养含量最充足，也便于被机体充分吸收。但是，实在吃不完，最好用保鲜膜包好，进行冷藏处理，但不要超过 3 天。因为绿叶蔬菜在冰箱存放 3 天，维生素 C 会流失 20%。

不同食材保存方法

1 绿叶蔬菜

根部朝下，用保鲜袋封好。

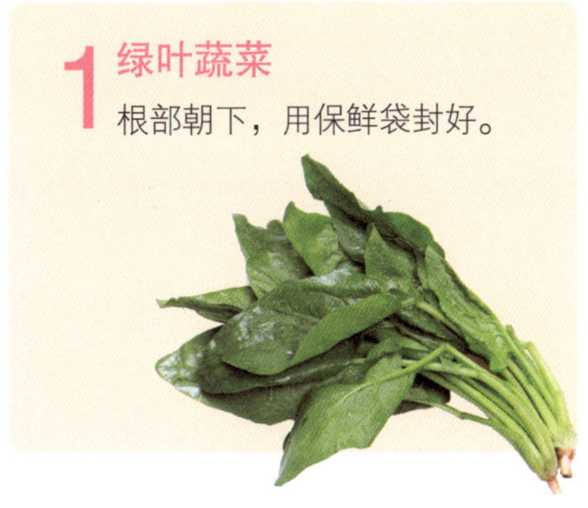

2 包菜类、生菜

用纸包起来，放在阴凉处。

3 豆类

放在密封罐中保存。

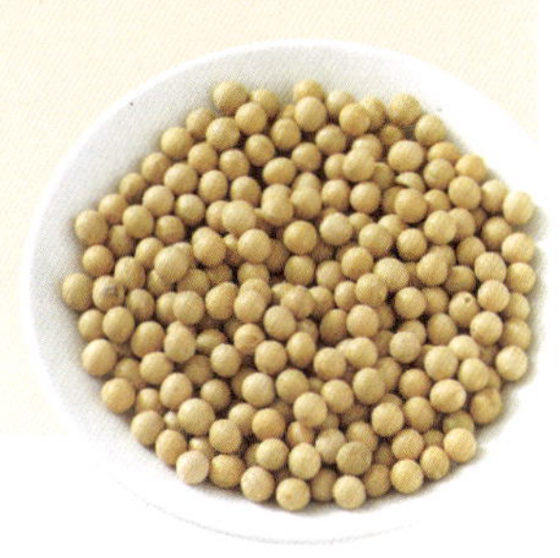

4 葱、姜、蒜、辣椒

置入不同盒子中，放进冰箱冷藏。

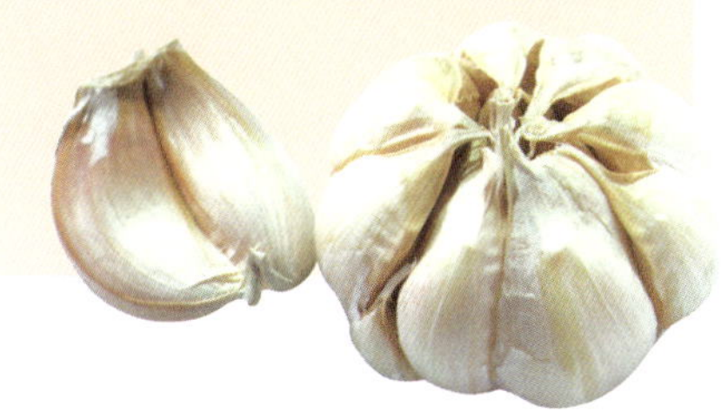

5 水果类

一般可以放在通风阴凉处常温保存，樱桃、草莓、葡萄等可以放在冰箱中冷藏。但是木瓜、芒果、香蕉不宜放在冰箱内。如果买回来的水果没有成熟，要先放在室温下自然催熟，再放进冰箱。

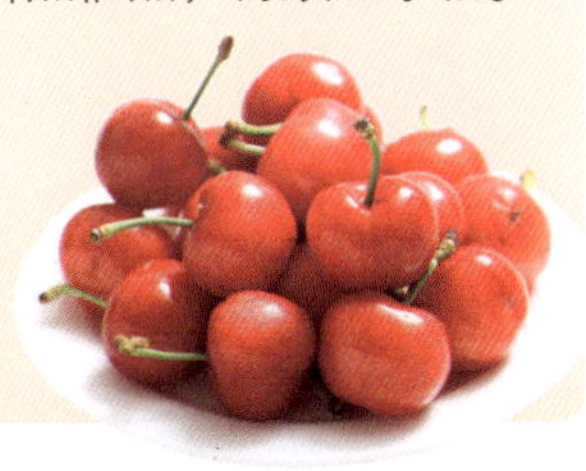

6 菌藻类

菌藻类的蔬菜可以直接包装好，放入冰箱冷冻室保持。

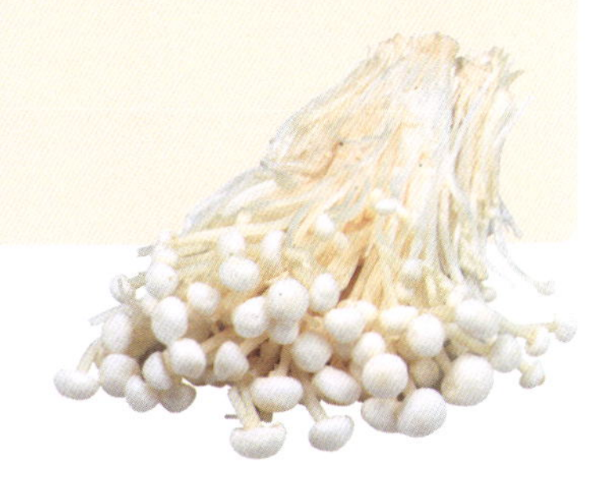

熟悉营养素的素食来源

人体每天必须摄入六大营养素，即蛋白质、脂肪、糖类、维生素、矿物质和水分，水分不必说，其他五大营养物质都可以从素食中获得。

营养素	素食来源	与肉类相比
蛋白质	豆类、豆制品、乳制品、谷类	含量种类与质量都不差，甚至更丰富
脂肪	植物油、坚果类、豆类、豆制品	更容易被吸收，对健康更有益
糖类	蔬菜类、水果类、五谷类	肉类中缺乏，如膳食纤维基本不含
维生素	蔬菜类、豆类、豆制品、水果类、谷类	比肉类含有更全面的维生素
矿物质	蔬菜类、豆类、水果类、谷类等	蔬菜水果中含量丰盛，品种全

机体所需各种矿物质的素食来源

钙	豆类、豆制品、牛奶、酸奶、蛋黄、海带、荠菜、花生等
镁	小米、荞麦、豆类、冬菇、核桃、芝麻等
铁	红枣、樱桃、蛋类、黑芝麻等
锌	谷类、蛋类、核桃、花生、苹果、香蕉等
磷	瓜子、豆类、面食、米糠等
铜	豆类、水果、根茎类蔬菜等
钾	全谷类、豆类、蔬菜等
碘	紫菜、海带、蛋类等
硒	全谷类、菜花、西蓝花、胡萝卜等

机体所需各种维生素的素食来源

维生素	素食来源
维生素 A	胡萝卜、芒果、西蓝花、苋菜、菠菜等
维生素 B_1	豆类、核果类、芽菜、葵花子、米
维生素 B_2	豆类、核果类、未精制的谷类、绿色蔬菜、豌豆、紫菜等
维生素 B_3	坚果、蘑菇、糙米、全麦面包
维生素 B_6	五谷类、花生、香蕉、苹果等
维生素 B_{12}	苜蓿、紫菜、葵花子、南瓜子、酵母等
叶酸	花生、核果类、深绿色蔬菜
胆碱	豆类、小麦、蛋类、花生等
泛酸	糙米、芝麻、瓜子、牛奶、豆浆等
肌醇	葡萄柚、葡萄干、麦芽、花生、甘蓝、全麦谷物等
维生素 C	番茄、青椒、柠檬、柑橘、猕猴桃、樱桃等
维生素 D	冬菇、扁豆、牛奶、红枣等
维生素 E	核果类、苜蓿芽、豆类、植物油等
维生素 F	植物油、花生、核果类、黄豆等
维生素 H	核果类、葵花子、菜花、西蓝花、豆类、植物油等
维生素 K	蜂蜜、绿色蔬菜、黄豆等

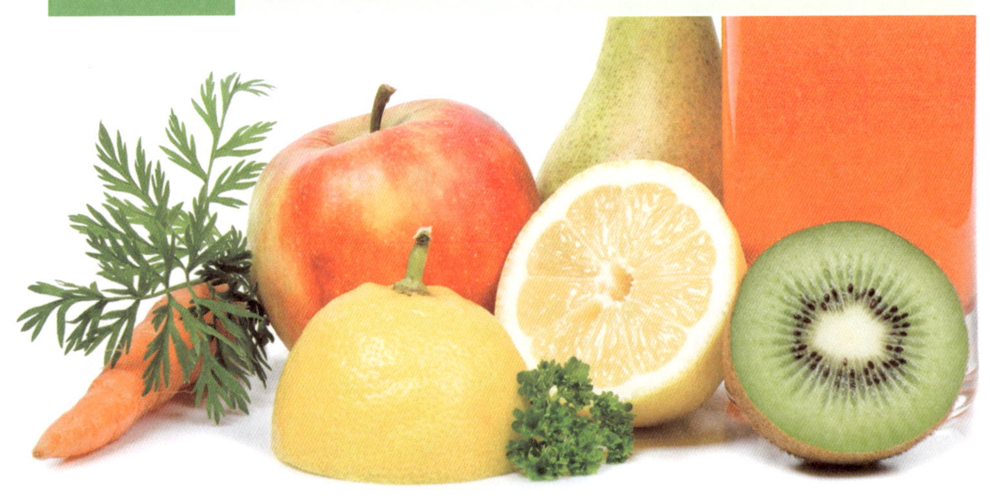

崇尚素食的那些名人、大师们

选择素食是一种生活态度和倾向，很多时候也是一种情怀，尤其是对于大自然、对于人类的好朋友——动物。人类历史上，有很多的大师和时代弄潮儿选择素食，其中就有爱因斯坦、牛顿、乔布斯等。

1. 泰戈尔：印度诗人、视觉艺术家、戏剧作家、作曲家和小说家，1913 年诺贝尔文学奖获得者。

2. 爱因斯坦：德国理论物理学家，1921 年诺贝尔物理学奖获得者。

3. 牛顿：英国物理学家、数学家、天文学家、发明家和自然哲学家，物理学之父。

4. 爱迪生：美国发明家和实业家。

5. 乔布斯：美国实业家，苹果计算机创办人和执行长。

6. 艾琳娜·华伦契克：2005 年德国轻量级拳击赛冠军。

7. 埃德温·摩西：美国田径明星，两次奥运会金牌获得者。

8. 达斯汀·霍夫曼：美国男演员，两届奥斯卡奖获得者，艾美奖和金球奖获得者。

9. 甘地：印度政治领袖、人道主义者。

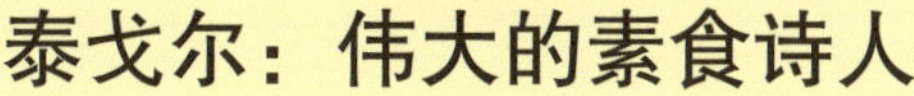

泰戈尔：伟大的素食诗人

那一句“生如夏花之绚烂，死如秋叶之静美”曾让多少人迷醉；而“如果错过太阳时你流了泪，那么你也要错过群星了”也让好多人感叹时光流逝，要把握今朝。

泰戈尔，1913年诺贝尔文学奖获得者，是东方文学家获该项奖的第一人。出生于1861年的印度加尔各答，后来曾远赴英国学习法律，但他诚实地面对自己不适应大学教育的事实，3个月后便放弃追求文凭，直接进入“社会大学”——观察英国人的生活习惯、文化素养、社会福利等，以随笔的方式记录心得。1880年2月回到印度，后来开始专心从事文学创作。

他曾在1894年的随笔中记下了他茹素的经过：

当我坐在船窗边，朝河上望去的时候，我突然看见一只怪模怪样的鸟，在穿过水面朝对岸飞去，后面接着是一片极大的骚乱。我发现，这原来是船上厨房里的一只家禽，企图逃脱即将临头的厄运，从船上跳进了水里，正在狂乱地拼命朝对岸逃去。就在它快要到达岸边的时候，那些无情的追击者将它包围了，人们抓住它的脖子，兴高采烈地将它带了回来。我告诉厨子，我餐间什么肉都不要了。

我真的必须戒除肉食了。我们所以还能应付着吞咽肉食，仅仅是因为我们没有思量过我们所干的那些残酷而罪恶的勾当。有许多罪恶是人类自己造成的……它是一种根本性的罪恶，不容争辩，也不容细微区别。只要我们不让自己的心变得麻木不仁，那就总可以听到它对残酷的抗议声；然而，我们却还在继续轻轻松松、快快活活地干着残酷的事情，大家无不如此。事实上，谁不参与这种事情，都要被说成怪人。

我们对罪恶的见解是何等虚伪啊！我认为，最高的戒律应是对一切有知觉的生物的同情。爱是一切宗教的基础。……只要我们还意识不到自己的残酷，我们可以不受责备。但是，在我们的怜悯被唤起之后，如果我们仅仅为了随波逐流而与他人一道杀害生灵，从而一味压抑自己的情感，我们就是在侮辱我们内心的一切美好的东西。我已经决定试着吃素食。

（来自：Vegan is Peace）

爱因斯坦：热爱吃素的物理天才

爱因斯坦是公认的20世纪最伟大的科学家，以他的贡献，可以获得更多的诺贝尔奖。他曾说过：“素食的生活方式就其对人性情的改变来看，对人类有相当好的利益”，“没有什么能够比素食更能改善人的健康和增加人在地球上的生存机会了”。

在爱因斯坦1934年出版的文集《我的世界观》里，我们可以看到他是一个戒杀的素食主义者：

“我们这些总有一死的人的命运是多么奇特呀！我们每个人在这个世界上都只作一个短暂的逗留；目的何在，却无所知，尽管有时自以为对此若有所感。但是，不必深思，只要从日常生活就可以明白：人是为他人而生存的——首先是为那样一些人，他们的喜悦和健康关系着我们自己的全部幸福；然后是为许多我们所不认识的生灵，他们的命运通过同情的纽带同我们密切结合在一起。”

“我每天上百次地提醒自己：我的精神生活和物质生活都依靠别人（包括生者和死者）的劳动，我必须尽力以同样的分量来报偿我所领受了的和至今还在领受着的东西。我强烈地向往着俭朴的生活，并且时常为发觉自己占用了同胞的过多劳动而难以忍受。我认为阶级的区分是不合理的，它最后所凭借的是以暴力为根据。我也相信，简单淳朴的生活，无论在身体上还是在精神上，对每个人都是有益的。”

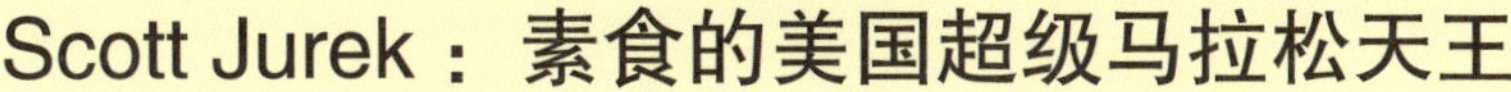

Scott Jurek：素食的美国超级马拉松天王

Scott Jurek是体育界的一位超级天王：

1.在2006～2008年的世界比赛中三连冠，使他成为世界级的超级马拉松天王。

2.他曾连续七次（1999～2005年）赢得美国西部一百英里超长跑赛，而且直到2010年都是该比赛纪录保持者。

3.他是美国Badwater超级马拉松赛的两度冠军。美国24小时赛纪录保持者。

4.他曾两次被《超长跑杂志》评为本年度最佳超长跑运动员。

……

可是，让很多人跌破眼镜的是，他将自己超凡的成绩归功于他的纯素饮食选择，这实在令人感到不可思议。因为很多人一提素食就说不够营养，吃素就等于体弱，一些营养师也如是说。

Scott曾说，他在吃素期间完成了人生中最难的挑战，比如参加Badwater马拉松赛时，他的补给品除了能量棒之外，就是米饭团、各式果汁和甘草胶。他非常满意现在吃素的生活，也常常鼓励身边的超级马拉松选手吃素。

“吃素的好处不只有运动表现进步，我的血压、甘油三酯稳定，HDL（好胆固醇）很高。就算跑了数英里的越野跑，也没有关节炎问题”，Scott说。

其实，如果没有亲身实践，发言根本不值得信服。素食也是一样，选择均衡的纯素食不仅使人身体更健康，而且体力更好，更有耐力。西方还有不少著名的运动员都是素食者，如美国著名田径运动员Carl Lewis（卡尔·刘易斯）曾获得9枚奥运会金牌，就是一位严格的素食者。在谈到吃素的时候，他是这样说的：“事实上，在田径赛上，我最好的参赛成绩是在吃素后的第一年。”

跟大家分享这么多大师或名人吃素的例子，是为了让大家知道，吃素根本不比吃荤食差，只要做到合理搭配、科学摄入，根据自己的身体状况选择，素食不会与健康冲突，同样可以拥有强健的体格和聪明灵活的心智和思想。

第二章

素食有强大的“功”力

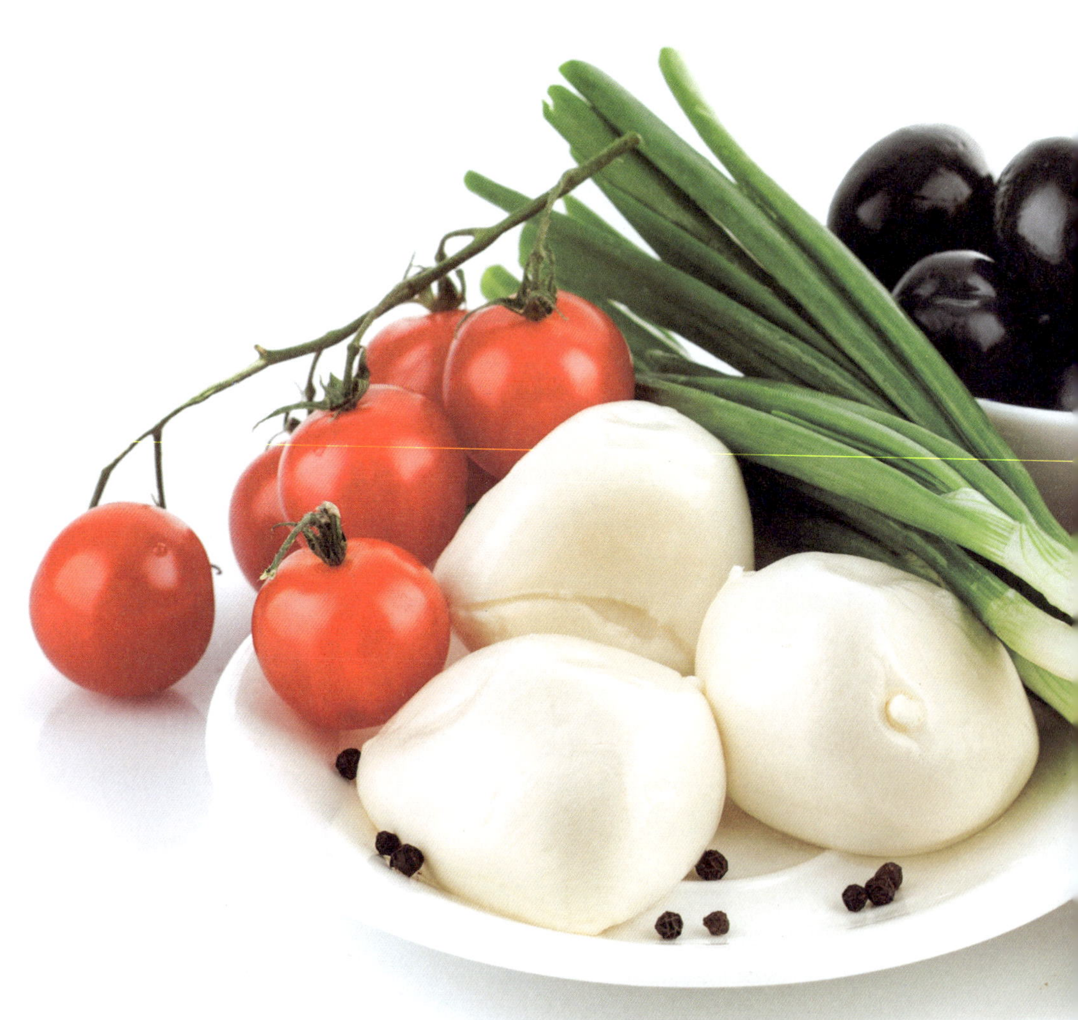

很多人都听说过素食减肥的说法，尤其是一些影视明星，为了保持苗条的身材，很多人会选择经常吃素，甚至有的是长期吃素。其实，这是有一定道理的。相对于肉食，素食中脂肪、胆固醇、热量的水平较低，不容易导致体内热量和脂肪过多，对防止肥胖很有效果。除了减肥瘦身以外，选择健康的素食，还能达到更多有益健康的效果，如减少心血管疾病的发生危险，平衡体内的酸碱度，减少便秘的发生，等等。

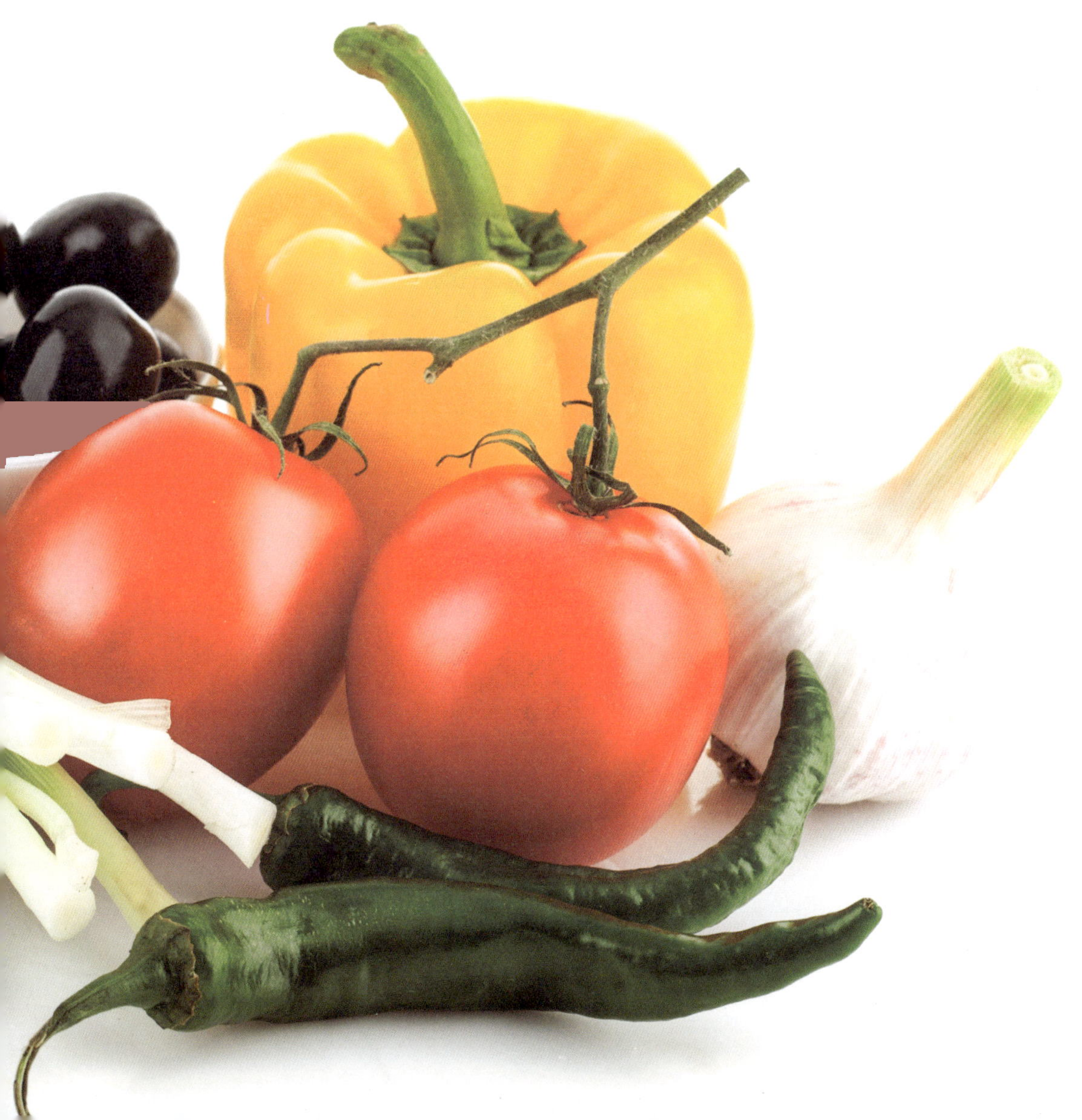

防止肥胖的“有利武器”

目前，肥胖已经成为全世界的问题之一。2008年的一项调查发现，全世界有33%的成人超重或肥胖，按这种情况发展下去，肥胖者到2030年将达到11亿人！肥胖是导致许多慢性病的元凶，如糖尿病、冠心病、中风、血脂异常、抑郁等。

究其原因，摄入过多的动物性脂肪是最大的元凶：一方面，动物性脂肪容易在人体堆积，导致肥胖形成；另一方面，动物性食物的热量高也是原因之一。下面拿最常见的一些食材进行对比。

肉类比素食的热量高很多

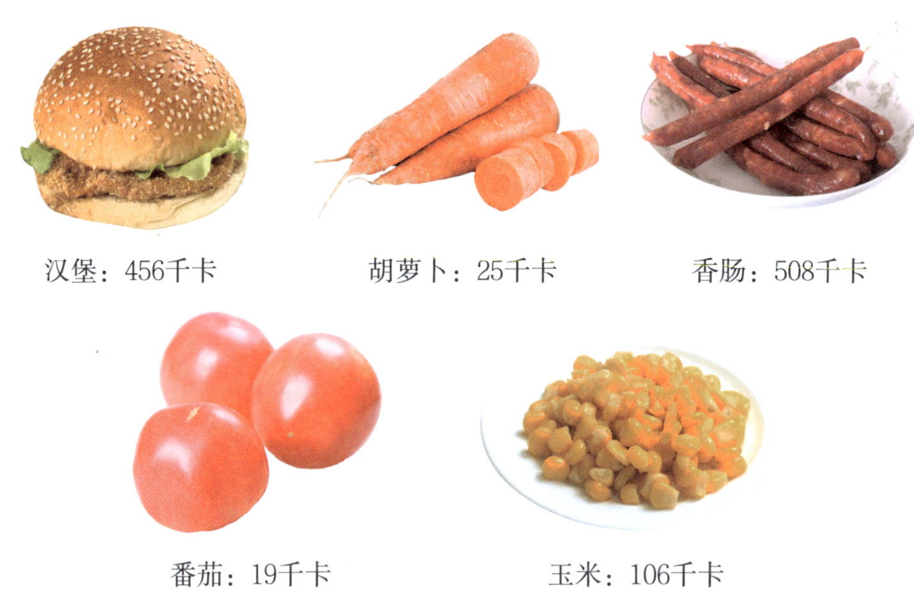

汉堡：456千卡　　胡萝卜：25千卡　　香肠：508千卡

番茄：19千卡　　玉米：106千卡

（每100克食物的热量）

蔬菜、水果和谷薯类的热量，相对于肉类和快餐类食物，真是有些惭愧。吃半个汉堡（约250千卡）的热量就相当于1000克胡萝卜的热量！这给肥胖提供了“优越”的条件。

吃素食不易发胖有原因

素食热量较低，不会给身体囤积过多热量

素食富含膳食纤维，能够促进新陈代谢，有助于燃烧脂肪

素食水分较多，容易产生饱腹感，防止进食过多

素食富含矿物质和维生素，脂肪含量少，帮助代谢，防止虚胖的发生

防止肥胖素食推荐

薯类一马当先

薯类食物属于粗粮，富含膳食纤维、B族维生素、钾、镁等矿物质，能促进胃肠蠕动，预防便秘及由此引发的多种慢性病，如肥胖、糖尿病等。

蒸菜、拌菜，低热是主打

把菜蒸熟了以后拌食，如茄子、西蓝花、蘑菇、柿子椒等，既好看好吃，热量也不高，营养流失少。可根据自己的口味加芝麻酱和蒜、亚麻子油和香油、番茄酱等。

绿叶菜帮你补维生素

可选择菠菜、芥蓝、莴笋等，以补充维生素A、B族维生素及叶酸，每天摄入150～500克。

发酵食物，帮助消化

发酵食物包括馒头、醪糟、酸奶、豆豉等。发酵食物有利于消化吸收，还有助于产生维生素B_{12}，促进碳水化合物、蛋白质和脂肪的代谢，防止毒素产生。

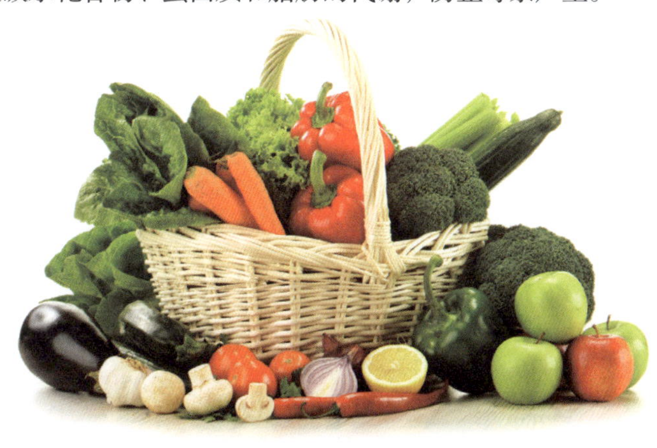

素食来帮你“排毒”

食肉者位于食物链的最高端。现代农业广施化肥和农药，食草动物吃植物，家禽家畜吃饲料，人又以动物为食，人便成为有毒物质高度富集的最后摄入者。

除了食物以外，现代人每天往往要对着电脑，加上空气污染、宿便等，这些都会增加人体内的毒素累积，如果不经常清理，人体各个器官的功能就会慢慢受损，甚至出现更严重的情况。

我们说素食能够排毒，那么，它们到底是如何做到的呢？

素食含丰富的抗氧化物

蔬菜、水果一类的食物中，含有大量的抗氧化物质，能够发挥优越的排毒功效，对抗我们体内产生的自由基，从而活化免疫系统，增强抗病能力。

茄子
花青素、绿原酸等
葡萄
单宁、黄烷醇类物质等
柠檬
维生素C、柠檬苦素等
黄瓜
黄酮类化合物、黄瓜多糖等
南瓜
β－胡萝卜素、维生素E等

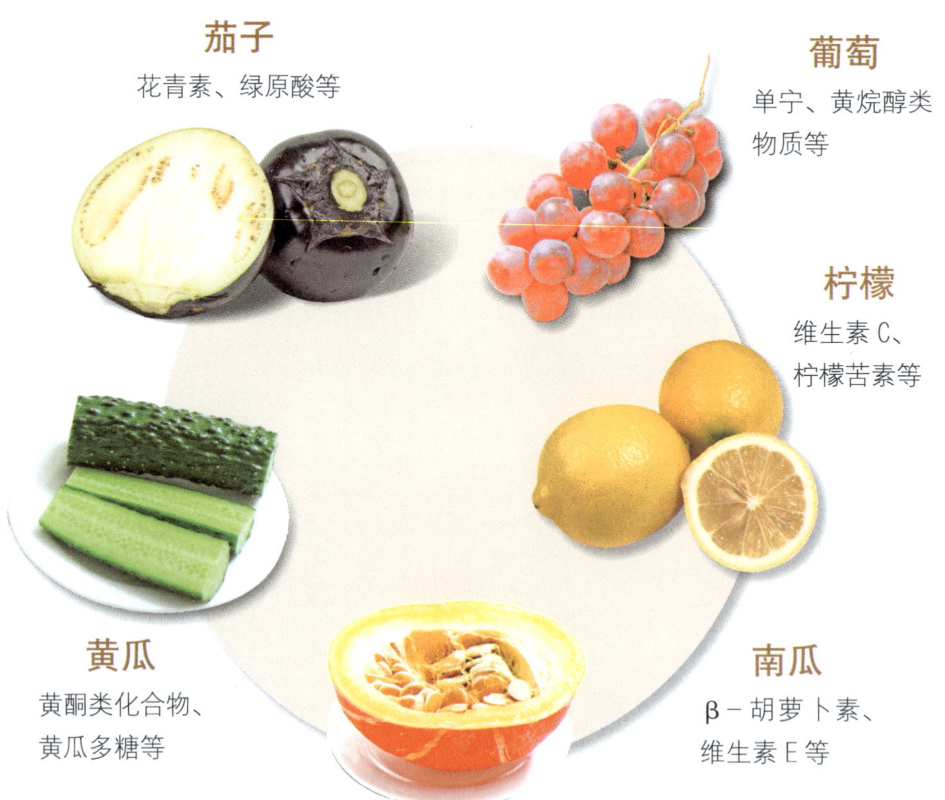

素食的膳食纤维促进毒素排出

膳食纤维对人体的益处在于，它有利于促进肠道蠕动，防止毒素在肠道中沉积，帮助清除宿便，促进毒素排出。

我们都知道，肉类食物中是不含膳食纤维的，而素食则恰恰相反。可以说素食对我们健康的最大帮助就是其含有丰富的膳食纤维，五谷、蔬菜、水果，个个都是含膳食纤维的高手。另外，膳食纤维也有不同的类型，对健康有着不同的意义。

素食在体内分解出的毒素少

相对于畜禽肉、鱼肉等荤食，植物性食物进入人体后，分解出来的毒素量是很少的，而不能被消化的膳食纤维又是一大排毒“功臣”。

肉类中含有饱和脂肪酸、胆固醇以及其他物质，进入人体会增加血液中“污染物”的量。如果摄入过多，会让机体变成一个“垃圾堆”，接踵而来的是血脂异常、肥胖、高胆固醇血症等不良后果。

素食的“外来”毒素容易去除

关注健康，还有一点我们不得不说，这就是激素、农药等问题。

生物学中我们学到过一个名词“富集效应”，如何解释呢？人类作为食肉者位于食物链的最高端，现代农业广施化肥和农药，食草动物吃植物，家禽家畜吃饲料，而人类又以动物为食，这样一来，人便成为有毒物质高度富集者。

美国爱德华州立大学的研究结果显示，肉类中的DDT等杀虫剂残留物的含量是植物的13倍，即食肉者身上的农药残留量可能比食素者高出13倍。

有人会说，植物也会有农药啊。植物上的农药残留物我们可以用流动的清水清洗几次，大部分都会去除掉；而动物肉内的农药残留物则很难去除，而且更容易滋生病菌。

一些动物养殖者和经营者为了获取最大利润，刺激畜禽生长，可能会为动物注射激素，在饲料中加开胃药、抗生素、镇静剂、防腐剂（硝酸盐）等化学药品，而这些化学物质有潜在的致癌作用。相对而言，素食则能使患癌概率降低30%。

素食帮你对抗心血管疾病

研究人员曾经对山西五台山的僧侣饮食状况进行了跟踪记录，然后测量了他们的身高、体重、腰围、臀围和心率，进行血液生化检查、动脉硬化检测和血管弹性测定。研究结果发现，素食时间超过年龄 1/5 的人，心血管疾病的发病风险比其他人低很多。

饱和脂肪酸是导致心血管疾病的重要因素

心血管疾病患者有一大特点：长期摄入较多的饱和脂肪，如经常大鱼大肉，蔬菜水果摄入不足。研究发现，饱和脂肪酸过多摄入可以导致血胆固醇、甘油三酯升高，继而引发动脉管腔狭窄，形成动脉粥样硬化，增加患冠心病的风险。

	脂肪性质	对胆固醇的影响	代表油
饱和脂肪酸	在进入人体后会到达肝脏，接着制造胆固醇	升高血液中的胆固醇水平	猪油、牛油等
单不饱和脂肪酸	不容易转化成胆固醇	间接降低血液中的胆固醇水平	橄榄油、花生油等

素食中丰富的抗氧化物质有助于保护血管

很多素食含有特殊的抗氧化成分，能够保护血管健康，减少心血管疾病的发病率和复发率，如胡萝卜素、番茄红素、茶多酚等。

植物性脂肪有助于降低胆固醇水平

椰子、棕榈、橄榄、芝麻、葵花子、花生、大豆、玉米等素食食材中可以提炼出较多的植物性脂肪，不含胆固醇成分，这对预防动脉粥样硬化的发生是很不错的选择。

从鲜椰子中提炼出的鲜椰子油含有中链脂肪酸，能够对毒素起到强烈的排它性，还有超强的抗菌功能，能将累积的毒素逐渐排出体外。

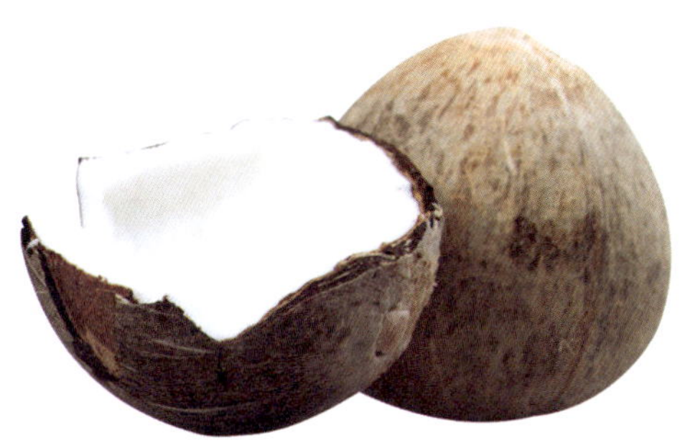

膳食纤维每天摄入量不要低于 25 克

膳食纤维是机体所需的基本营养素之一，它可以促进血管内多余的甘油三酯、胆固醇、糖分的排泄，是血管的“好友”，有助于减少体内胆固醇生成，降低冠心病危险。

研究发现，每天摄入 25 克膳食纤维可明显降低心肌梗死的危险。因此，每天应保证 25 克膳食纤维的摄入，可以通过增加粗粮、蔬果来补充，如洋葱、圆白菜、西蓝花等都是不错的选择。

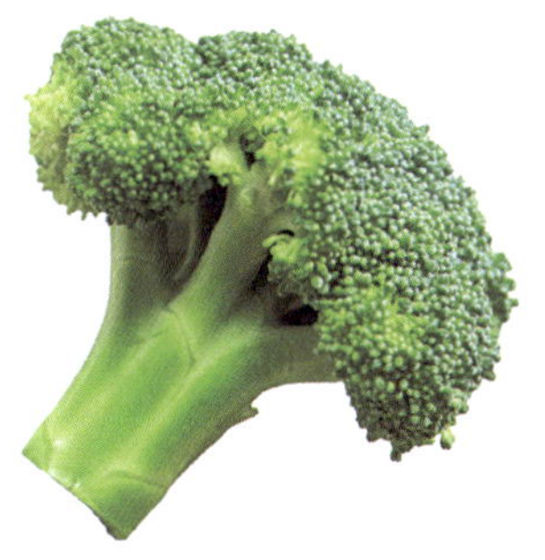

西蓝花：1.6克

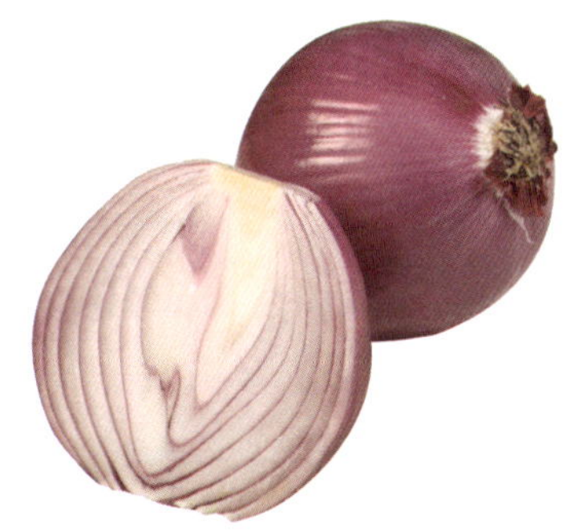

洋葱：7.5克

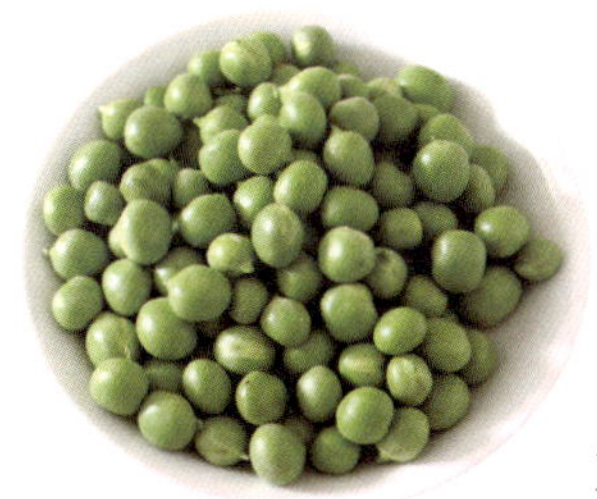

豌豆：10.4克

（每100克含膳食纤维）

防癌抗癌很强大

癌症是当今社会威胁人类健康的杀手之一。世界卫生组织（WHO）预测，到2020年，不论发达国家还是发展中国家，癌症的病例都将会显著增加。癌症发生的一个重要因素就是饮食不当，尤其是喜欢吃油炸食品和以烤肉等肉类为主要食物的人，这类食物虽然味美，但与乳腺癌、直肠癌、胃癌等疾病发生有很大的关系。

直肠癌

经常吃肉食，尤其是油脂含量多，又经过熏烤、油炸等方式制作，同时又很少吃蔬菜、水果，会让肠道内的厌氧型细菌很多，加上摄入较多的脂肪，胆汁的分泌量也随之增多，这给致癌物质提供了活跃的机会。如果不调整自己的饮食，时间一长，直肠癌的发生率会大大增加。

胃癌

经常吃烟熏的肉类食品，患喉癌和胃癌的风险会增加。尤其是沿海地区的居民，吃烟熏鱼类较多，这类食物中含有较多的苯并芘、环芳烃等致癌物质，因此，胃癌和喉癌的发病率比其他肿瘤高。据调查，日本每1万人，就有9个人患胃癌。

乳腺癌

经常摄入高脂肪的食物，会增加患乳腺癌的风险。因为可能为环境中的脂溶性致癌物质提供渠道，抑制免疫反应，使机体免疫力下降。另外，高脂肪饮食很可能加速炎症反应的发生，促进癌细胞增殖加快。对于肥胖的女性而言，由于脂肪组织会分泌雌激素，过多的脂肪会增加体内的雌激素水平，所以患乳腺癌的概率也随之增加。

素食能够帮助抵抗致癌物

素食中所含的维生素C、维生素E、β-胡萝卜素是不得不提的几种抗氧化物质。以上这几种成分在蔬菜、水果中含量异常丰富，它们具有很好的抗氧化效果，可以防止自由基对机体的侵害，减少癌症的发生。

防癌抗癌素食推荐

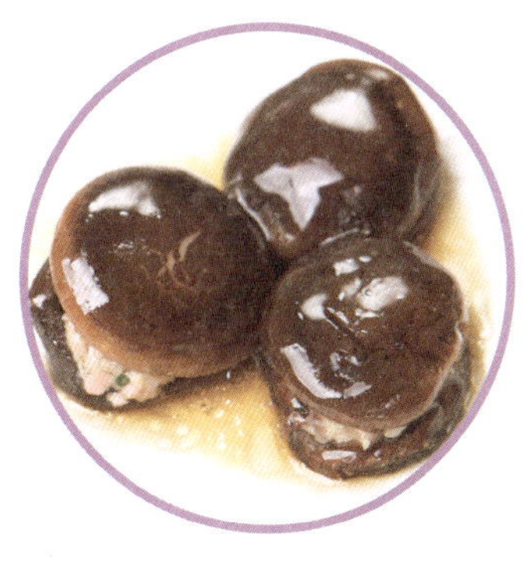

香菇：香菇中所含的多糖体的抗癌率可达80%~95%，对白血病、食管癌、胃癌、肠癌、肺癌、肝癌等都有一定的辅助疗效。

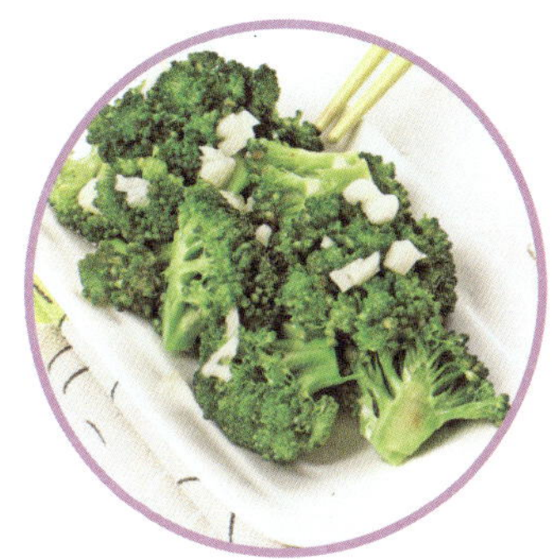

西蓝花：西蓝花的抗癌作用主要在于它含有的硫代葡萄糖苷，长期食用可减少乳腺癌、直肠癌及胃癌的发病率。

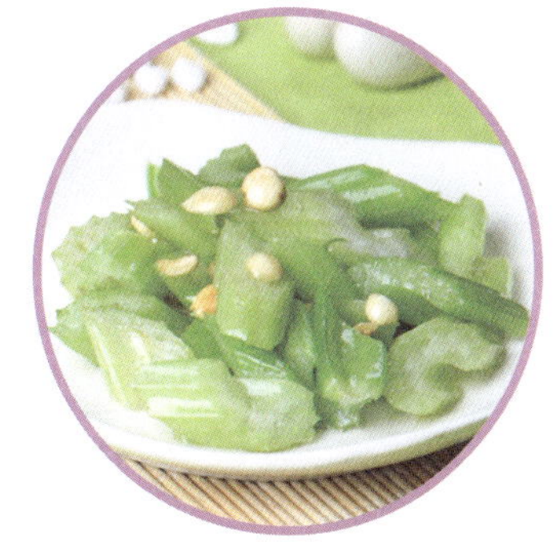

杏仁：杏仁所含的苦杏仁苷，能增强白细胞的吞噬功能，使其在杀伤癌细胞的同时又不损伤正常细胞。

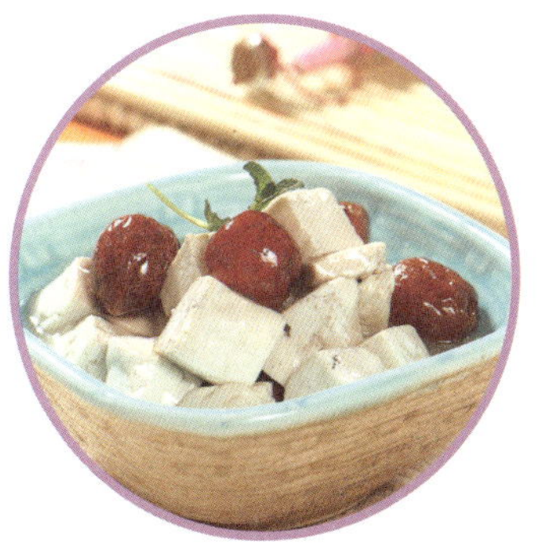

山楂：山楂含有山楂酸、皂苷、果糖、维生素C、黄酮类等成分，可用于食管癌、胃癌、肠癌、膀胱癌及子宫颈癌等的辅助食疗。

多吃素食有助于健脑

其实，早在几千年前，中国古人就发现了素食对大脑具有一定的功能。《礼记》中记载:“食肉，勇敢而悍；食谷，智慧而巧。”意思是说，食肉的人往往勇敢而凶悍，食素的人大多智慧而灵巧。

而 2006 年，英国南安普顿大学对 8000 多人进行调查，发现吃素的人比不吃素的人的智商测验平均分高，虽然不能说吃素能让人更聪明，但很多小时候智商高的人，成年后倾向于爱吃素。

素食为何能健脑

生理学角度

人类的大脑活动，与脑细胞内两种不同力量之间的相互作用相关，我们把这种活动称为“思考”。而要使大脑细胞真正发挥“思考”的作用，谷氨酸、B 族维生素和氧是其中必需的营养成分，而谷类、豆类是这些营养成分的主要来源。

人的体质角度

人的体液维持在相对稳定的一个范围内，其酸碱度会影响大脑的反应。体液偏碱性比偏酸性的人，“思考”力较强。素食多数为碱性，能帮助中和酸性物质，从而保护脑细胞活动。

大脑活动角度

我们的大脑在记忆、思维过程中会处理很多“信息”，这需要活性化学物质的帮助，这些物质主要包括多巴胺、5- 羟色胺、儿茶酚以及多种氨基酸，而像杏、柑橘、葡萄、香蕉等水果中，这些化学物质含量很丰富，能帮助改善脑部血液循环。

帮助健脑的素食

豆类、花生

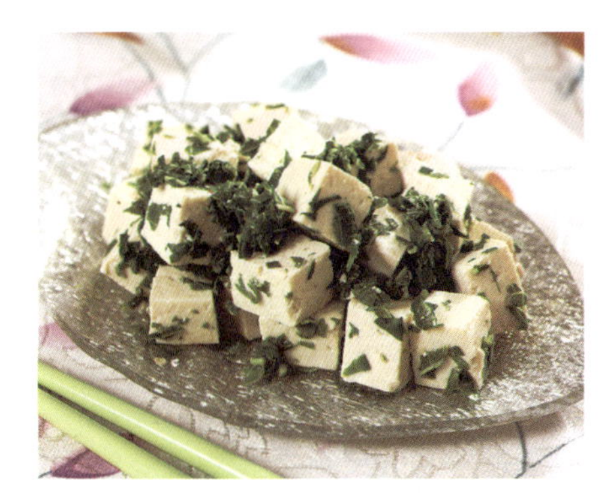

豆类以及花生中含有较多的卵磷脂，能够分解成乙酰胆碱，这种物质能够减缓人的记忆力和智力退化，从而有利于改善智力。

豆腐是很好的补脑食物，它含有优质蛋白以及较多的卵磷脂、钙、铁、B 族维生素等。

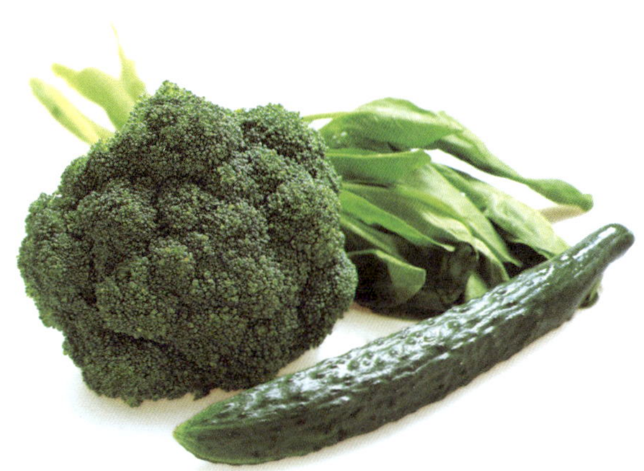

绿叶蔬菜

绿叶蔬菜中含有叶酸，它能够帮助幼儿的脑神经发育；如果叶酸缺乏，幼儿发生脑神经管缺陷的概率大大增加。

香蕉

香蕉中含有丰富的色氨酸，能生成血清素。血清素能让大脑保持愉悦，稳定情绪，从而提高思维能力，难怪被成为“快乐”水果。

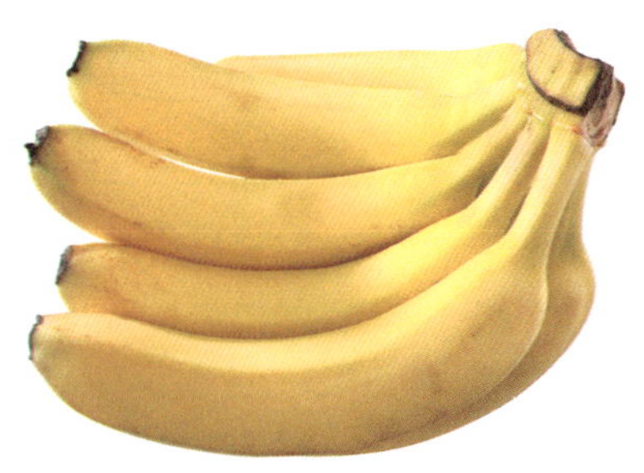

素食帮你激活自愈力

自愈力就是人体依靠自身内在的生命力，达到修复肢体缺损、摆脱疾病与亚健康状态的一种能力，所以“最好的医生是自己”。自愈力是由一系列的自愈系统架构起来的，每一种都不可替代，各自起着至关重要的作用，共同维持着人体的健康与活力。

人体内隐藏的自愈系统

免疫系统：是人体保持健康、对抗疾病的“自卫军”，它时时刻刻地都在执行任务。

压力应对系统：我们的身体内的细胞会根据周围环境和自身调节，来选择战斗或者逃跑来保护自己，这同样是人体具有自愈力的有利证明。

修复系统：帮助人体进行再生与愈合。

内分泌系统：可以分泌激素，俗称荷尔蒙，在神经系统的共同参与下，发挥相应的作用，是人体的“隐形药库”。

素食能够加固自愈系统

1908 年诺贝尔医学奖获得者伊拉·伊里奇·梅奇尼科夫教授发现，细菌和病毒入侵人体，导致人体内的毒素破坏人的免疫系统，引起免疫力下降，从而导致人感染生病。他认为，健康的第一要务是及时排出人体各系统中的毒素。

而在排毒食物中，首选的是蔬果，而不是大鱼大肉。因为如前所述，膳食纤维是最大的排毒功臣。像香菇、木耳、蘑菇等菌类除了含膳食纤维外，本身还有清洁血液、增强免疫的效果；而海带、紫菜等海藻类，含有胶质成分，能够促进体内放射性物质的排出，从而减少其对身体的伤害，保护人体本身的自愈系统。

《时代周刊》曾经推荐十大营养食品，其中，除了三文鱼外，其他九种都是素食，包括番茄、绿茶、西蓝花、大蒜、菠菜、燕麦、蓝莓、核桃、红酒，由此可以看出素食对身体健康的重要性。

素说二

特殊营养素要注意补充

蛋白质、脂肪、铁、维生素 B_{12}、钙、锌、维生素 D 等营养素，也许是喜欢荤食的人经常拿来与素食者理论的内容，他们认为吃素容易导致这几种成分的缺乏，其实不然。正如前面讲过的，素食中（豆类及其制品等）同样富含优质蛋白质，选择蛋类可以帮助补充多种维生素及矿物质。而对于维生素 D，人类自身很容易合成，就是要适当多晒太阳。

当然，这其中有两个营养素要特殊介绍一下，就是铁和维生素 B_{12}。

铁

很多人认为，植物中虽然含铁，但是不如动物性食物中的铁容易被人体吸收，因此，素食的人容易缺铁，从而导致缺铁性贫血的发生更多。但是事实上，多年来各次调查结果都证实：各种年龄层的人，素食者（包括严格素食者在内）比肉食者吸收到更多的铁，且不论素食者或者肉食者，由于缺铁而导致贫血的概率，比例大致相同。

肉类所含的铁在理论上比较适宜人体吸收，但是，人体是一个复杂的系统，营养的吸收过程也非常复杂，受到许多因素影响，如身体状况、其他营养素的影响等。

另外，从理论来说，素食的人吸收的维生素 C 更多一些，加上身体吸收营养的能力特别高，更利于铁的吸收。并且，即使是肉食的人，吸收的大部分铁（85% 以上）也是跟素食者一样的铁，而并非由肉食而来。

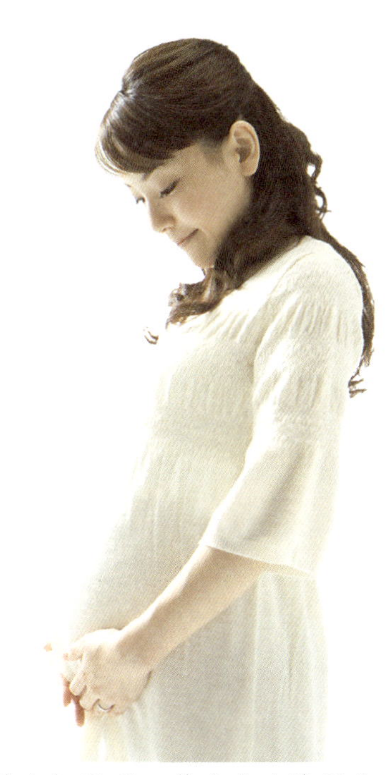

女性在怀孕后，体内的血液量会比平时增加很多，需要额外补铁来制造更多的血红蛋白，除了自身需求外，还要供应正在发育的宝宝和胎盘，特别是孕中期和孕晚期。因此，怀孕的女性要注意补充铁。

如何增加铁的吸收

搭配维生素 C 一同食用

深绿色的蔬菜以及五谷中都含有铁，如果再搭配红枣、葡萄干、猕猴桃、番茄等富含维生素 C 的食物，能帮助身体吸收铁质。不过，豆类不利于铁质的吸收。

使用纯生铁锅烹调

用纯生铁制作的锅烹调食物，可以大大增加铁质吸收，最高可达到不用铁锅者的 6 倍。

酒、浓茶最好不喝

酒以及浓茶会导致体内铁质的流失加快，因此，平时素食的朋友还是少碰它们为好。

维生素 B_{12}

维生素 B_{12} 又叫钴胺素，是唯一含金属元素的维生素，也是最晚发现的维生素。它一般是由土壤中以及人类等动物肠道内的微生物制造而成，人体肠道制造的维生素 B_{12} 不适合吸收，建议从食物中摄入。而一般认为，维生素 B_{12} 主要存在于动物类食物中，如牛肉、猪肉、动物肝脏、蛋类以及脱脂奶粉等，如果严格吃素的话，就需要靠强化、添加维生素 B_{12} 的食物或补充剂等。

但是，现代研究发现，一些常见的素食中也含有维生素 B_{12}，如奶酪（尤其是发酵过的）、脱脂奶粉、菌藻类、小麦、米糠、雏菊、泡菜和酵母衍生食物等都含有维生素 B_{12}。东方医学认为，当归、明日叶等中草药都含有维生素 B_{12}。

含有维生素 B_{12} 的常见素食食材

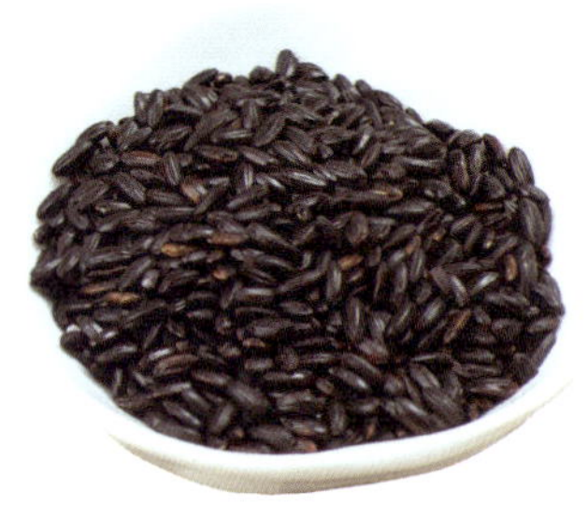

黑米

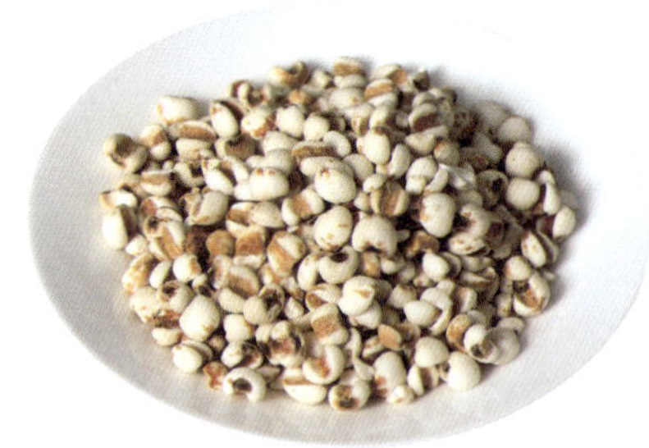

薏米

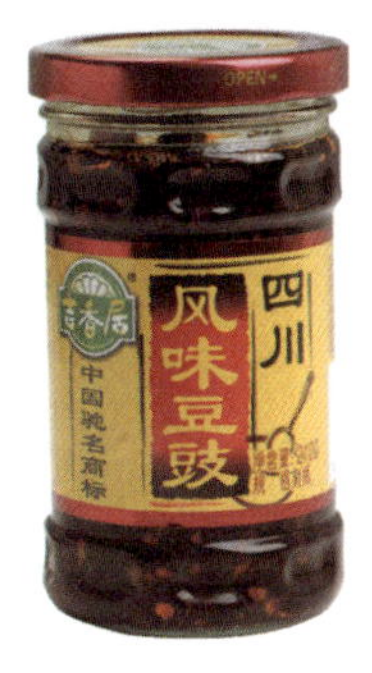

豆豉

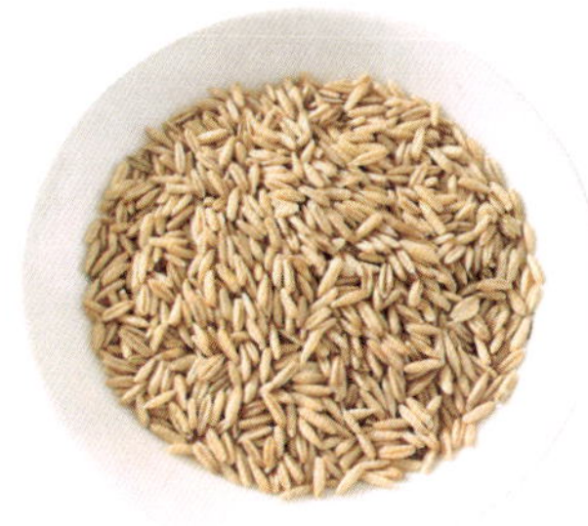

燕麦

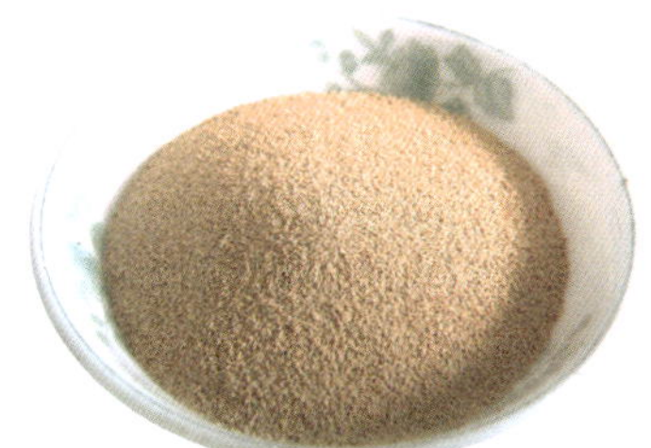

酵母

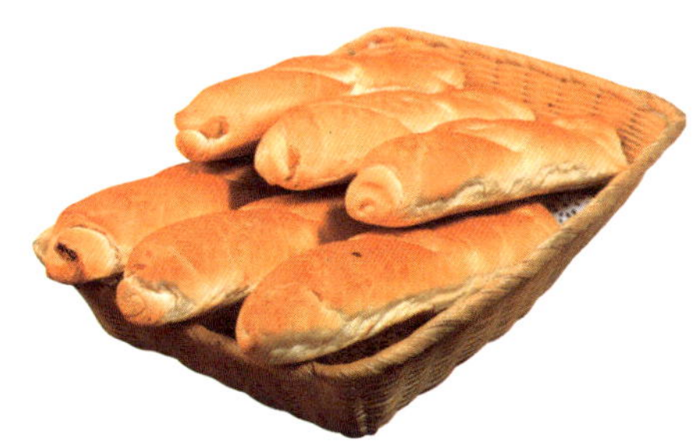

面包

部分研究报告指出，非常严格的素食饮食者，例如不吃鱼、不吃肉，同时也不吃蛋类以及维生素 B_{12} 补充剂的人，虽然血中维生素 B_{12} 含量很低，但却没有任何明显的临床症状。其原因之一可能是细菌在肠道制造了一些维生素 B_{12}，由盲肠吸收，再加上体内的储存，一般可以用 3~6 年。

另外，人类对维生素 B_{12} 的需要量非常少，每日维生素 B_{12} 建议摄取量成人为 1.5~2.5 微克，而且它可以在人体内大量储存，可以用好几个月至好几年。所以若能多吃且正确地食用食物，则素食就能成为我们日常生活中最不可或缺的保健食物。

纯素食者有维生素 B_{12} 摄取量不足的情况，其原因与食物中的维生素 B_{12} 的含量、吸收率、身体健康状况等多种因素有关，不能单纯说吃素导致维生素 B_{12} 缺乏。

不过，如果担心自己有可能缺乏维生素 B_{12}，最好到医院做血液测验及一些相关的检查。

第三章 营养素食“一箩筐”

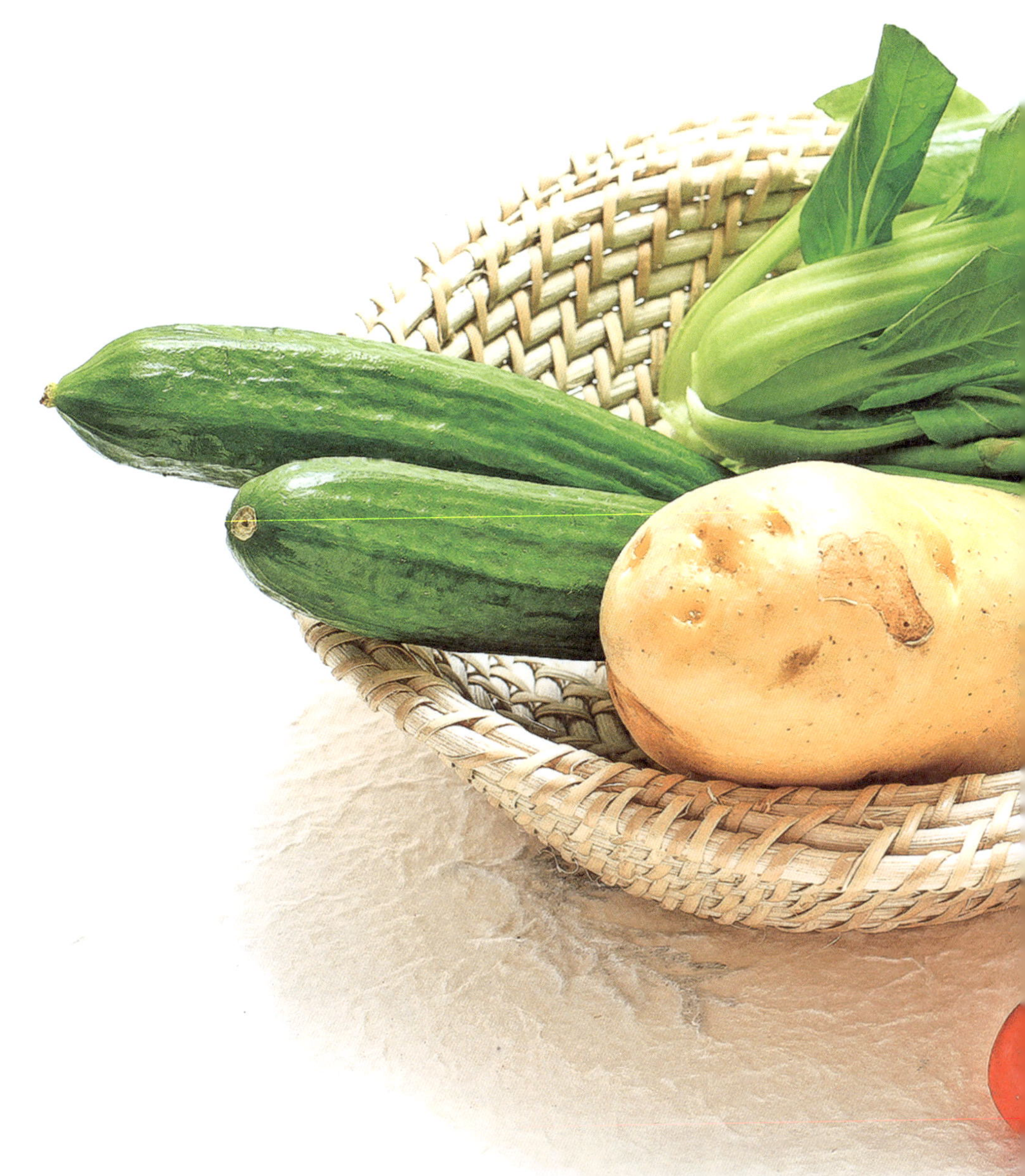

番茄、黄瓜、土豆、洋葱……

苹果、橘子、香蕉、葡萄……

葱、姜、蒜、绿茶……

你会发现，身边的素食食材真的是太丰富了，每每经过菜市场、水果摊或者去超市，你总会闻到一股属于大自然的清香的“素味”。而每次享受这些“素”材的时候，我们总觉得离健康、离自然更近了一步……

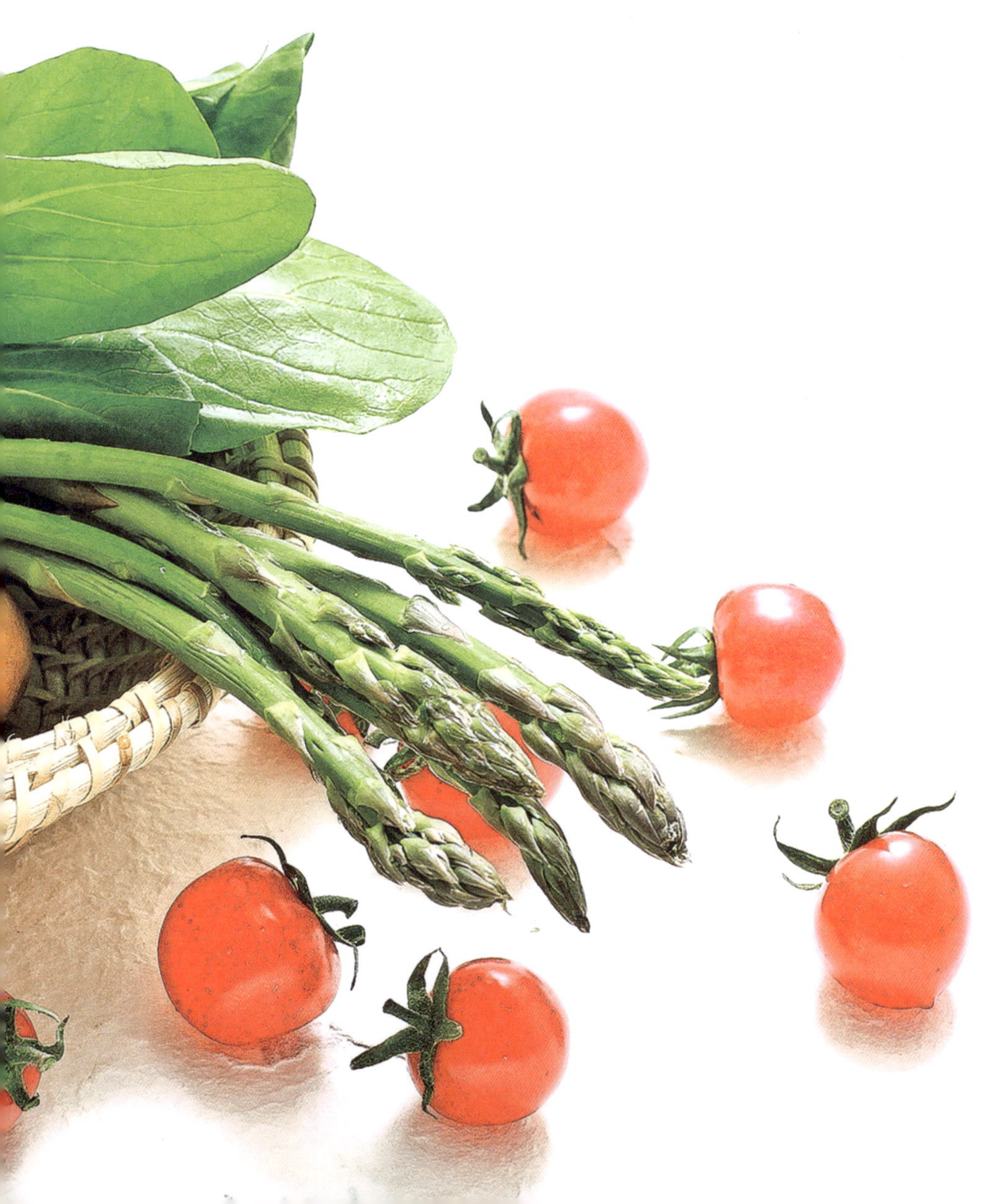

玉米

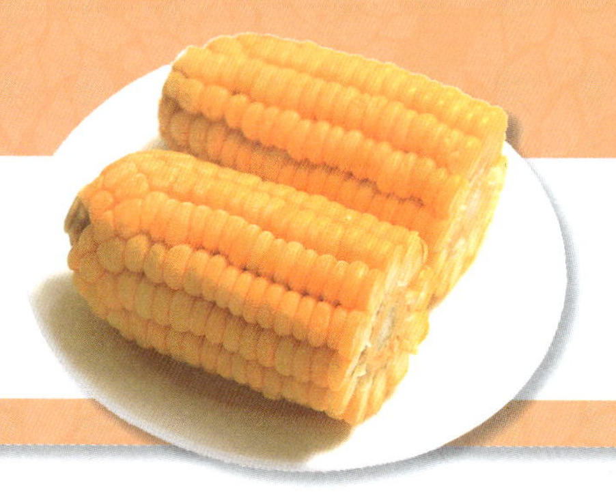

营养成分（每100克可食部）

蛋白质	4克
膳食纤维	2.9克
维生素 B_1	0.16毫克
维生素E	0.46毫克
镁	32毫克

养生“素”效

1. 玉米中含有丰富的膳食纤维，长期食用有较好的降低血糖、血压及改善葡萄糖耐量的作用。
2. 玉米中所含的镁，有强化胰岛素功能的作用；所含的谷胱甘肽则能消除破坏胰岛素的自由基，延缓糖类吸收，稳定血糖水平，对高血脂并发糖尿病和高血压有一定帮助。
3. 玉米中含有丰富的不饱和脂肪酸，特别是亚油酸含量较高，它和玉米胚芽中的维生素E协同作用，能有效降低血液胆固醇浓度，并防止其沉积于血管壁。

学会食材搭配更营养

☑ 玉米 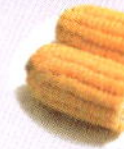 + 草莓 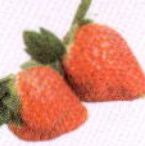

两者一起搭配食用，能够防止黑斑和雀斑的生成，对皮肤也有很好的护理效果。爱美人士不妨经常搭配食用。

☑ 玉米 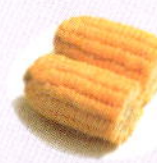 + 松子 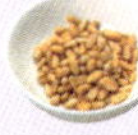

最常见的菜莫过于松仁玉米了，这道菜可以用于脾肺气虚、干咳少痰以及皮肤干燥等症状的辅助食疗。

科学烹饪这么做

在煮玉米的时候，不要直接放在锅中加水煮熟就完事了，要先在水中加点食用碱，约1克，它能够帮助分解玉米中的烟酸，使其更容易被人体吸收。

煮玉米时很多营养素会融进水里，导致营养素的流失，但是口感和甜度相对更被人接受。可以将玉米放进微波炉，高热7分钟左右后取出，这样保留的营养素非常好，但口感可能要差一些。

小米

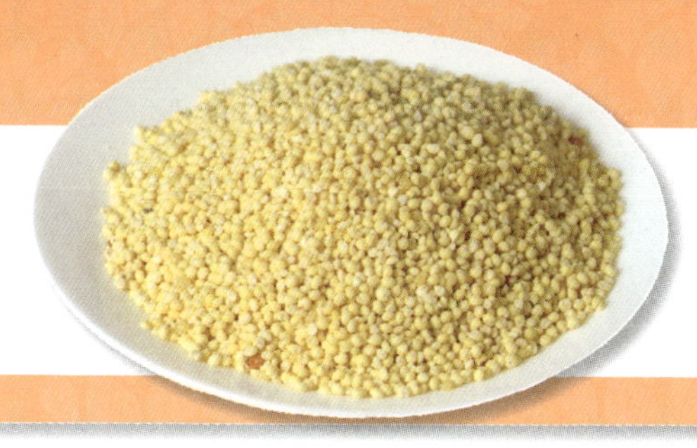

营养成分（每 100 克可食部）

碳水化合物	75.1 克
膳食纤维	1.6 克
钾	284 毫克
维生素 B_1	0.33 毫克
维生素 B_2	0.1 毫克

养生“素”效

1. 小米对肠胃健康很有益，《本草纲目》中就记载，小米“治反胃热痢，煮粥食，益丹田，补虚劳，开肠胃”。
2. 小米中含有丰富的营养素，在人体内的消化吸收率较高，可为人体补充充足的碳水化合物。此外，小米还是高钾低钠的食品，有利于体内的水盐代谢。
3. 小米中含有丰富的 B 族维生素、膳食纤维等营养成分，能够起到抑制血管收缩、降低血压的作用，很适合高血压患者选择食用。

学会食材搭配更营养

☑ **小米** 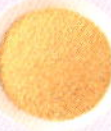 **+ 红枣** 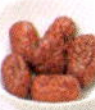

小米有养胃健脾的功效，红枣能够补血补气、滋润养颜，搭配食用有很好的补益气血及美容效果。

☑ **小米** 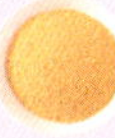 **+ 大豆** 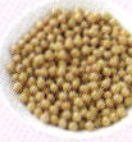

小米和大豆搭配食用是很好的选择，两者能够起到营养素互补的效果，使营养更丰富、合理、全面。

科学烹饪这么做

1. 避免用冷自来水煮小米，因为水中的氯气在煮的过程中会破坏维生素 B_1，使营养成分流失。

2. 在煮小米粥时，粥的表面会漂浮一层“米油”，最好不要丢掉，它能帮助调节虚寒体质。

大米

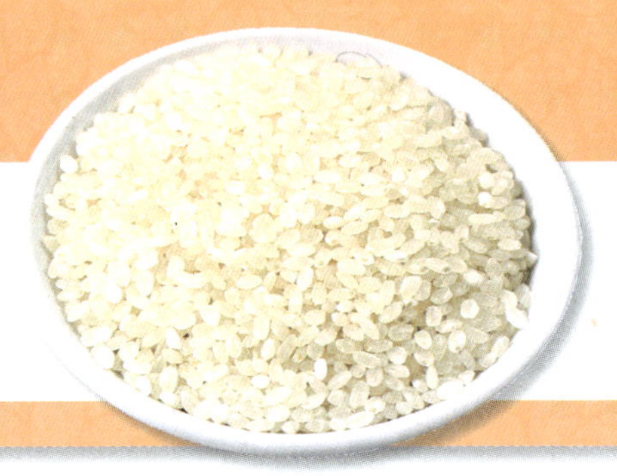

营养成分（每 100 克可食部）

碳水化合物	77.9 克
蛋白质	7.4 克
锌	1.7 毫克
维生素 B_1	0.11 毫克
烟酸	1.9 毫克

养生“素”效

1.《本草纲目》中有记载，大米“可健壮筋骨、益肠胃、通血脉、调和五脏”。
2. 大米能起到补中益气、健脾养胃、益精强志、通血脉、聪耳明目、止泻的功效，令人“强身好气色”。
3. 大米也叫粳米，含有丰富的淀粉、蛋白质以及丰富的维生素等，所含的氨基酸较全面，易吸收，在短时间内就可给机体提供较多热量。

学会食材搭配更营养

☑ **大米** 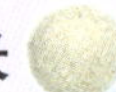 **+ 黑米** 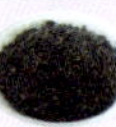

二者同食，可防止餐后血糖急剧上升，平稳血糖，适宜糖尿病患者搭配食用。

☑ **大米**  **+ 菠菜** 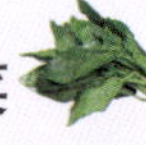

吃大米饭或喝大米粥的时候，搭配吃些菠菜，长期坚持能够润燥养血，很适合高血压、便秘的人。

科学烹饪这么做

很多家庭会有“捞”米饭的做法，其实，米饭最好选择“蒸”而不是“捞”，“捞”会损失掉大量维生素，而“蒸”则相对流失的少些。

长期吃精米或者糙米，都对健康不利，因为精米中营养素流失较多，糙米中磷、砷元素较多，所以，二者最好搭配着吃。

燕麦

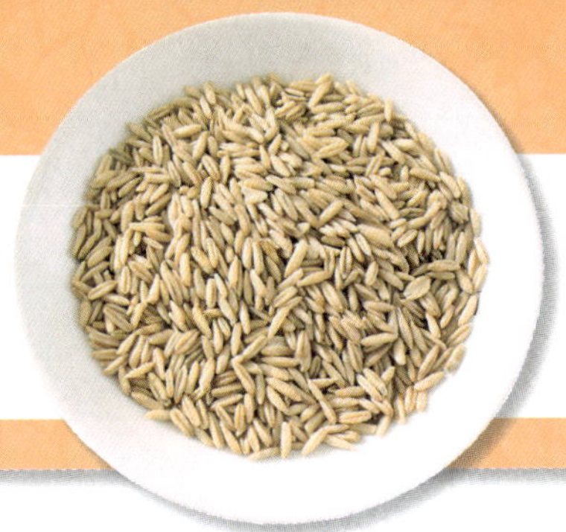

营养成分（每 100 克可食部）

膳食纤维	5.3 克
钾	214 毫克
镁	177 毫克
维生素 B_1	0.3 毫克
维生素 E	3.07 毫克

养生“素”效

1. 燕麦中含有丰富的亚麻酸，它是人体最重要的必需脂肪酸，能维持人体正常的新陈代谢活动。而且燕麦所含的维生素 E 可以抗氧化、美肌肤，具有很好的美容功效。
2. 燕麦有丰富的膳食纤维、钾、镁，有利于促进体内废物的排出，还能有效控制和降低血脂和血糖，是“三高”人群的优质之选。
3. 燕麦中还含有皂苷素，这种物质能够帮助调节我们的肠胃健康，防止便秘等。

学会食材搭配更营养

☑ **燕麦** 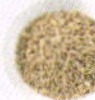 **+ 牛奶** 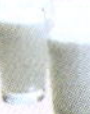

燕麦是一种低糖、高蛋白、高能量的食物，但是其钙的含量较少，搭配牛奶就能解决这个问题。

☑ **燕麦** 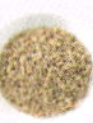 **+ 山药** 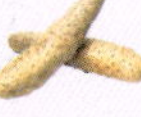

燕麦和山药都有健身益寿的效果，两者搭配食用，是糖尿病、高血压等患者的膳食佳品。

科学烹饪这么做

食用燕麦片时要避免长时间高温煮，否则会造成维生素破坏较多。时间越长，营养损失就越多。通常生燕麦片需要煮 20~30 分钟，熟燕麦片则煮 5 分钟即可。

薏米

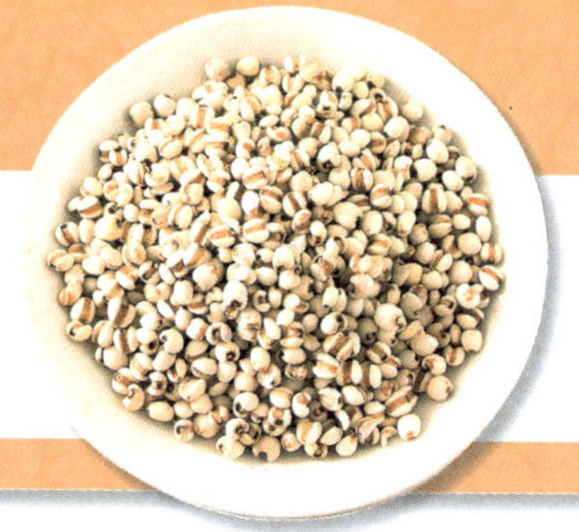

营养成分（每 100 克可食部）

蛋白质	12.8 克
膳食纤维	2.0 克
维生素 B_1	0.22 毫克
维生素 E	2.08 毫克
铁	3.6 毫克

养生“素”效

❶ 中医古籍认为薏米“……以其志湿，故能利关节……”，而且薏米含有丰富的维生素、矿物质、蛋白质及膳食纤维等，可促进体内废物的排出，对关节健康十分有益。

❷ 薏米有防癌作用，能有效抑制癌细胞的增殖，可用于胃癌、子宫颈癌的辅助食疗，还能减轻肿瘤患者因放化疗出现的毒副作用。

❸ 常食薏米能够起到消除粉刺、色斑，改善肤色的效果，可以使皮肤光泽细腻；薏米中富含的维生素 B_1，对防治脚气病十分有益。

学会食材搭配更营养

☑ **薏米** 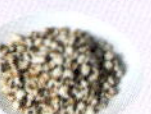 **+ 香菇** 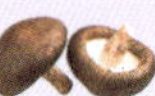

两者搭配食用，有健脾理气、化痰除湿的好作用，还可以帮助提高机体的免疫力。

☑ **薏米** 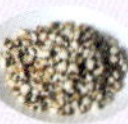 **+ 红豆** 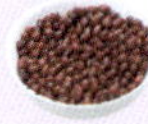

二者搭配能使利水消肿的效果更加明显，可辅助治疗肾炎水肿。

科学烹饪这么做

淘洗薏米的时候，先用冷水轻轻淘洗，忌用力揉搓，然后用冷水浸泡一会儿。泡过的水与米同煮，这样能最大限度地吸收其营养成分。

黑米

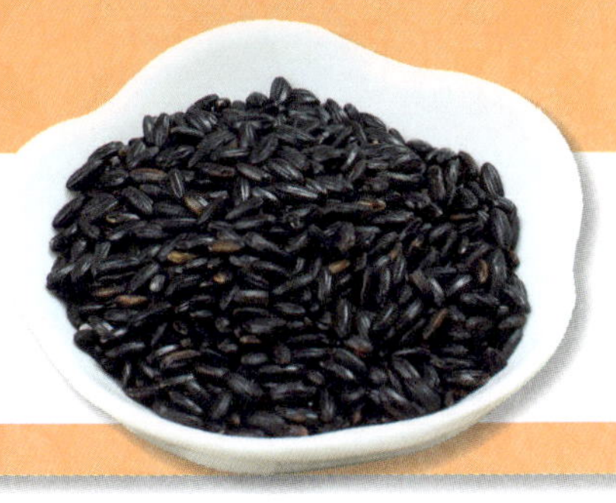

营养成分（每 100 克可食部）

碳水化合物	72.2 克
膳食纤维	3.9 克
维生素 B_1	0.33 毫克
维生素 B_2	0.13 毫克
钾	256 毫克

养生“素”效

1. 《本草纲目》中说：黑米有“滋阴补肾，健身暖胃，明目活血”等功效，被民间称为“药米”，由此可见黑米的营养价值。
2. 黑米含有花青素类物质，可以抗衰老，促进血液循环，有助于尿酸排出，对缓解痛风、关节炎引起的不适，有很好的效果。
3. 黑米是高营养价值的食材，是不可多得的滋补品，对贫血、白发、腰腿酸软等症有很好的食疗效果。

学会食材搭配更营养

☑ **黑米 + 贝母**

贝母和黑米都有化痰宣肺的作用，搭配食用对老年人慢性支气管炎导致的咳喘有较好的疗效。

☑ **黑米 + 大米**

两者搭配能够开胃益中、暖脾明目，对须发早白、产后体虚有不错的调理功效。

科学烹饪这么做

黑米如果煮不熟，不但营养不易消化吸收，还容易导致肠胃炎，因此，在食用前要先浸泡 8~10 个小时。另外，黑米在晚上食用，其补血养颜的功效可以得到最大限度的发挥。

香豆类

黄豆

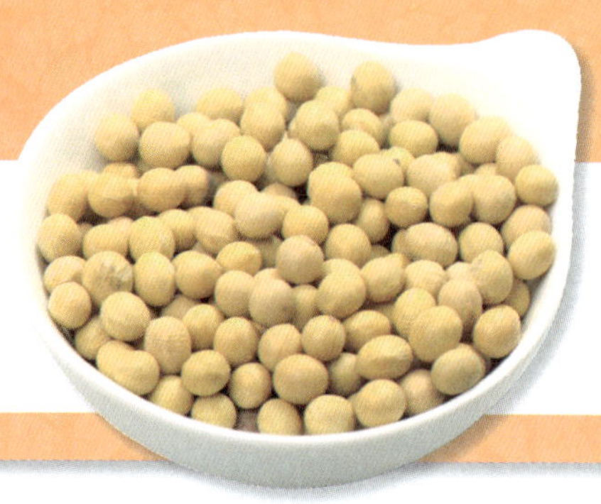

营养成分（每100克可食部）

蛋白质	35克
磷	465毫克
镁	199毫克
钙	191毫克
维生素E	18.9毫克

养生“素”效

1.《本草纲目》中记载：黄豆“可做豆腐、榨油、造酱，及炒食，宽中下气，利于调养大肠，消水胀肿毒”。

2.黄豆中富含蛋白质，而且氨基酸的种类较齐全，是素食者蛋白质的主要来源之一。黄豆所含蛋白质是优质蛋白，易消化和吸收，被成为“豆中之王”。

3.黄豆中胆固醇含量少，但不饱和脂肪酸、亚油酸和亚麻酸却十分丰富；另外，黄豆中卵磷脂、皂草苷以及钙、磷等矿物质含量也十分丰富，对维持身体健康大有益处。

学会食材搭配更营养

☑ **黄豆** 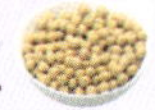 **+玉米** 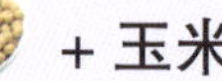 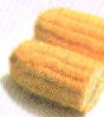

黄豆和玉米都含有丰富的膳食纤维，搭配食用，能够促进肠道蠕动，加速废物排泄，对防治便秘有不错的效果。

☑ **黄豆** 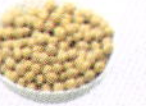 **+茄子** 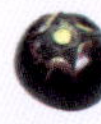

两者搭配保护血管健康，对预防心血管疾病有一定的效果。

科学烹饪这么做

1. 在选择吃炒黄豆时，可以滴几滴黄酒，然后放入少许盐，这样能减少黄豆的豆腥味，吃起来更醇香。

2. 黄豆在发芽以后营养成分变化很大，如胡萝卜素、维生素B_{12}、维生素C等都有很大的增加，而且更容易吸收，是不错的素食选择。

绿豆

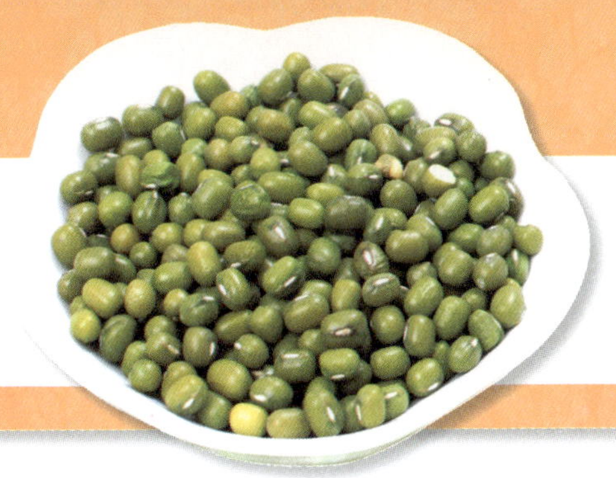

营养成分（每 100 克可食部）

营养成分	含量
蛋白质	21.6 克
膳食纤维	6.4 克
维生素 B_1	0.25 毫克
维生素 B_2	0.11 毫克
钾	787 毫克

养生“素”效

1. 绿豆性寒、味甘，有清暑热、利水湿，治疗各种水肿和抗过敏功效。而在《本草纲目》中，“解诸毒……益气、厚肠胃、通经脉，无久服枯人之忌”是对绿豆的注解。
2. 绿豆是富钾的食材之一，作为一种碱性食物，能够辅助平衡体内酸碱平衡，起到利尿的作用，是痛风患者不错的选择。
3. 绿豆能够帮助机体补充丰富的 B 族维生素及矿物质，而且脂肪少、热量低，能避免肥胖，是肥胖者，糖尿病、高血压等患者的好选择。

学会食材搭配更营养

☑ **绿豆 + 南瓜**

尤其在夏季，两者搭配食用能够防止伤暑心烦、身热口渴、头晕乏力等。

☑ **绿豆 + 薏米**

两者煮粥食用是不错的选择，口味浓浓的、沙沙的，都有利尿的效果，还是减肥的佳品。

科学烹饪这么做

绿豆熬汤食用，清热效果最好，绿豆和水的比例在 1:10 左右最好。但要注意，熬汤时绿豆熬到刚刚开花即可。

红豆

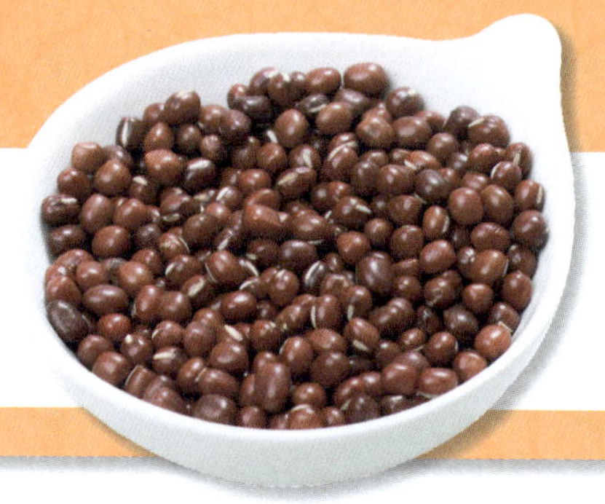

营养成分（每 100 克可食部）

营养成分	含量
蛋白质	20.2 克
膳食纤维	7.7 克
钾	860 毫克
维生素 B_1	0.16 毫克
维生素 E	14.36 毫克

养生“素”效

1.《本草纲目》中说红豆能“消热毒，止腹泻，利小便，除胀满，消渴，催乳汁”。
2. 现代医学研究发现，红豆中含有丰富的膳食纤维、皂角苷、钾等营养成分，能有效缓解酸性体质，并能利尿消肿，还有清心养神、健脾益肾的功效。
3. 红豆中含有丰富的维生素 B_1、叶酸，能够预防贫血、调节月经不调、安抚情绪，尤其适合女性食用。

学会食材搭配更营养

☑ 红豆 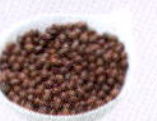 + 山药 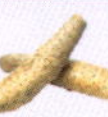

红豆和山药搭配着吃，能够帮助清热祛湿、健脾止泻，对脾胃健康有很好的促进效果。

☑ 红豆 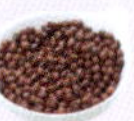 + 薏米 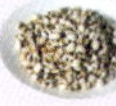

红豆和薏米都具有利水消肿的功效，搭配着吃，可使得效果更明显，对有肾炎水肿的人效果很好。

科学烹饪这么做

红小豆中含有“胀气因子”的酶，容易在机体肠道中产气，会让人有胀气的感觉。可以在煮红豆时加少量的食盐，帮助缓解这个问题。

黑豆

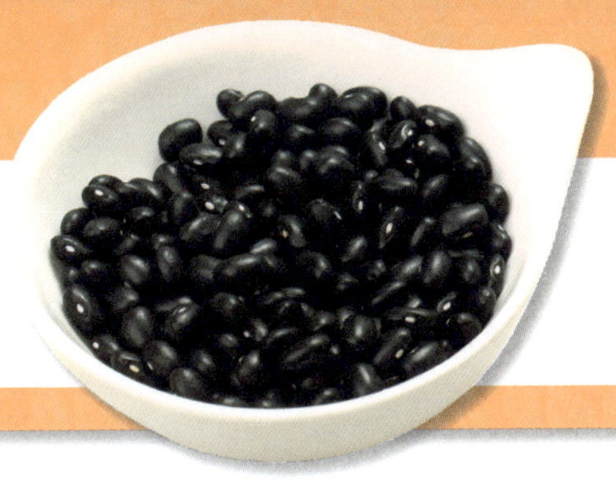

营养成分（每 100 克可食部）

蛋白质	36 克
膳食纤维	10.2 克
胡萝卜素	30.0 微克
维生素 E	17.36 毫克
钙	224 毫克

养生“素”效

1.《本草纲目》记载，黑豆“入肾功多，故能治水、消肿下气，治风热而活血解毒。常食黑豆，可百病不生”。黑豆是有名的黑色食物，对肾脏健康很有利。
2. 黑豆富含维生素 E、花青素及异黄酮，这些成分具有抗氧化能力。黑豆富含膳食纤维，可促进肠道蠕动，改善便秘状况。黑豆中所含的钙、磷可以防止大脑老化迟钝，起到健脑益智的作用。
3. 黑豆富含优质蛋白、植物固醇，可有效软化和扩张血管，从而降低血脂、血压和血糖，不论是吃素的健康人还是“三高”人群，黑豆都是很好的选择。

学会食材搭配更营养

☑ **黑豆** 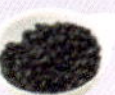 **+红糖** 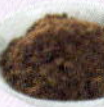

两者搭配，具有滋补肝肾、活血补血、美容乌发的作用，对女性血虚、闭经也很有益。

☑ **黑豆** 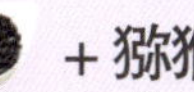 **+猕猴桃** 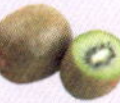

黑豆中含有较多的植酸，会妨碍身体对锌和铁的吸收，搭配猕猴桃、橘子等富含维生素 C 的食物能缓解这个问题。

科学烹饪这么做

黑豆通常采用煮食、炒、磨成粉或者打成豆浆等，然后与其他粮食混合着吃，营养既丰富又全面，且更容易吸收。

另外，黑豆也可以发豆芽食用，所含的矿物质更丰富，营养价值也高于黄豆芽和绿豆芽，不妨在平时试一试。

豌豆

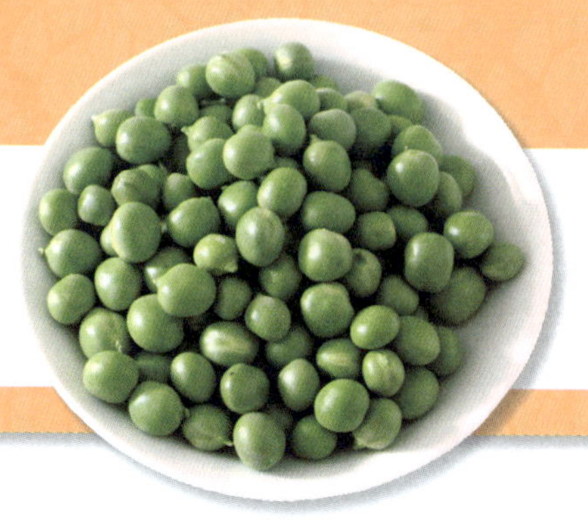

营养成分（每 100 克可食部）

营养成分	含量
蛋白质	20.3 克
脂肪	1.1 克
碳水化合物	65.8 克
膳食纤维	10.4 克
钾	823 毫克

养生“素”效

❶ 豌豆味甘、性平，有益中气、止泻痢、调营卫、利小便、消痈肿等作用。而《本草纲目》里也有记载，豌豆具有“祛除面部黑斑，令面部有光泽”的功效。

❷ 豌豆富含人体需要的多种营养素，而且也是优质蛋白的来源之一，能提高机体的抗病能力和修复能力。

❸ 豌豆与一般蔬菜所不同的是，它含有较为独特的止杈酸、赤霉素和植物凝素等，有很好的抗菌、消炎、促进新陈代谢功效。

学会食材搭配更营养

☑ **豌豆** 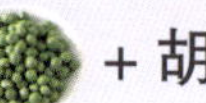 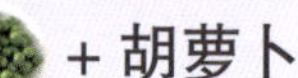 **+ 胡萝卜** 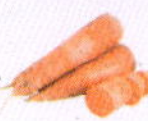

豌豆和胡萝卜搭配食用，能够帮助改善肝功能，促进胆汁分泌，对消除身体疲劳效果不错。

☑ **豌豆** 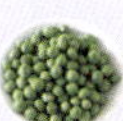 **+ 蘑菇** 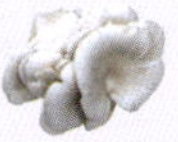

两者搭配食用可以帮助消除食物的油腻感，从而改善食欲，还能提高机体的免疫力。

科学烹饪这么做

豌豆既可作蔬菜炒食，成熟后又可磨成豌豆面粉食用。作为配菜可以增加菜肴的色彩，促进食欲。不过，跟其他豆类一样，最好搭配富含蛋氨酸的食物一起烹调，来提高豌豆的营养价值。

豆腐

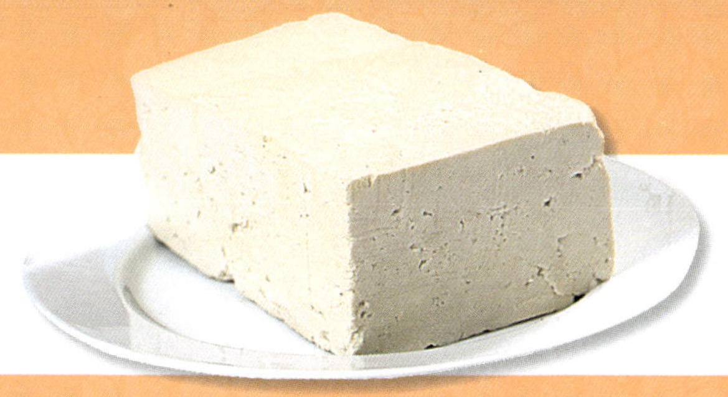

营养成分（每 100 克可食部）

蛋白质	12.2 克
脂肪	4.8 克
钾	10.6 毫克
镁	63 毫克
钙	138 毫克

养生“素”效

1. 豆腐往往是由黄豆制作而成，因此，同黄豆一样也是素食中优质蛋白的重要来源。现在市场中豆腐的种类很丰富，各自加入了不同的物质，有不同的侧重功效和食用方法。
2. 豆腐可益气、补虚、解毒，常吃豆腐可以保护肝脏，促进机体代谢；还可以助消化、增进食欲，所含丰富的钙质对牙齿、骨骼的生长发育有益。
3. 豆腐中含有多种植物化学物质，如大豆异黄酮、大豆甾醇、大豆皂苷等，对防治糖尿病并发症有一定价值，如血脂异常、高血压等。

学会食材搭配更营养

☑ **豆腐 + 木耳**

二者均为健康食品，同食可降低人体内的胆固醇，预防高脂血症的发生。

☑ **豆腐 + 牛奶**

两者搭配堪称完美，动物蛋白质和植物蛋白质双吸收，强强组合，还能补充钙质，补养肺脏。

科学烹饪这么做

豆腐本身较松软、鲜嫩，如采用炒等烹调方法容易碎，可以先将其切成小块，放入开水中焯一下，捞出来再进行烧炒：先用大火烧沸（加调料），然后小火焖炖。

清爽蔬菜

红薯

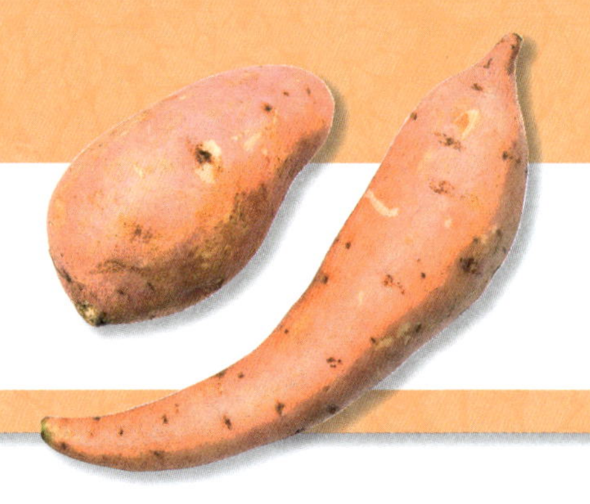

营养成分（每 100 克可食部）

蛋白质	1.1 克
膳食纤维	1.6 克
钾	130 毫克
维生素 C	26 毫克
维生素 E	0.28 毫克

养生“素”效

1. 红薯富含膳食纤维，而且含有丰富的葡糖苷成分，它与膳食纤维都能给肠的活动以强力的刺激，引起肠蠕动，促进排便，帮助肠道排毒。
2. 红薯具有补中、和血、暖胃、益五脏、增强免疫力、防癌和抗癌的功效。
3. 红薯含有黏液蛋白成分，能保持血管壁的弹性，预防动脉粥样硬化的发生。另外，红薯还能抑制肌肤老化，保持肌肤弹性，具有美容和抗衰老的作用。

学会食材搭配更营养

☑ 红薯 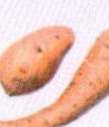 + 大米 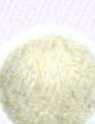

红薯可以帮助降血压，保持血管壁的弹性，预防动脉粥样硬化；搭配大米食用，可以减轻食用红薯后出现的胀气或排气等不适症状。

☑ 红薯 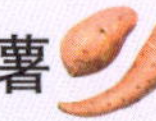 + 莲子 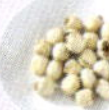

红薯搭配莲子有润肠通便的功效，很适合大便干燥、习惯性便秘、慢性肝病、癌症患者食用。

科学烹饪这么做

红薯蒸着吃、煮着吃都是不错的选择，另外，切块搭配小米煮粥也是非常不错的。现在红薯有很多其他的做法，例如炸成薯片或薯条，但经常吃这种食物很容易肥胖，而且红薯中的营养损坏也大。

番茄

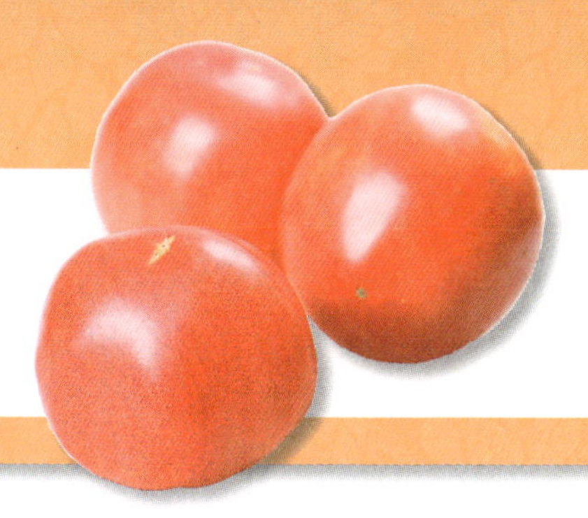

营养成分（每 100 克可食部）

蛋白质	0.9 克
膳食纤维	0.5 克
钾	163 毫克
维生素 C	19 毫克
维生素 E	0.57 毫克

养生“素”效

1. 番茄富含番茄红素，对心血管具有保护作用，能减少心脏病的发作。另外，番茄红素还具有独特的抗氧化性，可清除体内自由基，具有防癌抗衰、美容养颜的功效。
2. 番茄能降低热量的摄取，还能补充多种维生素，保证身体的均衡营养，起到排毒瘦身的作用。
3. 番茄有一定的酸味，它是由柠檬酸、苹果酸、琥珀酸等有机酸组成，具有消除胃部不适、缓解胃痛和胃炎的功效。

学会食材搭配更营养

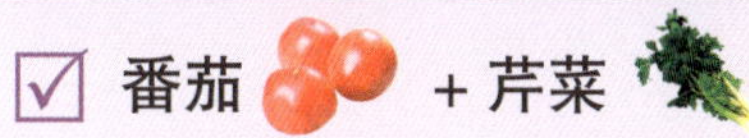

☑ **番茄 + 芹菜**

芹菜含有丰富的膳食纤维，有明显的降压作用；而番茄能起到健胃消食的功效，两者搭配很适合高血压、血脂异常患者食用。

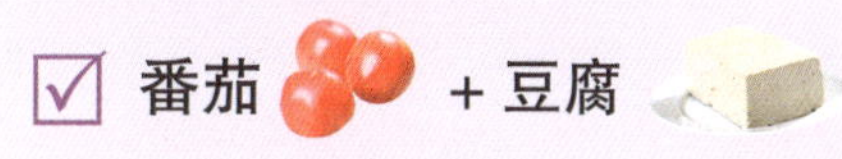

☑ **番茄 + 豆腐**

番茄是富含维生素 C、番茄红素的好食材，搭配豆腐同食，可促进胶原蛋白合成，预防黑斑和雀斑生成，养颜美容，提高免疫力。

科学烹饪这么做

番茄红素遇光、热和氧气容易分解，因此，烹调时应避免长时间加热，通常 1~2 分钟即可。

黄瓜

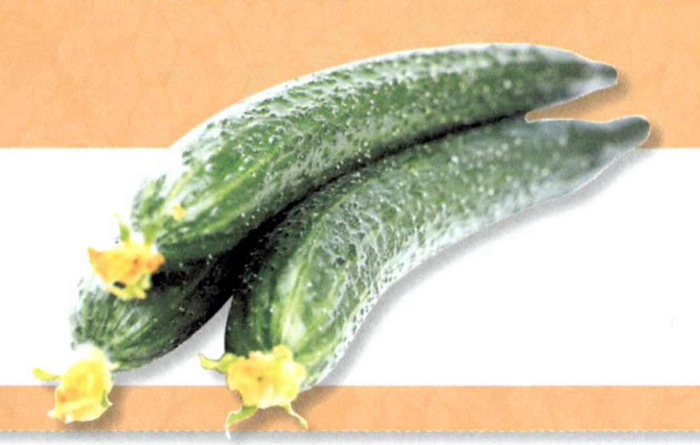

营养成分（每 100 克可食部）

钾	200 毫克
膳食纤维	0.5 克
维生素 C	9 毫克
维生素 E	0.98 毫克
胡萝卜素	90 微克

养生“素”效

❶《本草纲目》中对黄瓜是这么记载的：“清热解渴、利水、消肿”，因此，黄瓜能够促进清体热、利小便、消水肿，非常适合夏季食用。

❷黄瓜含有的膳食纤维能够促进人体肠道内腐败物质的排除，对辅助治疗便秘有较好的效果，可以防治由便秘引发的血压升高。

❸黄瓜中含有丙氨酸、精氨酸和谷胺酰氨等成分，对肝脏有保护作用，因此，经常喝酒的人可以适当多吃一些黄瓜，以防治酒精中毒。

学会食材搭配更营养

☑ **黄瓜 ＋豆腐** 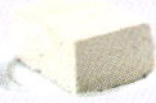

黄瓜适合搭配豆腐一起食用，除了营养互补之外，还可起到清热利尿、解毒、消炎、养肺行津的作用。

☑ **黄瓜** 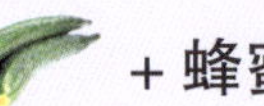 **＋蜂蜜** 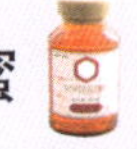

黄瓜富含膳食纤维，能促进肠道中废物的排泄；蜂蜜是良好的润肠剂，二者同食，可以消食通便。

科学烹饪这么做

1. 食用黄瓜的时候不要将尾部全部去掉，因为尾部含有较多的苦味素，有抗癌的作用。

2. 黄瓜有“厨房里的美容剂”的美称，可以打成汁饮用，有非常好的润肤祛皱效果。

胡萝卜

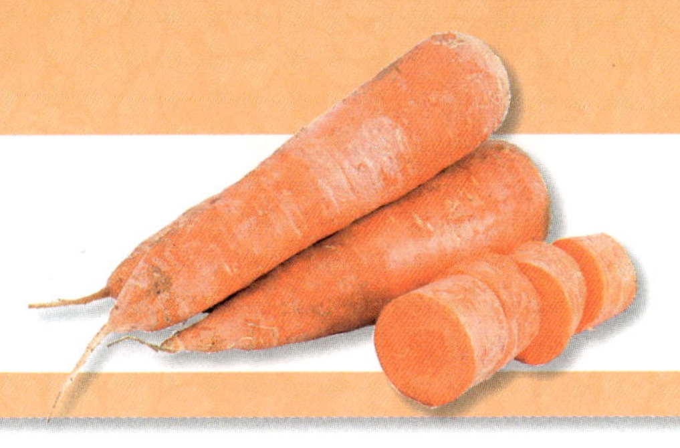

营养成分（每 100 克可食部）

营养成分	含量
膳食纤维	1.1 毫克
钾	190 毫克
钙	32 毫克
镁	14 毫克
胡萝卜素	4130 毫克

养生“素”效

1. 《本草纲目》中说胡萝卜“下气、定喘、祛痰、消食、除胀、止气痛”，因此很适合咳喘、胀气、痰多以及消化不好的人食用。
2. 胡萝卜所含的胡萝卜素具有补肝明目的作用，可辅助治疗夜盲症。它进入人体后会转变成维生素 A，能增强机体免疫力。
3. 胡萝卜含有水溶性纤维，吸水性强，在肠道中体积容易膨胀，可以加强肠道的蠕动，达到通便的功效。

学会食材搭配更营养

☑ 胡萝卜 + 黄豆

胡萝卜和黄豆搭配食用，有利于骨骼的发育和健康，能防止骨质疏松，也适合成长发育期的青少年食用。

☑ 胡萝卜 + 苦瓜

两者搭配有很好的降脂、降糖、强心效果，很适合有慢性病的人选择。

科学烹饪这么做

胡萝卜的主要营养成分是 β-胡萝卜素，而且表皮中含量最丰富，它只有溶解在油脂中才能被人体吸收。如果想增加 β-胡萝卜素的摄入，科学的食用方法是将胡萝卜切丝，用油烹炒，且皮不能去掉。

菠菜

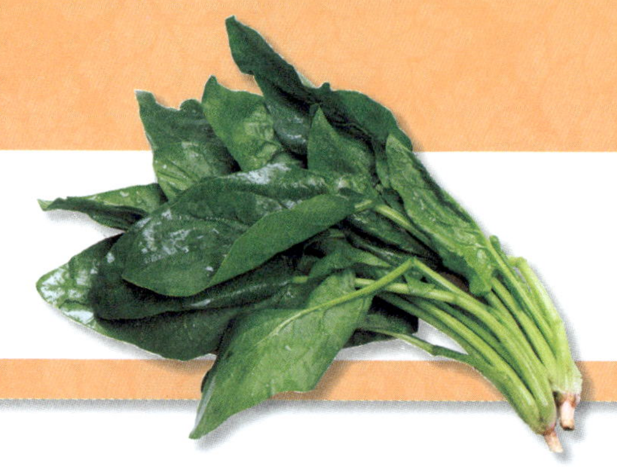

营养成分（每 100 克可食部）

营养成分	含量
蛋白质	2.6 克
膳食纤维	1.7 克
钙	66 毫克
维生素 C	32 毫克
维生素 E	1.7 毫克

养生“素”效

1. “可利五脏，除肠胃热，解酒。疏通血脉，开胸下气，止口渴”，《本草拾遗》对菠菜如是说。
2. 菠菜含有大量的膳食纤维，具有促进肠道蠕动的作用，还能促进胰腺分泌，帮助消化。
3. 菠菜富含维生素 C 和叶酸，前者可协助铁的吸收，后者是重要的造血物质，常吃菠菜对防治缺铁性贫血有一定的效果。

学会食材搭配更营养

☑ **菠菜** 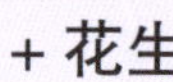 **+ 花生** 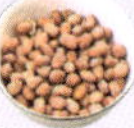

两者搭配食用有利于机体对二者所含维生素的充分吸收，提高食材的营养价值。

☑ **菠菜** 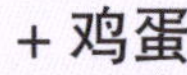 **+ 鸡蛋** 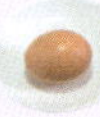

菠菜中含有类胡萝卜素，鸡蛋中含有维生素 A，两者均有保护视力的功效。另外，菠菜还含有叶酸，与鸡蛋同食，可提高对鸡蛋中维生素 B_{12} 的吸收率。

科学烹饪这么做

烹调菠菜时，可先将菠菜焯一下，能除去 80% 的草酸，减少对其他营养素如铁、蛋白质吸收的影响。

南瓜

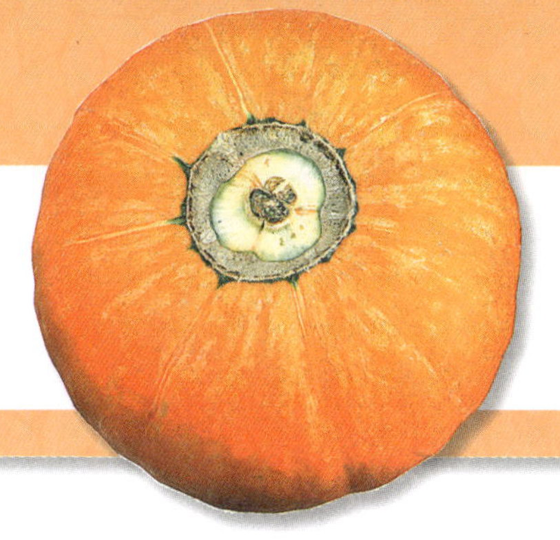

营养成分（每 100 克可食部）

膳食纤维	0.8 克
胡萝卜素	890 微克
钾	145 毫克
钙	16 毫克
镁	8.0 毫克

养生“素”效

1. 南瓜含果胶成分，可以保护胃肠道黏膜免受粗糙食品的刺激，促进溃疡面愈合，还能促进胆汁分泌，加强胃肠蠕动，帮助消化。
2. 南瓜热量低，水分含量相对较高，既能避免肥胖又能利尿，是肥胖患者的良好选择。
3. 南瓜含有胡萝卜素，有抗氧化作用，可以直接抵抗致癌因子的作用。南瓜中还含有甘露醇，它有润肠通便的作用，可减少粪便中毒素对人体的危害，预防结肠癌的发生。

学会食材搭配更营养

☑ **南瓜** 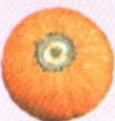 **+ 绿豆** 

二者搭配食用能清热解暑、利尿通淋，是夏日的理想菜品。

☑ **南瓜** 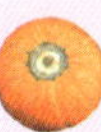 **+ 红枣** 

南瓜和红枣、红豆搭配，能够起到健肤润肤、防止皮肤粗糙、减肥的作用。

科学烹饪这么做

给南瓜去皮时，外皮不要除去得太厚，皮内层中富含胡萝卜素和多种维生素，不比肉质中差，将外边最硬的部分去掉即可。

另外，对于老人和小孩而言，可以选择南瓜米糊，即将南瓜切块、蒸熟，然后加适量牛奶打成糊，既能补钙，味道也不错。

青椒

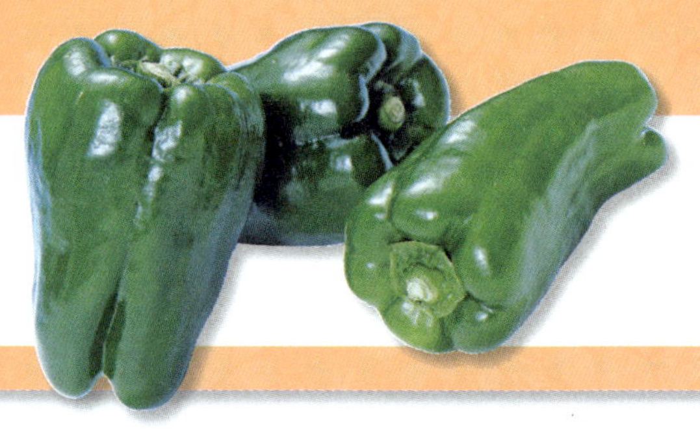

营养成分（每 100 克可食部）

营养成分	含量
蛋白质	1.4 克
膳食纤维	2.1 克
维生素 C	62 毫克
镁	15 毫克
硒	0.62 微克

养生“素”效

1. 《本草纲目》记载，青椒有“消宿食，解结气，开胃口，辟邪恶”的作用。
2. 青椒特有的清香味道和所含的辣椒素可刺激唾液和胃液的分泌，增加食欲，促进肠道蠕动，帮助消化。
3. 青椒性温、味辛辣，可以缓解肌肉疼痛，有较强的解热镇痛效果。另外，其含有的辣椒素是很好的抗氧化物质，可以加速脂肪燃烧，能防治心脏病和冠状动脉粥样硬化。

学会食材搭配更营养

☑ **青椒 + 土豆**

土豆有健脾补气的功效，青椒富含多种维生素，维生素 C 含量异常丰富，两者搭配食用，既能营养互补，还能提高机体的免疫力。

☑ **青椒 + 鸡蛋**

鸡蛋是“全营养食品”，但是缺乏维生素 C 是鸡蛋唯一的“短处”，而青椒是蔬菜中含维生素 C 的佼佼者，两者搭配能够营养互补。

科学烹饪这么做

青椒大多选择炒着吃，炒好起锅入盘后，适当洒些食醋，这样能够减少维生素 C 的流失。另外，青椒生吃能够保护所含营养素的完整，但是对肠胃的刺激也可能引起胃部不适，胃肠不适的人还是不要生吃的好。

西蓝花

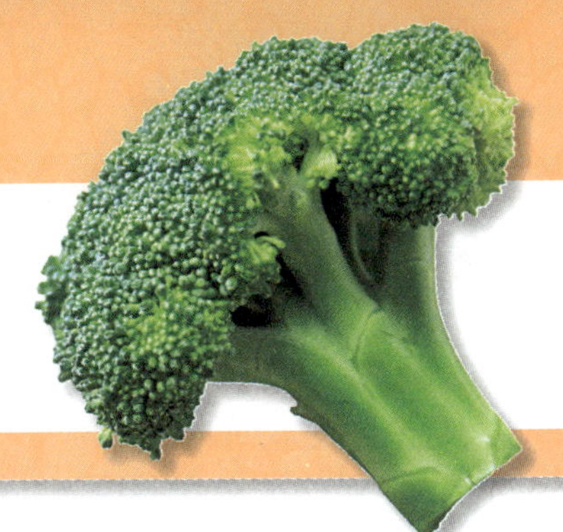

营养成分（每 100 克可食部）

蛋白质	4.1 克
膳食纤维	1.6 克
胡萝卜素	7210 微克
膳食纤维	1.6 克
维生素 C	51 毫克

养生"素"效

1. 西蓝花对杀死导致胃癌的幽门螺杆菌具有神奇功效。含有的类黄酮除了可以防止感染，还是最好的血管清理剂，能够阻止胆固醇氧化，防止血小板凝结，减少患心脏病与中风的危险。
2. 西蓝花中含有丰富的维生素K，既能强化血管壁的柔韧性，还对避免瘀血症状的发生有一定作用。
3. 西蓝花中维生素C含量异常丰富，维生素C能够提高人体抵抗力，防癌抗癌，保护肠胃，美容护肤。另外，萝卜硫素也是西蓝花可以抗癌的重要原因。

学会食材搭配更营养

☑ **西蓝花**  **+ 番茄**

西蓝花可防癌抗癌，番茄中的番茄红素更是一种强抗氧化剂，二者同食能起到协同抗癌的作用，可有效对抗胃癌、结肠癌。

☑ **西蓝花** 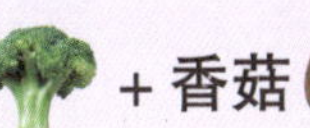 **+ 香菇** 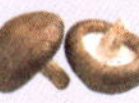

两者搭配是"三高"人群的佳选，能够利肠胃、壮筋骨，保护血管健康。

科学烹饪这么做

西蓝花在烹制时，时间不宜太长，焯的时候1分钟左右即可。另外，加食盐也不宜过多，要清淡一些，要不然会大大降低其抗癌功效。

丝瓜

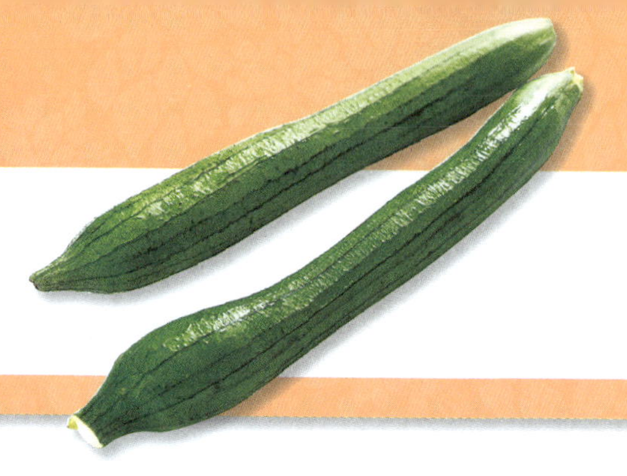

营养成分（每 100 克可食部）

蛋白质	1 克
膳食纤维	0.6 克
维生素 B_1	0.02 毫克
维生素 C	5 毫克
磷	29 毫克

养生"素"效

❶丝瓜中含防止皮肤老化的维生素 B_1，帮助增白皮肤的维生素 C 等成分，能保护皮肤、消除斑块，使皮肤洁白细嫩，是不可多得的美容佳品。

❷中医认为，丝瓜具有行气通络、化瘀、散结的功效，能够辅助消除乳房肿块，减轻乳腺增生引起的乳房周期性胀痛，是女性朋友的佳选。

❸丝瓜中所含的皂苷和黏液有利于大便通畅，而且热量很低。此外，丝瓜还含丰富的维生素 B_1、维生素 B_2、维生素 C 和钙、磷、铁等矿物质，营养丰富。

学会食材搭配更营养

☑ 丝瓜 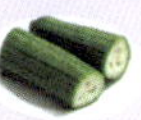 + 菊花 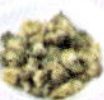

菊花能清热解毒，搭配丝瓜一起炖汤食用，能够祛风化痰、凉血止血、清热养颜。

☑ 丝瓜 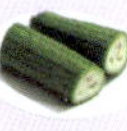 + 魔芋 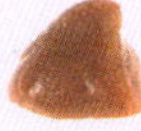

丝瓜和魔芋都含有丰富的膳食纤维，能增加粪便含水量，有利于胃肠蠕动，缓解便秘。

科学烹饪这么做

1. 炒丝瓜：将丝瓜去皮洗净切片，然后煸炒，加少许盐调味，有清热利湿、化痰止咳的作用。

2. 丝瓜汤：丝瓜切厚片，略炒后加水煮熟，盐调味作汤菜吃，有清热凉血、通利肠道的功能效。

3. 丝瓜粥：丝瓜去皮切成丁，加入煮好的粥内，加佐料调味，有补脾益胃、通乳下奶的作用。

芦笋

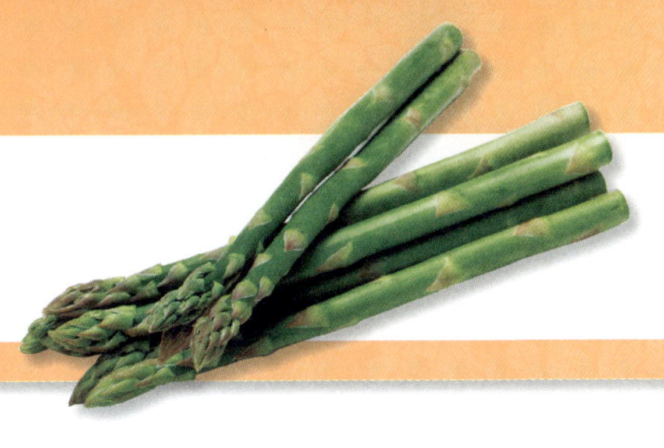

营养成分（每 100 克可食部）

营养成分	含量
蛋白质	1.4 克
脂肪	0.1 克
维生素 C	45 毫克
硒	0.21 微克
锰	0.17 毫克

养生“素”效

1. 芦笋含有丰富的维生素 C、甘露聚糖、胆碱等物质，能够保护毛细血管的健康，维护其功能，经常食用能够防止心脑血管疾病。
2. 芦笋中含有天冬酰胺和硒、钼、铬、锰等矿物质，有调节机体代谢、提高身体免疫力的功效，对心脏病、水肿、膀胱炎等有预防和治疗作用。
3. 芦笋有以下效果：一减，减肥；二抗：抗肿瘤、抗衰老；三降，降血压，降血脂，降血糖；一壮，壮阳。这些药用效果均得到医学验证，而且芦笋也是迄今为止唯一能用于制药的蔬菜种类。

学会食材搭配更营养

☑ **芦笋 + 苦瓜**

苦瓜含有叶酸，芦笋富含铁，两者搭配能够帮助恢复气血，对贫血、消除疲劳有不错的食疗效果。

☑ **芦笋 + 百合**

百合有润肺、安神、美容的功效，搭配上芦笋，是难得的一款美容组合。

科学烹饪这么做

水煮芦笋是很好的选择之一，加少许香油调味，味道也不错。

芦笋中含有降脂作用的叶酸，但不宜长时间煮，以防止其被破坏。为了最大限度地减少营养成分被破坏，可以选择将芦笋用微波炉小功率制熟食用。

洋葱

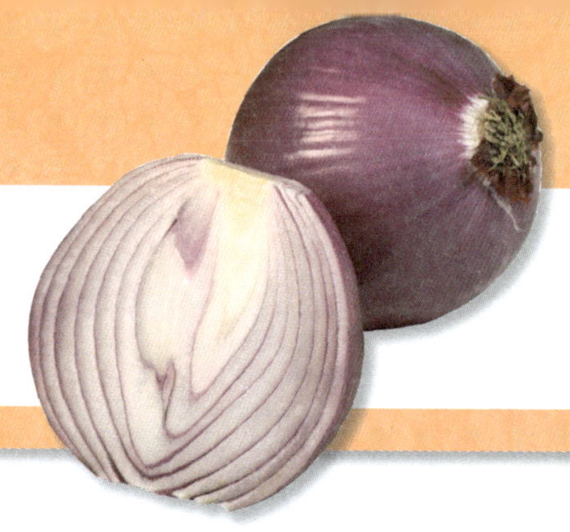

营养成分（每 100 克可食部）

营养成分	含量
蛋白质	1.1 克
脂肪	0.2 克
碳水化合物	9.0 克
膳食纤维	0.9 克
维生素 C	8 毫克

养生“素”效

1. 洋葱可用于缓解消化不良、食欲缺乏、食积内停等不适；洋葱含有的前列腺素 A，能扩张血管、降低血液黏度，因而可降血压，预防血栓形成。
2. 洋葱中的大蒜素有浓郁的香气，能刺激胃肠及消化腺分泌，增进食欲，对萎缩性胃炎、胃动力不足、消化不良等有明显改善作用。
3. 洋葱富含植物杀菌素，如蒜素，因而有较强的杀菌能力，嚼生洋葱可以预防感冒。

学会食材搭配更营养

☑ **洋葱** 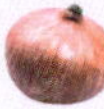 **+ 苹果** 

苹果与洋葱同食可保护心脏，减少心脏病的发病率。

☑ **洋葱** 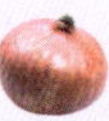 **+ 鸡蛋** 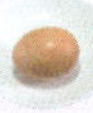

洋葱和鸡蛋搭配食用有护肤、促进血液循环的功效，而且还可以提高人体对两者所含维生素 C 和维生素 E 的吸收率。

科学烹饪这么做

洋葱可以选择生吃也可以熟吃。洋葱切成细丝后放置 15 分钟，其辛辣成分会比刚切完时更多，所以切好后宜放置一会再生吃或烹调。

土豆

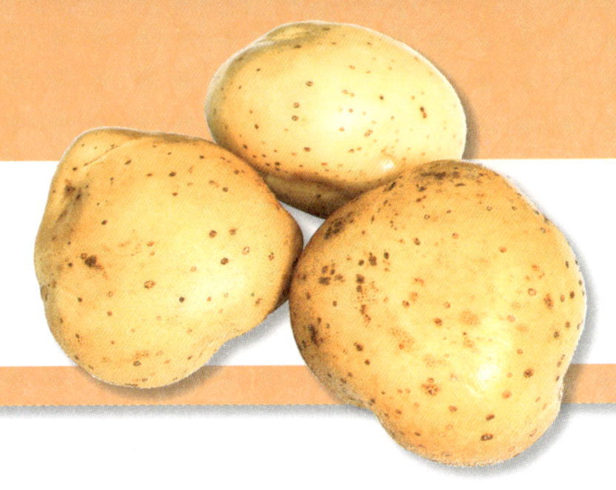

营养成分（每 100 克可食部）

营养成分	含量
蛋白质	2.1 克
脂肪	0.2 克
碳水化合物	24.9 克
膳食纤维	1.1 克
维生素 B_1	0.05 毫克

养生“素”效

1. 土豆含有大量膳食纤维，能起到宽肠通便的效果，帮助机体及时排泄代谢毒素，防止便秘，预防肠道疾病的发生。
2. 土豆是理想的减肥食品：脂肪含量仅为 0.2%，而且还可以帮助排出体内多余的脂肪，所含热量更是低于谷类粮食。
3. 新鲜的土豆中含有酚类物质，对预防癌症有不错的效果。

学会食材搭配更营养

☑ **土豆 + 全脂牛奶** 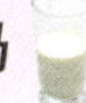

土豆被称为人类的“第二面包”，每餐搭配全脂牛奶，很容易得到人体需要的全部营养素。

☑ **土豆** 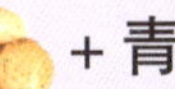 **+ 青椒** 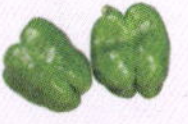

土豆能健脾补气，青椒中维生素 C 含量很丰富，两者搭配食用，不但能起到营养互补，还能提高机体的免疫力。

科学烹饪这么做

1. 土豆皮里含有较多的生物碱，吃多了容易引起恶心、腹泻等反应，因此食用时一定要去皮，特别是要削净已变绿的皮。

2. 另外，土豆比较容易吸收脂肪，所以烹调土豆时如果加入油脂，就要适当减少其他菜的油脂，以保证一日当中的总脂肪摄入不会过多。

山药

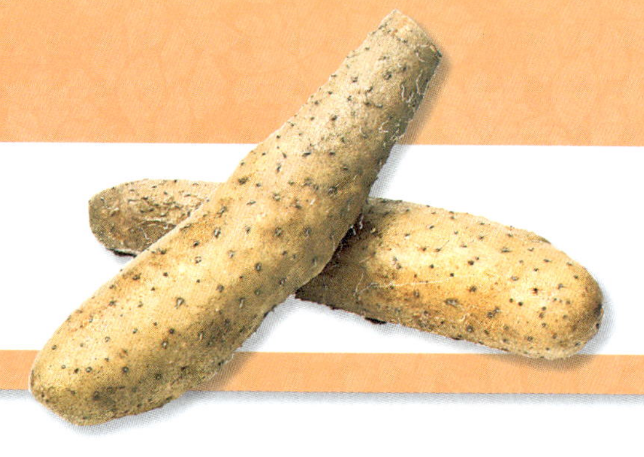

营养成分（每 100 克可食部）

蛋白质	1 克
脂肪	0.2 克
碳水化合物	8.8 克
膳食纤维	1.1 克
叶酸	4.8 微克

养生“素”效

❶《本草纲目》说山药有“益肾气、强筋骨、健脾胃、止泻痢、化痰涎、润皮毛，治泄精健忘”等功效。

❷山药中含有的淀粉酶、多酚氧化酶等成分，可以改善脾胃的消化吸收功能，对脾胃虚弱、食少体倦、腹泻等有辅助食疗作用。

❸山药中的黏液蛋白，能抑制餐后血糖急剧上升，同时避免胰岛素分泌过剩，有效调控血糖。

学会食材搭配更营养

☑ 山药 + 南瓜

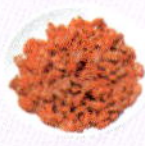

两者搭配熬粥吃，不但美味，而且两者都富含膳食纤维，有助于排出体内毒素。

☑ 山药 + 枸杞

两者搭配大米一起煮粥，有解表散热、降脂降糖、解毒止泻的功效，对感冒风寒、呕吐腹泻等不适有一定疗效。

科学烹饪这么做

1. 炒着吃：鲜山药可以洗净后去皮，切片炒熟食用，有益于脾胃不健、肾气亏虚。

2. 蒸着吃：洗净后，放入蒸锅中蒸熟（20~30 分钟），然后去皮食用，能够促进脾胃健康。

莲藕

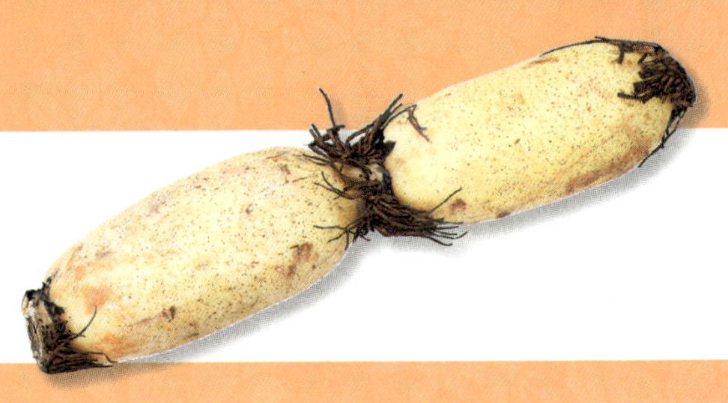

营养成分（每 100 克可食部）

蛋白质	1.9 克
脂肪	0.2 克
铁	1.4 毫克
膳食纤维	1.2 克
维生素 C	44 毫克

养生“素”效

1.《本草纲目》说莲藕“为祛瘀生津之佳品”，有清热、生津凉血、散瘀、补脾、开胃、止泻等多种功效。
2. 莲藕中含有单宁酸，有收缩血管和止血的功能，对于血脂异常并发心血管疾病有很好的预防作用。
3. 在块茎类食物中，莲藕的含铁量较高，对预防缺铁性贫血来说颇为适宜。

学会食材搭配更营养

☑ **莲藕 + 生姜**

莲藕清热生津、凉血止血、补益脾胃，与姜同食，对心烦口渴、呕吐不止等症状有一定疗效。

☑ **莲藕 + 大米**

莲藕与大米搭配食用，有健脾开胃、止泻、益血等功效，很适合食欲缺乏、大便溏薄、热病后烦渴等不适的人群食用。

科学烹饪这么做

莲藕除了凉拌之外，还可以用于煮粥、炖汤，有滋阴养胃、健脾止泻功效，非常适合秋季脾胃虚弱的人滋补养生。

菌藻类

香菇

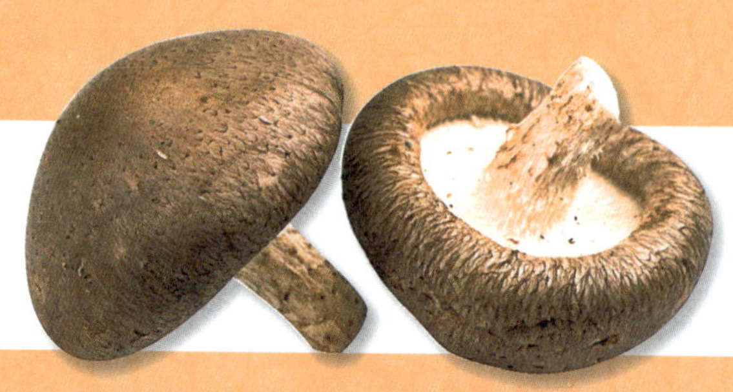

营养成分（每100克可食部）

营养成分	含量
蛋白质	2.2克
脂肪	0.3克
碳水化合物	5.2克
维生素 B_2	0.08毫克
硒	2.58微克

养生“素”效

1. 香菇含有三十多种酶和十多种氨基酸，以及维生素、矿物质，能促进人体新陈代谢、提高身体免疫力。
2. 香菇中的核糖核酸，可产生抗癌的干扰素；香菇中的多糖成分能使人体内的抗癌免疫细胞活力提高，故多吃香菇能起到防癌作用。
3. 香菇中不饱和脂肪酸含量很丰富，还含有大量的可转变为维生素D的麦角固醇和菌固醇，能增强人体抗病能力，防治感冒。

学会食材搭配更营养

☑ **香菇 + 豆腐**

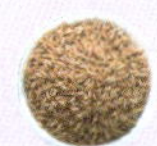

香菇中的香菇嘌呤能防止血液中胆固醇升高，而豆腐的植物蛋白也能降血脂，所以二者同时食用可以预防血脂异常的发生。

☑ **香菇 + 燕麦**

干香菇中富含维生素D，燕麦中富含维生素E，两者搭配食用，有助于防癌抗老。

科学烹饪这么做

香菇无论是鲜品还是干品都不能用热水浸泡或冷水长时间浸泡。香菇用流动的水洗净后，再进行泡发，泡的水不要丢弃，因为营养物质都溶在水中，可以拿来煮面或炒菜时加入调味。

金针菇

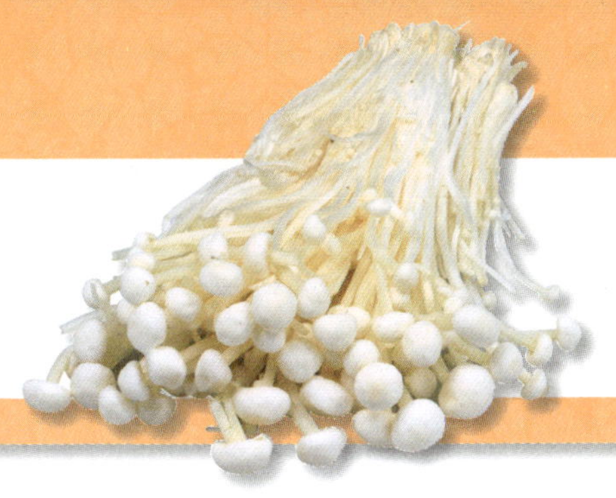

营养成分（每 100 克可食部）

营养成分	含量
蛋白质	2.4 克
碳水化合物	6.0 克
维生素 B_1	0.15 毫克
钾	195 毫克
锌	0.39 毫克

养生“素”效

1. 金针菇又被称为“智力菇”，因为其含有人体所需的多种氨基酸，尤其是赖氨酸和精氨酸含量高，且含锌量比较高，对增强智力，促进儿童的身高和智力发育有良好的作用。
2. 金针菇中含有朴菇素，能够增强机体对癌细胞的抗御能力。常食金针菇还能降胆固醇，预防肝脏疾病和胃肠道溃疡，防病健身。
3. 金针菇中锌含量较高，对预防男性前列腺疾病有帮助。金针菇还是高钾低钠食品，能起到防治高血压的效果。

学会食材搭配更营养

☑ **金针菇** 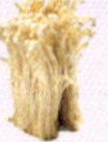 **+ 番茄** 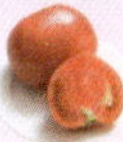

金针菇与番茄都含有钾和维生素，有助于维持体内盐的平衡，促进血液循环。

☑ **金针菇** 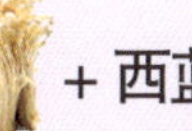 **+ 西蓝花** 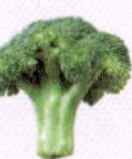

金针菇和西蓝花搭配着吃，能够增强肝脏解毒能力、提高机体免疫力。

科学烹饪这么做

金针菇通常可以熬汤、凉拌着吃。把金针菇放进开水锅里汆烫一下，然后加上糖、盐、味精、辣酱，最后放醋一起搅匀，是不错的开胃菜。

海带

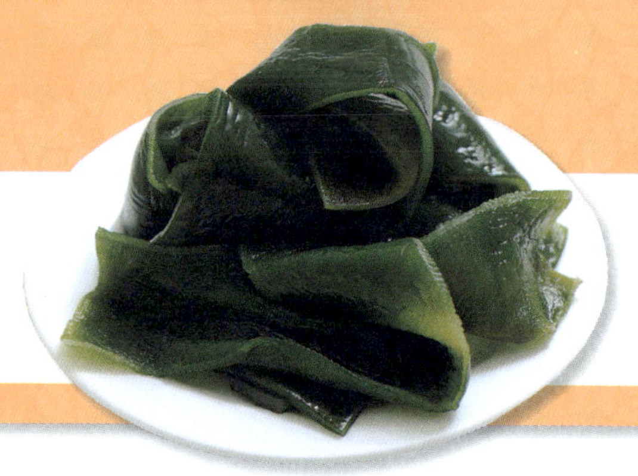

营养成分（每 100 克可食部）

蛋白质	1.8 克
脂肪	0.1 克
碳水化合物	23.4 克
碘	24 毫克
钙	348 毫克

养生“素”效

1. 海带中含有甘露醇成分，有利尿作用，能减轻眼内压力，起到保护视力的功效。
2. 海带含有大量的碘，可以刺激垂体前叶分泌黄体生成素，促进卵巢滤泡黄体化，降低雌激素水平，恢复卵巢的正常功能，纠正内分泌失调，预防乳腺增生。
3. 海带中含有较丰富的牛磺酸，能降低血压及胆固醇；所含的食物纤维褐藻酸可以抑制胆固醇的吸收，促进其排泄，对预防血脂异常有很好的效果。

学会食材搭配更营养

☑ **海带** 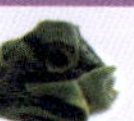 **+ 豆腐** 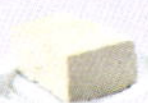

豆腐中含有较多的皂角苷，会影响机体对碘的吸收，而海带含有丰富的碘，二者搭配同食，可使体内碘元素处于平衡状态。

☑ **海带** 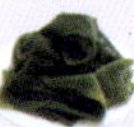 **+ 冬瓜** 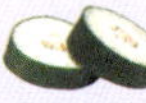

海带含有钙、磷、铁等营养素，有利尿消肿、润肠抗癌的食疗作用。而冬瓜同样是清热解暑的食物，两种食物搭配食用，既能消暑，还有助于减肥瘦身。

科学烹饪这么做

海带是一种味道可口的食品，既可凉拌，又可做汤、炒食或与其他食物一起炖煮食用。

紫菜

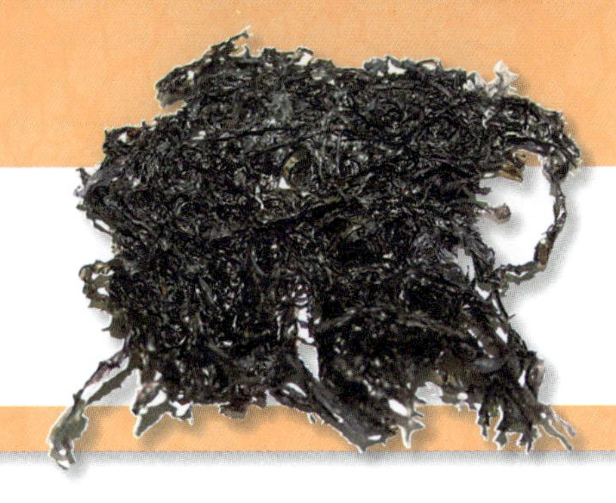

营养成分（每 100 克可食部）

蛋白质	26.7 克
维生素 B_1	0.27 毫克
钙	264 毫克
铁	54.9 毫克
硒	7.22 微克

养生“素”效

1. 紫菜富含镁，对心脏活动有调节作用，还可减少血液中胆固醇的含量，有利于预防高血压及心肌梗死。还能减少“紧张激素”的分泌，调理和缓解痛经。
2. 紫菜含有紫菜多糖，能够明显增强细胞免疫和体液免疫功能，提高免疫力，还有抗辐射、延缓衰老的功效。
3. 紫菜富含胆碱和钙、铁，能增强记忆、缓解贫血、维护骨骼和牙齿的健康，所含的甘露醇可作为治疗水肿的辅助食品。

学会食材搭配更营养

☑ **紫菜 + 鸡蛋** 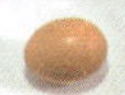

紫菜和鸡蛋搭配着吃，能够帮助机体更好地补充维生素 B_{12} 和钙质。

☑ **紫菜 + 杏鲍菇** 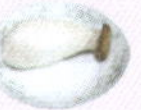

杏鲍菇具有杏仁香味，口感鲜嫩，味道清香，与紫菜都具有降血脂、降胆固醇、增强机体免疫能力等多种功效，搭配食用，效果更佳。

科学烹饪这么做

紫菜味道鲜美，可采用凉拌、炒食、制馅、脆爆等烹饪方法。食用前用清水泡发，中间换 2 次水。

木耳

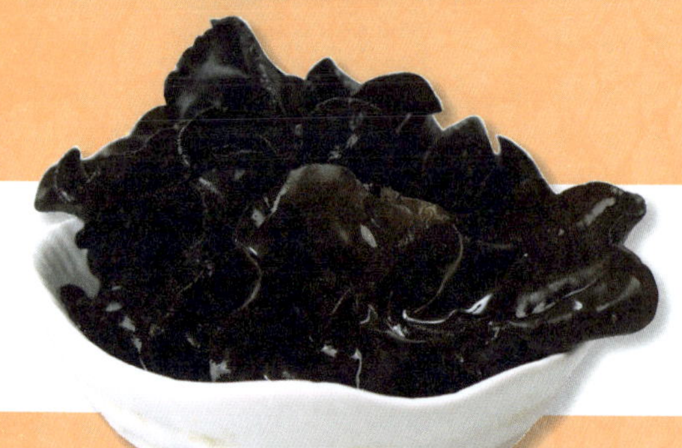

营养成分（每 100 克可食部）

蛋白质	1.5 克
碳水化合物	6 克
膳食纤维	2.6 克
钙	34 毫克
铁	5.5 毫克

养生“素”效

1. 木耳中含有胶质成分，可帮助排出残留在人体消化系统内的灰尘、杂质，起到清涤肠胃的作用。还能帮助肠道消化某些难以消化的纤维类物质，例如头发、谷壳等异物。
2. 木耳含有多种抗凝血物质，能帮助防止血液凝固，预防血栓的发生；所含的磷脂成分能促进血液循环。
3. 木耳也是膳食纤维丰富的食材，能促进胃肠蠕动，减少食物脂肪在肠道内的吸收，起到辅助减肥的效果。

学会食材搭配更营养

☑ **木耳 + 荸荠**

木耳能补中益气、降压、抗癌，荸荠有清热生津、化痰、消积的功效，搭配食用有清热化痰、滋阴生津的功效。对咽喉肿痛、咳嗽痰多等患者有辅助食疗作用。

☑ **木耳 + 黄瓜**

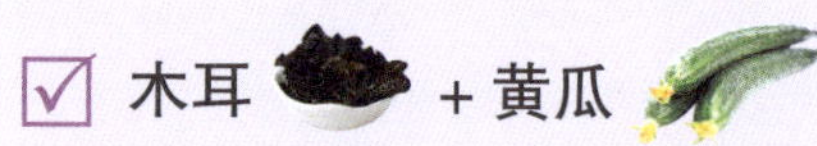

黄瓜有抑制糖类转变为脂肪的作用，与可排除体内毒素的木耳搭配，具有降脂、减肥、排毒的功效。

科学烹饪这么做

买回来的干木耳，要先暴晒一下，用水泡发后，再进行烹饪。这样能可去除大部分的光敏物质，防止出现皮肤不适。

银耳

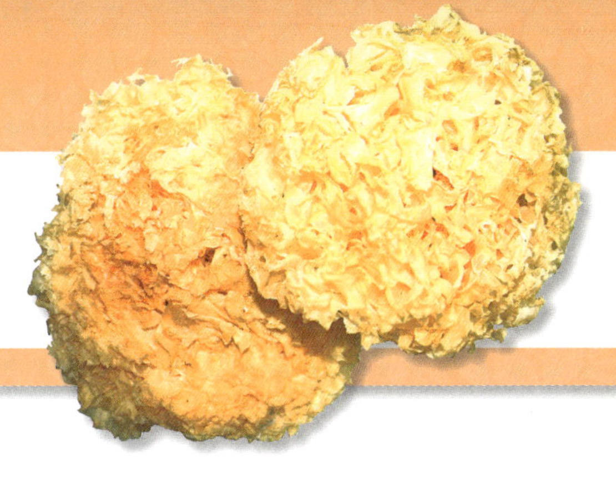

营养成分（每 100 克可食部）

蛋白质	10 克
碳水化合物	67.3 克
维生素 B_2	0.25 毫克
铁	4.1 毫克
钙	36 毫克

养生“素”效

1. 银耳是药食两用的好食材，滋润而不腻，补脾开胃，益气清肠，安眠，清热。
2. 银耳中含有较丰富的天然植物性胶质，有滋阴养颜、清肠和胃的作用，长期适量食用，能够起到美容瘦身的效果。
3. 银耳含有 17 种氨基酸，能提供人体所必需的 3/4 的氨基酸，而且还含有多种矿物质，其中钙、铁的含量很高。另外，银耳还有海藻糖、多缩戊糖、甘露糖醇等成分，营养价值很高，能扶正强壮，是高级滋养补品。

学会食材搭配更营养

☑ **银耳 + 菠菜**

银耳能清热益气，菠菜富含维生素、铁、钙等元素，搭配食用能够滋阴润燥、补气利水。

☑ **银耳 + 莲子**

银耳和莲子搭配食用，能够起到减肥、祛斑、美容等多种功效，非常适合春秋时节选择食用。

科学烹饪这么做

银耳泡发后，凉拌、炖汤、煮粥都是不错的选择。但是要注意，隔夜银耳不能吃，因为含有较多的亚硝酸盐或者亚硝胺，对健康有危害。

芳香水果

草莓

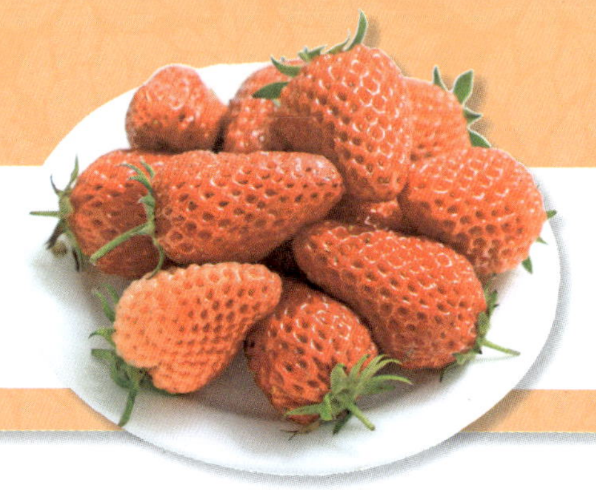

营养成分（每 100 克可食部）

营养成分	含量
蛋白质	1 克
钾	131 毫克
钙	18 毫克
维生素 C	47 毫克
维生素 E	0.71 毫克

养生“素”效

1. 草莓性凉味甘，中医认为，它有润肺化痰的功效。
2. 草莓含有多种有机酸、果胶类物质以及鞣酸，能够帮助消化、排毒，还可以减少致癌物质对机体的伤害。
3. 草莓是爱美人士的喜爱之物，因为它对皮肤、头发有很好的养生保健效果，还可以促进体内毒素、多余脂肪的排出，减肥瘦身。

学会食材搭配更营养

☑ **草莓** 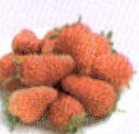 **+ 牛奶** 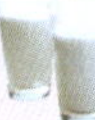

两者搭配着吃，如打成汁，不仅能提供丰富的营养，而且能起到清凉解暑的效果。

☑ **草莓** 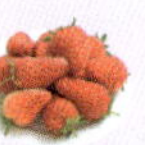 **+ 橙子** 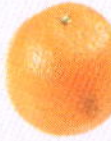

二者均含有丰富的维生素 C、膳食纤维等，搭配食用，有滋润肠燥、美白皮肤、提高免疫力的功效。

科学烹饪这么做

草莓可以洗净后吃，或者打成汁，做果酱、沙拉等，也可以与麦片一起煮粥食用，味道也很不错，可以作为加餐食用。

樱桃

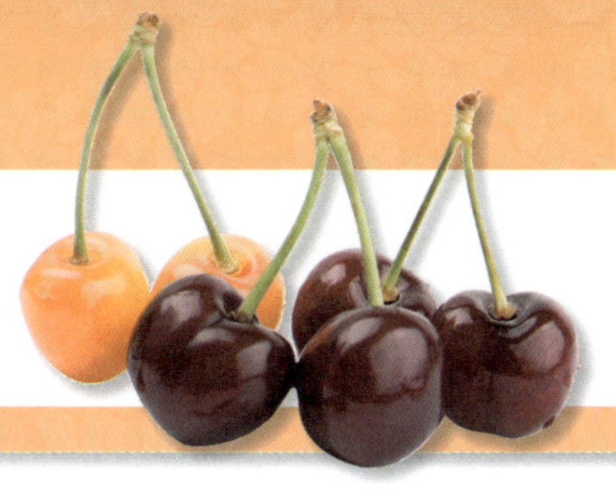

营养成分（每 100 克可食部）

营养成分	含量
蛋白质	1.1 克
钾	232 毫克
铁	6 毫克
维生素 A	35 微克
维生素 C	10 毫克

养生“素”效

1.《本草纲目》中记载，樱桃“治一切虚症，能大补元气、滋润皮肤；浸酒服之治左瘫右痪、四肢不仁、风湿腰腿疼痛”。
2. 樱桃含有丰富的类黄酮、维生素 P，能够帮助清理血管，保护血管健康，同时还能起到利尿降血压的效果。
3. 樱桃是美容佳品，这是大家都一致同意的。樱桃是含铁最丰富的水果之一，能够促进血红蛋白的生成，既能预防贫血，又能美容。

学会食材搭配更营养

☑ **樱桃 + 哈密瓜**

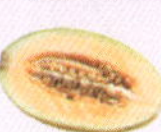

两者搭配能够起到很好的预防贫血、增加体力的效果，打汁、做沙拉都是不错的选择。

☑ **樱桃 + 柠檬**

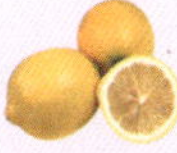

樱桃和柠檬搭配，有调中益气、生血补血、生津止渴的功效。能促进樱桃的补血效果。

科学烹饪这么做

樱桃洗净后生吃、打汁、做果酱都是不错的选择。但不宜吃太多，一次不宜超过 10 颗。

火龙果

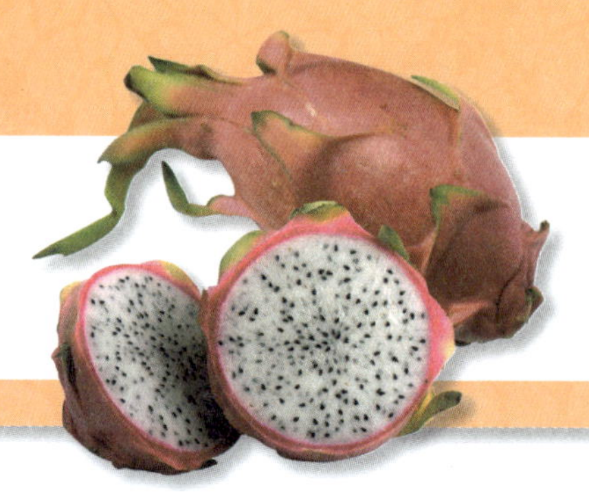

营养成分（每 100 克可食部）

蛋白质	1.1 克
膳食纤维	1.6 克
镁	30 毫克
维生素 B_2	0.02 毫克
维生素 C	5.22 毫克

养生“素”效

❶ 火龙果含有一般植物少有的植物性白蛋白和花青素，可以帮助机体解毒，保护胃壁健康，还能抑制脑细胞的损坏。

❷ 火龙果是低热量、高纤维的水果，经常食用火龙果，能降血压、降血脂、润肺、解毒、养颜明目、增加食欲、美白皮肤，是那些想减肥养颜人士最理想的食品。

❸ 火龙果中的含铁量也很丰富，有预防贫血的效果。另外还含有维生素 C、膳食纤维，能润肠，帮助排便。

学会食材搭配更营养

☑ **火龙果** 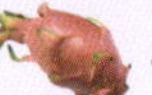 **+ 西瓜** 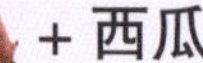 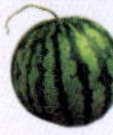

两者搭配很适合夏秋季节食用，有很好的清热解暑、润燥生津效果。

☑ **火龙果** 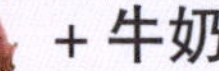 **+ 牛奶** 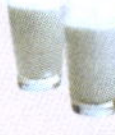

大多数水果都可以和牛奶一起搭配，火龙果也不例外，两者搭配做饮品饮用，能够减肥、美白肌肤、补充钙质。

科学烹饪这么做

火龙果纵向切开，将果肉挖出来，外皮备用。火龙果果肉切成小块，与其他不同种类的蔬菜、水果一起填入火龙果外皮中，淋上沙拉酱和牛奶拌匀，即是一道美味的火龙果盅。

猕猴桃

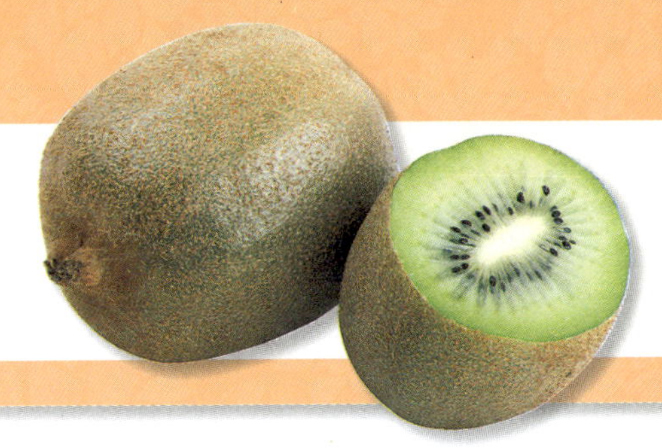

营养成分（每 100 克可食部）

蛋白质	0.8 克
膳食纤维	2.6 克
碳水化合物	14.5 克
维生素 E	2.43 毫克
维生素 C	62 毫克

养生“素”效

1. 猕猴桃有“果中之王”、“维生素 C 之王”的美誉，是一种营养价值极高的水果。能提高人体免疫力，增强食欲，促进消化。
2. 猕猴桃中含有特殊的营养素——血清促进素和天然糖醇类物质，这两种物质能稳定情绪、镇静心情，帮助调节抑郁的情绪。
3. 猕猴桃含有一种抗突变成分——谷胱甘肽，这种物质有抑制诱发癌症的基因突变的功效。

学会食材搭配更营养

☑ **猕猴桃** 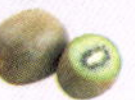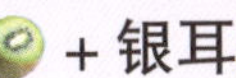 **+ 银耳** 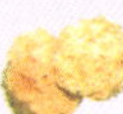

猕猴桃与银耳搭配食用，可以提高胰岛素的降糖活性以及机体的糖代谢调节能力，对辅助治疗糖尿病有不错的效果。

☑ **猕猴桃** 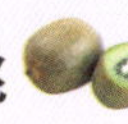 **+ 樱桃** 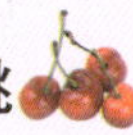

两者都是酸甜可口的水果，猕猴桃性凉，樱桃性温，搭配食用可以起到温凉中和的效果，且相互促进营养素的吸收。

科学烹饪这么做

猕猴桃可选择直接吃、榨汁、制果脯等，也可以酿成酒，或者搭配其他食物。猕猴桃去皮后直接食用最好，能很好地保留其营养和膳食纤维。

苹果

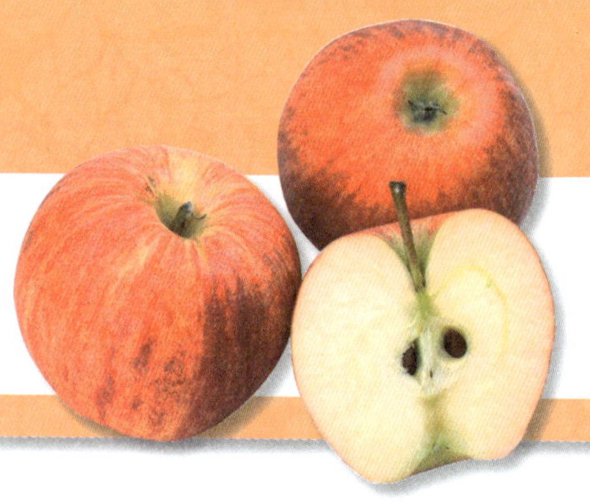

营养成分（每 100 克可食部）

钾	119 毫克
磷	12 毫克
铁	0.6 毫克
维生素 B_1	0.06 毫克
膳食纤维	0.5 克

养生“素”效

1. 苹果含有丰富的果胶成分，在进入人体后可以与胆汁酸结合，帮助多余的胆固醇和甘油三酯排出体外。同时，苹果还能分解乙酸，促进这种物质的分解代谢。
2. 苹果中含有较多的钾，能促进机体过剩的钠排出，防止血压升高，平衡体内电解质。
3. 苹果中含有较多的磷和铁等元素，容易被肠壁吸收，有补脑养血、宁神安眠作用。另外，苹果含有丰富的膳食纤维，是减肥美容的不错选择。

学会食材搭配更营养

☑ **苹果** 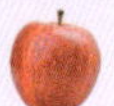 **+ 胡萝卜** 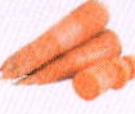

两者都有提高人体免疫力、促进排毒的功效，搭配食用效果更佳。

☑ **苹果** 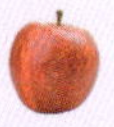 **+ 芦荟** 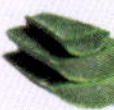

两者搭配食用可以起到生津止渴、健脾益胃、润肺宽肠等多种效果。

科学烹饪这么做

苹果洗净后直接吃能最大程度吸收；当然，榨汁，做果泥、果脯等也是不错的选择。苹果皮中营养素含量也很丰富，所以苹果充分洗净后，最好连皮吃掉。

香蕉

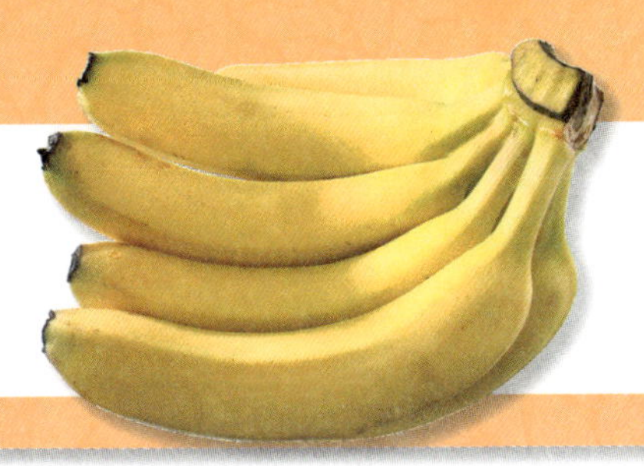

营养成分（每 100 克可食部）

蛋白质	1.4 克
膳食纤维	1.2 克
镁	43 毫克
钾	256 毫克
维生素 B_1	0.02 毫克

养生“素”效

1. 香蕉含有维生素 B_6，能使人的心情变得愉快舒畅，含有的 5- 羟色胺能缓解人抑郁的情绪，是名符其实的“开心”水果。香蕉味道香醇，能提高人的食欲。
2. 香蕉是富钾水果，能保持人体电解质平衡及酸碱代谢平衡，使神经肌肉的兴奋性维持常态，协调心肌收缩与舒张功能，使血压处于正常状态。
3. 香蕉也含有丰富的膳食纤维，是促进排便、宽肠、防治便秘、排毒瘦身的好食材。

学会食材搭配更营养

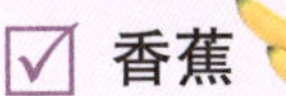

☑ 香蕉 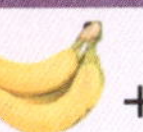 + 燕麦 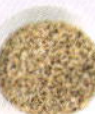

香蕉与燕麦搭配同食，可以提高体内血清素的含量，更有利于改善睡眠。

☑ 香蕉 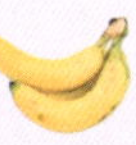 + 冰糖 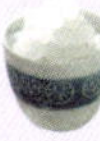

香蕉本身能清热润燥，与冰糖搭配可以起到更好的滋润肠燥、通便泻热、滋润肺燥以及生津止渴功效。

科学烹饪这么做

香蕉除了直接吃之外，还可以与牛奶一起做成饮品，醇香十足；还可以搭配燕麦等做成香蕉粥。

柠檬

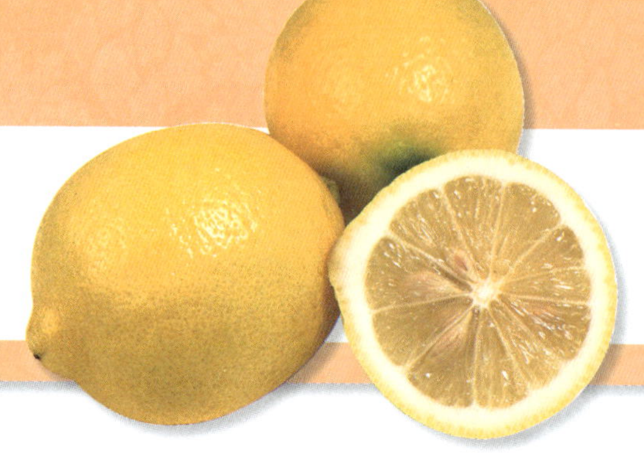

营养成分（每 100 克可食部）

蛋白质	1.1 克
维生素 B_1	0.05 毫克
维生素 B_2	0.02 毫克
维生素 C	22 毫克
钾	209 毫克

养生“素”效

❶ 柠檬的果皮含有芳香挥发成分，可以起到生津解暑、开胃醒脾的效果。在夏季，很多人容易神疲乏力、胃口不佳，喝一杯柠檬水，不但让人精神好，还可以帮助打开胃口。

❷ 柠檬是含维生素 C 和维生素 P 非常丰富的水果之一，能增强血管壁弹性和韧性，对预防高血压和心肌梗死有不错的作用。

❸ 柠檬含有维生素 B_1、维生素 B_2 以及丰富的有机酸、柠檬酸，加上柠檬是碱性食品，有很强的抗氧化功效，对促进新陈代谢、延缓衰老及抑制色素沉着效果很不错。

学会食材搭配更营养

☑ 柠檬 + 甘蔗

柠檬搭配甘蔗，如榨汁饮用，可以起到益胃生津的作用，对因饮酒过度导致的积热伤津、心烦口渴等不适，有较好的缓解效果。

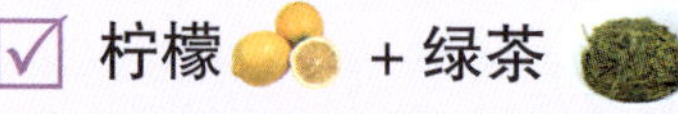

☑ 柠檬 + 绿茶

柠檬搭配绿茶，能够提高绿茶中儿茶素的功效，更好地提高人体免疫力。

科学烹饪这么做

柠檬味酸，一般不生食，而是加工成柠檬汁、柠檬茶或搭配其他食物（如水果等）一起做成其他食品。

葡萄

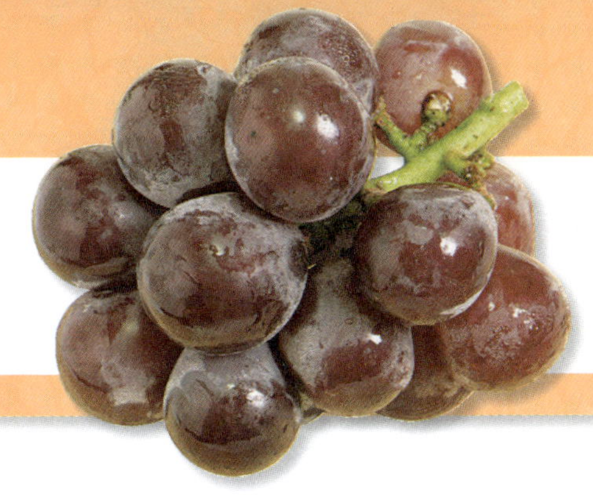

营养成分（每 100 克可食部）

蛋白质	0.5 克
碳水化合物	0.3 克
胡萝卜素	50.0 微克
维生素 C	25 毫克
铁	0.4 毫克

养生“素”效

1. 中医认为，葡萄性平味甘，有滋肝肾、生津液、强筋骨的作用，可以补益气血、通利小便;《神农本草经》中也提到，葡萄“主治筋骨湿痹、益气、倍力强志，令人肥健、耐饥、忍风寒。久食，轻身不老延年”。
2. 葡萄含有丰富的糖，而且多是葡萄糖，容易被人体直接吸收，因此，消化能力较弱的人非常适合吃葡萄。另外，出现低血糖时，及时喝点葡萄汁，就能很快缓解症状。
3. 葡萄还是温补阳气的食品，不仅养肝，而且能帮助修复气血不足，达到养颜美容的效果。

学会食材搭配更营养

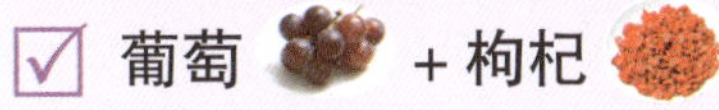

☑ 葡萄 + 枸杞

枸杞富含 B 族维生素、天然多糖，葡萄中含维生素 C 与铁，两者搭配是很好的补血食品。

☑ 葡萄 + 糯米

葡萄含有较丰富的叶酸，搭配糯米一起食用，能够促进叶酸与铁的结合，对维持红细胞正常活动很有益处，是贫血或易疲劳者的好选择。

科学烹饪这么做

在食用葡萄时，最好连皮和子一起——因为葡萄很多的营养成分储存在表皮和子中，如花青素、单宁等成分，只吃果肉会失去很多的营养素。另外，葡萄每日食用量不宜过大，最好不要超过 15 颗。

菠萝

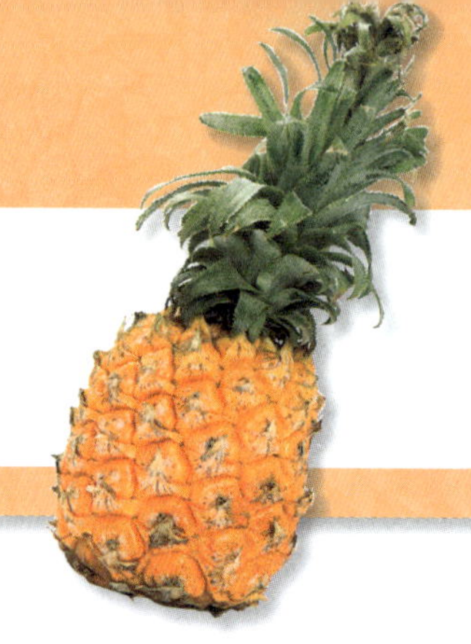

营养成分（每 100 克可食部）

碳水化合物	10.8 克
膳食纤维	1.3 克
维生素 B_1	0.04 毫克
维生素 C	18 毫克
钾	113 毫克

养生“素”效

1. 当消化不好的时候，吃点菠萝会有很大的改善，因为菠萝有开胃顺气、解油腻的功效；而且菠萝富含膳食纤维、维生素 B_1，能缓解便秘，促进新陈代谢，消除疲劳。
2. 菠萝含有菠萝朊酶，这种物质能分解蛋白质，帮助消化，溶解血凝块，从而改善局部的血液循环，起到抗炎消肿的效果。
3. 菠萝含有的碳水化合物、维生素 C 及钾元素等，能起到补益脾胃、生津止渴的作用。

学会食材搭配更营养

☑ 菠萝 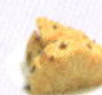 ＋冰糖 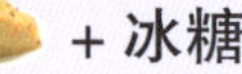 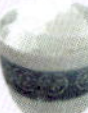

两者搭配着吃，如榨汁，能起到生津止渴、醒酒开胃的不错效果。

☑ 菠萝 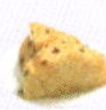 ＋番茄 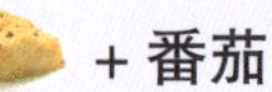 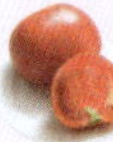

这 2 种食物是维生素含量丰富的代表，而且口味酸甜，搭配在一起吃，能提高食欲、增强抵抗力、改善皮肤状态。

科学烹饪这么做

食用菠萝前要先在盐水里泡一会儿。这样不但能减少舌头出现麻痹感，而且还能让菠萝吃起来更甜。或者在开水里煮一下再吃，也能起到相似的效果。

西瓜

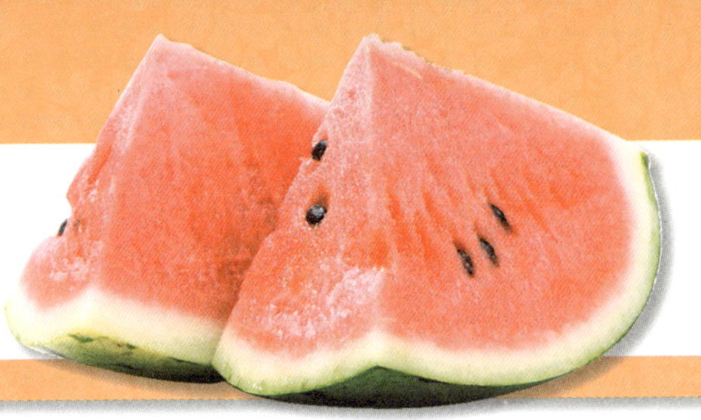

营养成分（每 100 克可食部）

蛋白质	0.6 克
膳食纤维	0.3 克
胡萝卜素	450 微克
维生素 B_2	0.03 毫克
钾	87 毫克

养生“素”效

1. 西瓜中水分占 93%，而且所含热量不高，是夏季消暑解渴的佳品。另外，除了含水丰富外，西瓜还含有瓜氨酸，它是形成小便的主要成分，因此，西瓜有显著的利尿作用。
2. 西瓜中所含的糖、蛋白质和微量的盐能降血脂，保护血管健康。
3. 西瓜中含瓜氨酸、谷氨酸、精氨酸、苹果酸、磷酸等多种成分，很容易被皮肤吸收，从而起到滋润面部皮肤、防晒、增白的效果，很适合爱美人士食用。

学会食材搭配更营养

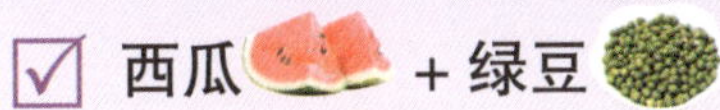

☑ **西瓜 + 绿豆**

西瓜和绿豆都是夏季清热解暑的食材，搭配在一起食用，如榨汁、煮粥等，能够起到更显著的解暑效果。

☑ **西瓜 + 柠檬**

西瓜清甜，柠檬有点酸，两者搭配食用，酸甜可口，非常适合夏秋季节，能止渴生津，促进食欲。

科学烹饪这么做

西瓜直接吃或榨汁等都可以，但是吃西瓜的时候，西瓜皮不要丢弃，可以凉拌、煮粥、榨汁等，也有不错的保健效果。

梨

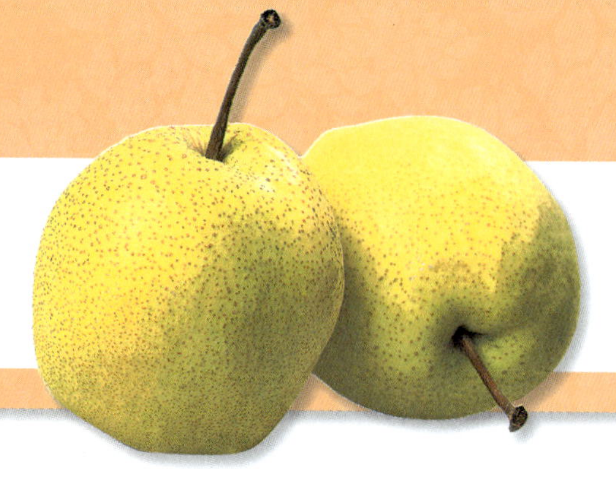

营养成分（每 100 克可食部）

蛋白质	0.4 克
碳水化合物	13.3 克
膳食纤维	2.1 克
胡萝卜素	33.0 微克
维生素 B_2	0.06 毫克

养生“素”效

1. 梨有“全方位的健康水果”或“全科医生”的美称，因为经常吃梨的人感冒概率要低很多。另外，现在空气污染较严重，多吃些梨可改善呼吸系统和肺功能，降低肺部受空气中雾霾的影响。
2. 梨中含有硼元素，对预防女性骨质疏松症很有益处，而且还有助于提高记忆力、注意力和敏感度。
3. 秋季气候干燥，人们容易出现皮肤瘙痒、口鼻干燥等不适，而梨有润燥消风的功效，每天吃上一两个梨，能帮助缓解秋燥，有益身体健康。

学会食材搭配更营养

☑ **梨** 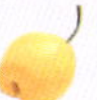 **+银耳** 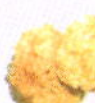

两者都有润肺平喘的效果，搭配食用，如煲汤，对中老年咳喘、咳嗽等有缓解效果。

☑ **梨** 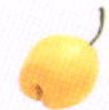 **+川贝** 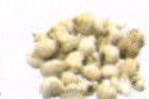

川贝是润肺、化痰、止咳的良品，而梨有清热润肺化痰之功效，二者合用对肺部燥热、咳嗽、痰黄稠、咽喉干燥很有益处。

科学烹饪这么做

梨一般可以生吃、煮汤、榨汁、煮粥等，但是梨性偏寒，最好同其他温热性的食材一起煲汤食用，帮助去掉其寒性，释放去燥润肺的功效。另外，梨一次也不要吃得过多。

山楂

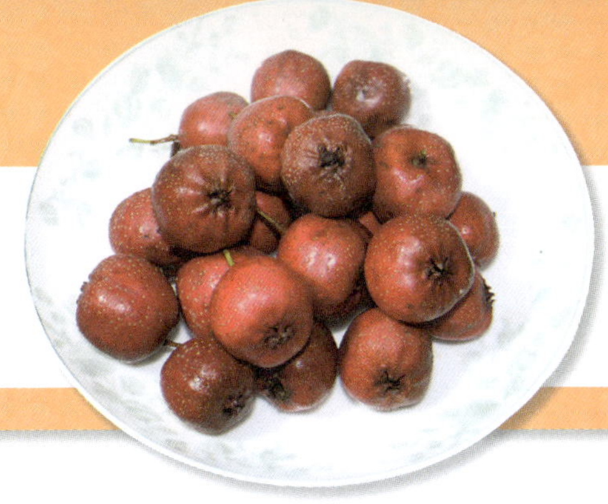

营养成分（每 100 克可食部）

蛋白质	0.4 克
碳水化合物	13.3 克
膳食纤维	2.1 克
胡萝卜素	33.0 微克
维生素 B_2	0.06 毫克

养生“素”效

1. 山楂含有山萜类成分，有明显的扩张血管和降血压的效果；类黄酮物质则能起到强心的作用，对心脏有不错的保护作用。
2. 山楂是健胃消食的优质选择之一，能促进胃液的分泌，增加胃内酶的水平，还能加快脂肪代谢。
3. 山楂还有助于解除局部血瘀症状，有跌打损伤的人可以适当多食。在孕妇临产时用山楂，可以帮助生产，而且还有利于子宫恢复，一举多得。

学会食材搭配更营养

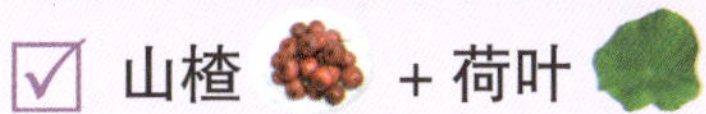

☑ **山楂 + 荷叶**

荷叶和山楂搭配食用，能帮助消化、有利减肥，还能辅助降脂降压、扩张血管。

☑ **山楂 + 核桃仁**

山楂可以消食化积、活血化瘀、扩张血管，核桃仁能补肾养血、润肠化滞。二者搭配食用，具有很好的消积食、补肺润肠的功效。

科学烹饪这么做

山楂可以鲜食，或者作果酱、山楂糕，搭配其他食材（水果、蔬菜）榨汁，或者煮粥食用，都是风味独特的美食。

山楂也是一味药材，可以将山楂晒干后（或者磨碎）泡茶、煮粥等，也能起到不错的保健效果。

坚果类

核桃

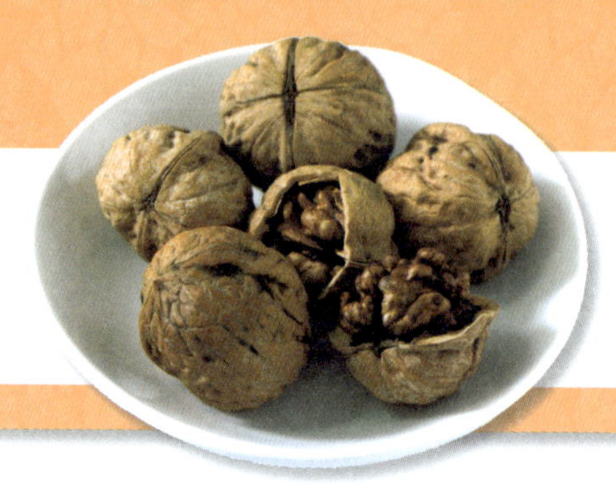

营养成分（每 100 克可食部）

蛋白质	14.9 克
碳水化合物	19.1 克
膳食纤维	9.5 克
维生素 E	43.21 毫克
锌	2.17 毫克

养生“素”效

1. 核桃与扁桃、腰果和榛子并称为“四大干果”，被称为“长寿果”。核桃营养丰富，还能防癌抗癌、美容养颜、补虚强体。
2. 核桃富含亚油酸、亚麻酸等不饱和脂肪酸，能排除人体血管中的杂质，提高脑的功能。另外，对改善神经衰弱、失眠症以及消除大脑疲劳也有显著的效果。
3. 核桃富含磷脂、锌等营养物质，有安神健脑的作用，有助于安抚更年期的烦躁情绪；所含的不饱和脂肪酸还能帮助降低胆固醇，防治更年期动脉粥样硬化。

学会食材搭配更营养

☑ **核桃** 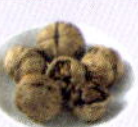 **+ 韭菜**

核桃与韭菜搭配，可起到补肾壮阳的作用，适用于有阳虚肾冷、腰膝冷痛、阳痿等症状的男性朋友；中老年男性也可以用作保健食用。

☑ **核桃** 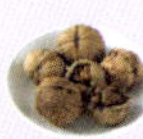 **+ 百合** 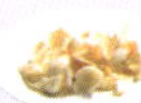

两者搭配食用，有很好的润肺益肾、止咳平喘效果，对干咳少痰、面色苍白、头晕等不适有不错的效果。

科学烹饪这么做

核桃既可以生食、炒食，也可以配制糕点、糖果等。

取 4 个核桃仁，放到锅里，加 4 碗水，用小火慢熬，待水剩下一半时，加些蜂蜜。每天吃一些，既可以美白皮肤，还可以帮助丰胸。

花生

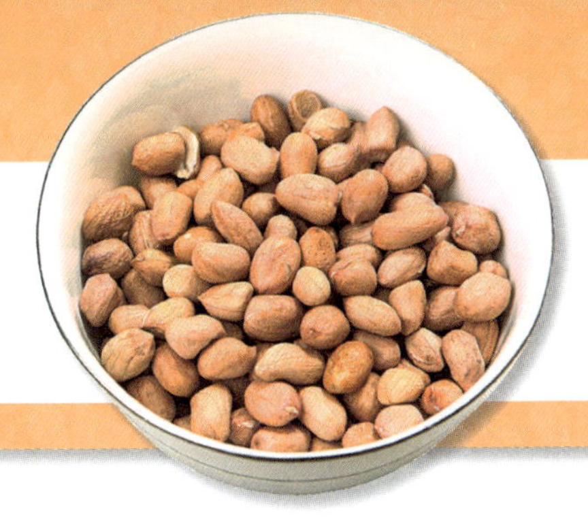

营养成分（每100克可食部）

营养成分	含量
蛋白质	24.8克
碳水化合物	21.7克
锌	2.5毫克
维生素B_1	0.72毫克
维生素E	18.09毫克

养生“素”效

1. 花生也叫落花生，长于滋养补益，有助于延年益寿，又被称为“长生果”，是很好的“植物肉”，可与蛋、奶、肉类等动物性食物媲美。花生含有丰富的蛋白质和脂肪，其中不饱和脂肪酸的含量很高。
2. 花生含有较多的维生素K，维生素K有止血作用。另外，花生红衣的止血作用更强，对多种出血性疾病有良好的缓解功效。
3. 花生中含有较多的维生素E和一定量的锌，经常食用，能起到增强记忆、抗老化、延缓脑功能衰退、滋润皮肤的效果。

学会食材搭配更营养

☑ **花生 + 芹菜**

花生能止血润肺，也能降血压、降低胆固醇，而芹菜则能清热、平肝明目、降血压，二者同食可改善脑血管循环、降压、降脂。

☑ **花生 + 红枣**

花生连红衣一起与红枣配合食用，既有补虚的作用，又能帮助止血，非常适合身体虚弱的出血病人食用。

科学烹饪这么做

花生想要口感好、易于消化，以炖吃为最佳。而且这样还能避免营养素的破坏，不温不火，老少皆宜。

栗子

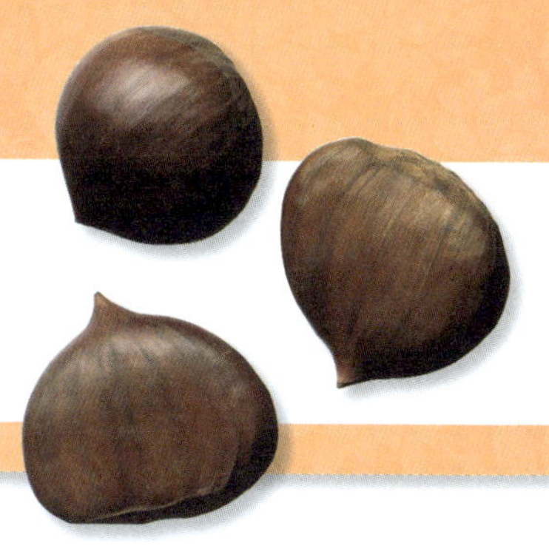

营养成分（每 100 克可食部）

蛋白质	4.8 克
碳水化合物	46 克
维生素 A	40 微克
维生素 C	36 毫克
磷	91 毫克

养生“素”效

1. 中医认为，板栗性甘温，无毒，能起到健脾补肝、强身壮骨的作用；在《本草纲目》中就记载“栗味甘性温，入脾胃肾经……治肾虚，腰腿无力，能通肾益气，厚肠胃也”
2. 栗子含有丰富的碳水化合物，能提供较多的热量，还能帮助脂肪代谢，起到益气健脾的作用。
3. 栗子还有较高的药用价值，能起到健脾益胃、益气补肾、强心等多种功用，对反胃、吐血、便血也有不错的缓解作用，且老少咸宜。

学会食材搭配更营养

☑ **板栗** 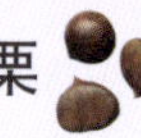 **+ 柚子** 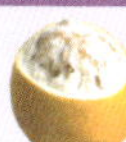

柚子和板栗搭配着吃，可以帮助预防感冒，同时还能预防牙龈出血以及帮助糖尿病患者伤口的愈合。

☑ **板栗** 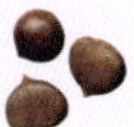 **+ 肉桂** 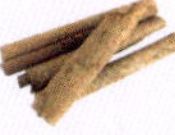

肉桂有温肾补阳的作用，适合体质偏寒凉的人士，而与板栗搭配食用，补肾的效果会事半功倍。

科学烹饪这么做

很多人喜欢吃糖炒栗子，其实水煮栗子也不错，栗子用清水冲洗一下，放入汤锅内，加适量的冷水将其煮开，然后就可以出锅，不用加糖也有甜甜的味道。

杏仁

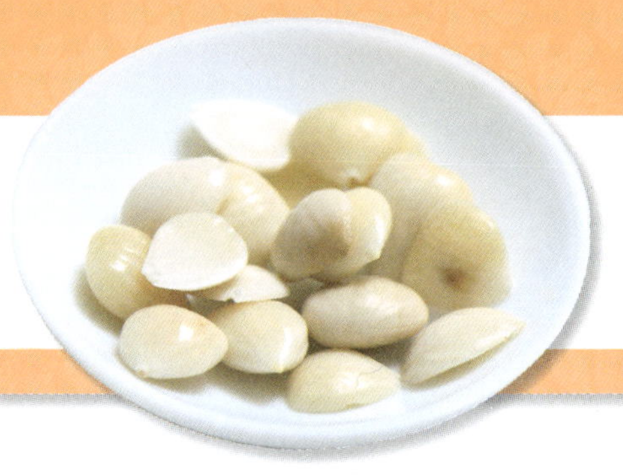

营养成分（每 100 克可食部）

营养成分	含量
蛋白质	21.3 克
脂肪	50.6 克
碳水化合物	23.9 克
钾	728 毫克
维生素 E	18.53 毫克

养生“素”效

1. 杏仁能促进皮肤血液微循环，使皮肤红润有光泽。含有的黄酮类物质和不饱和脂肪酸，可保护心脏，降低心脏病和多种慢性病的发病危险。
2. 杏仁富含脂肪，能润肠通便，每天食用 1 小把，可使皮肤角质层软化，润燥护肤，还能保护神经末梢血管和组织器官，并可抑杀细菌。
3. 杏仁是含维生素 E 最高的坚果之一，能够抵御皱纹的产生、预防并改善皮肤色素沉积，有很好的美容护肤效果。杏仁中胆固醇含量极少，是相当安全的健康食品。

学会食材搭配更营养

☑ **杏仁 + 牛奶**

杏仁中的维生素 E 含量较丰富，搭配牛奶食用，能促进体内胶原蛋白的合成，从而消除疲劳，提高免疫力，还能加强润肤美容的功效，适合爱美的人士食用。

☑ **杏仁 + 芹菜**

芹菜富含粗纤维，对肠道有很好的保健作用，而且还能补钙；杏仁富含维生素 E，两者搭配不但味道好，还有很好的美容、排毒效果。

科学烹饪这么做

杏仁榨成细浆，煮成杏仁露，能帮助降低血清中胆固醇的含量，适合中老年朋友常喝。或者用杏仁，去掉皮尖，水煎取汁，用杏仁汁加适量大米、冰糖，一起煮成粥，有缓解便秘的作用。

其他类

大葱

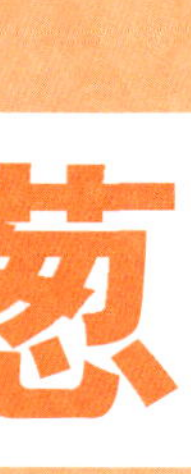

营养成分（每100克可食部）

蛋白质	1.6克
脂肪	0.4克
碳水化合物	4.9克
维生素C	21毫克
钙	72毫克

养生“素”效

❶ 葱含有挥发油等有效成分，能刺激身体汗腺，起到发汗散热的作用，而且还有促进消化吸收的效果。葱还能刺激机体消化液分泌，因此能够健脾开胃，增进食欲。

❷ 葱是葱科植物的代表，含有大蒜素，有明显的抵御细菌的作用，特别是对痢疾杆菌和皮肤真菌抑制作用很强。

❸ 脑力劳动者宜多食葱，因为葱含有前列腺素A，它能帮助舒张小血管，促进血液循环，有助于让大脑保持灵活。

学会食材搭配更营养

☑ **葱** 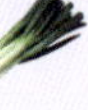 **+红枣** 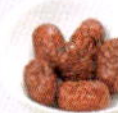

这2种食材一同搭配食用，对机体有很好的调理效果，对体虚乏力、消化不好等不适很有益处。

☑ **葱** 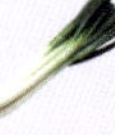 **+香菇** 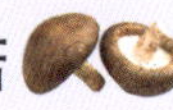

葱和香菇搭配食用，能促进食欲，而且对血液循环也能起到很好的调节作用。

科学烹饪这么做

葱可以生吃，或者凉拌当小菜；大多数人是将葱作为调料用，根据主料，可切成葱段和葱末掺合使用。注意，葱煎、炸的时间要短，另外，葱叶富含胡萝卜素，不应轻易丢弃。

姜

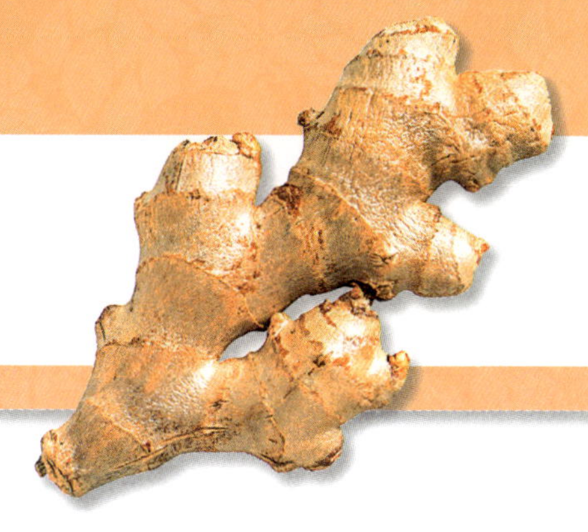

营养成分（每 100 克可食部）

膳食纤维	2.7 克
碳水化合物	10.3 克
钾	295 毫克
钙	27 毫克
硒	0.56 毫克

养生“素”效

1. 生姜中含有挥发油成分，能够帮助杀菌，经常适量食用能够很好地预防感冒的发生。
2. 生姜中含有姜黄素，是一种活性成分，它能够帮助降低血糖，同时减少糖尿病并发症的出现——很低剂量的姜黄素就有很好的预防糖尿病诱发白内障的功能；另外，还能帮助促进伤口愈合。
3. 生姜性温热，有散寒、止痛的功效，而且有兴奋大脑、心脏、呼吸中枢的效果。另外，生姜被称为“呕家圣药”，能够治疗恶心呕吐，开胃健脾、促进消化。

学会食材搭配更营养

☑ **生姜** 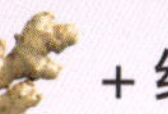 **+ 绿豆芽** 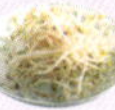

绿豆芽性偏凉，但是维生素 C 含量十分丰富，所以在做绿豆芽汤的时候放点生姜，不但能驱寒，还能提味，更有利于提高糖尿病患者的抵抗力。

☑ **生姜** 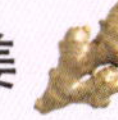 **+ 莲藕** 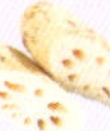

莲藕能清热生津、补益脾胃，搭配生姜一同食用，对缓解心烦口渴症状有一定的功效。

科学烹饪这么做

在吃姜时不要削皮，这样做能发挥姜整体的功效，因为姜的外皮也集中了很多营养成分，如姜辣素等。

鲜姜在洗干净后就可以切丝或切片，然后烹饪了。生姜也可以洗净后切片，直接放在汤里。

绿茶

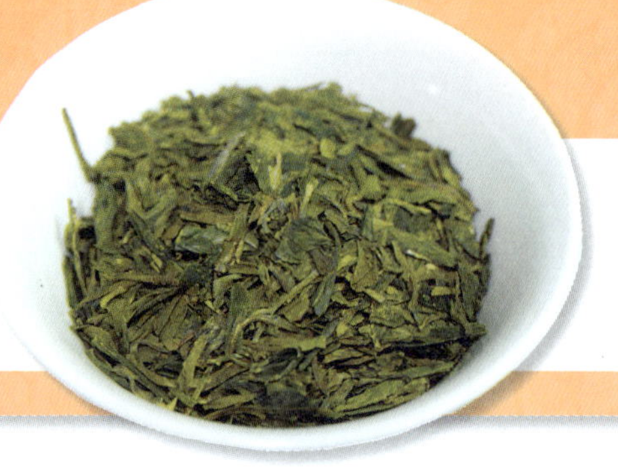

营养成分（每 100 克可食部）

膳食纤维	15.6 克
碳水化合物	50.3 克
钾	1661 毫克
钙	325 毫克
铁	14.4 毫克

养生“素”效

❶绿茶在我国被誉为“国饮”。现代科学证实，茶叶不仅有提神清心、清热解暑、消食化痰、去腻减肥、解毒醒酒、降火明目等多种药理作用，对心脑血管疾病、癌症等生活方式病，也有很好的辅助治疗效果。

❷绿茶富含茶多酚，有很强的抗氧化性和生理活性，是人体自由基的清除剂，有助于延缓衰老。

❸茶叶中还含有咖啡碱，它能兴奋人体的中枢神经，增强大脑皮层的兴奋过程，从而提神益思、清心醒脑，而且还能缓解偏头痛。

学会食材搭配更营养

☑ **绿茶** 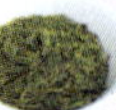 **＋苹果** 

两者都是碱性食物，搭配食用除了有助于维持体内酸碱平衡外，还能提高免疫力，起到防癌、抗衰老的功效。

☑ **绿茶** 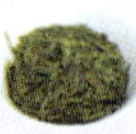 **＋薄荷** 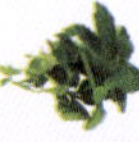

两者都有提神醒脑的功效，夏季适当搭配食用，还能解暑热。

科学烹饪这么做

绿茶大都用于泡茶喝，茶水有助于对食物的消化和吸收。另外，茶叶可以用来做其他食物：如用绿茶粉搭配面粉、鸡蛋，可以做绿茶饼。

鸡蛋

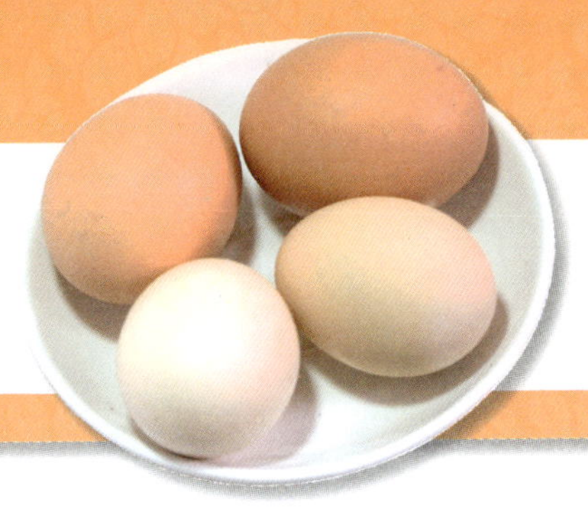

营养成分（每 100 克可食部）

蛋白质	13.3 克
脂肪	8.8 克
维生素 A	234 微克
维生素 B_2	0.27 毫克
硒	14.34 微克

养生“素”效

1. 鸡蛋富含卵磷脂，卵磷脂是脑细胞的重要原料之一，因此对记忆力、大脑发育大有益处。鸡蛋清有清热解毒、润肺利咽的效果。《本草纲目》中记载，鸡蛋能补血，能养阴。
2. 鸡蛋几乎含有人体需要的所有氨基酸，是“完全蛋白质模式”的食材代表，对补充日常所需的营养大有功劳。
3. 中医认为，鸡蛋性味甘、平，有补肺养血、滋阴润燥的效果，可用于气血不足、热病烦渴、胎动不安等不适。

学会食材搭配更营养

☑ **鸡蛋** 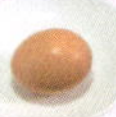 **+ 百合** 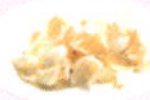

百合和鸡蛋同食，能起到清热、滋阴、补血的功效，特别适合咳嗽、肺热和肺结核的人食用。

☑ **鸡蛋** 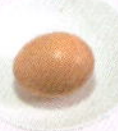 **+ 苦瓜** 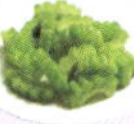

苦瓜能辅助降血压、降血糖，而鸡蛋富含蛋白质、钙与卵磷脂，两者搭配食用，能保护骨骼、牙齿、血管的健康。

科学烹饪这么做

鸡蛋可以做汤、煮食、煎炸等，但水煮蛋的吸收率和消化率最高，为 100%，相对而言，炒和生食的消化吸收率则分别为 97% 和 30%~50%。

牛奶

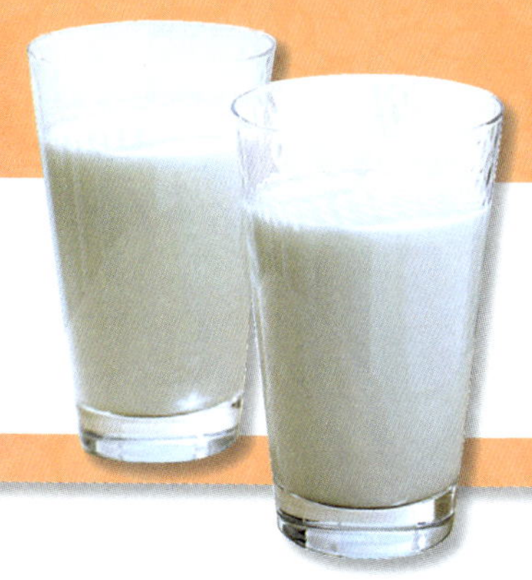

营养成分（每 100 克可食部）

蛋白质	3 克
碳水化合物	3.4 克
维生素 A	150 微克
钙	104 毫克
磷	73 毫克

养生“素”效

1. 牛奶被誉为“白色血液”，富含蛋白质、维生素、矿物质等绝大多数人体所需的营养，其营养价值可见一斑。
2. 研究证实，牛奶富含色氨酸，它是人体制造血清素的原料，而人在失眠时，血清素会减少，因此，喝牛奶帮助睡眠是有科学道理的。牛奶能使人体产生困倦感，起到催眠作用。
3. 牛奶是补钙的优质之选，含有大量钙元素，而且钙磷比例很适合人体吸收，对预防钙质缺乏、骨质疏松等有不可替代的效果。

学会食材搭配更营养

☑ 牛奶 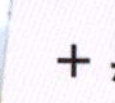 + 黑豆 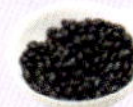

两者搭配，可以帮助机体补充钙质，预防骨质疏松，而且还能促进身体对牛奶中维生素 B_{12} 的吸收和利用，这样吃素就不用担心缺乏维生素 B_{12} 了。

☑ 牛奶 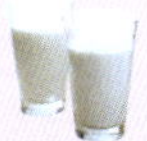 + 蜂蜜 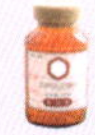

牛奶和蜂蜜搭配食用，对缓解贫血和缓解女性痛经，有显著的效果。

科学烹饪这么做

1. 喝牛奶前先吃些含淀粉的食物，如小点心，能帮助延缓牛奶在胃中的停留时间，使牛奶与胃液中的消化酶进行充分的酶解作用，便于肠道吸收利用。

2. 喝牛奶要加热，70℃加热 3 分钟即可，这样消毒营养两不误。

豆浆

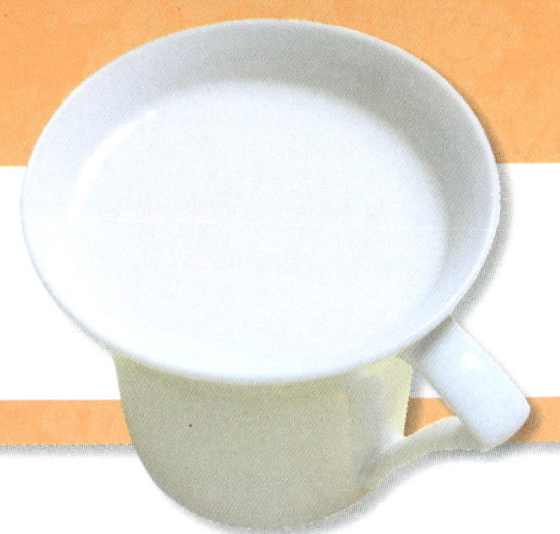

营养成分（每 100 克可食部）

蛋白质	1.8 克
维生素 A	15 微克
维生素 B_1	0.02 毫克
钙	10 毫克
钾	48 毫克

养生“素”效

1. 豆浆起源于我国，在《本草纲目》就有记载“豆浆，利气下水，制诸风热，解诸毒”，因此可以看出，喝豆浆有利水、解毒、清热等功效。
2. 豆浆中含有大豆蛋白质和大豆卵磷质，这两种物质能辅助降低胆固醇水平，起到净化血液、维持良好代谢状态的功效。
3. 豆浆中还含有豆固醇和钾、镁、钙等矿物质，能改善心肌营养，促进血流循环，防止血管痉挛。每天喝一杯豆浆，长期坚持，能将冠心病的复发率降低 50%。

学会食材搭配更营养

☑ 豆浆  + 梨 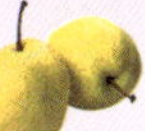

豆浆可以补虚润燥、清肺化痰，梨则能润肺滋阴、清热润燥，两者搭配食用，效果更明显，而且有助于消除疲劳、增强体力。

☑ 豆浆 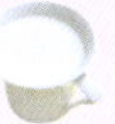 + 燕麦 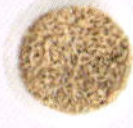

豆浆和燕麦搭配食用，能有效地弥补豆浆本身蛋基酸、钙、B 族维生素含量少的缺陷，让营养更充分和全面。

科学烹饪这么做

豆浆现磨才好喝，水与豆子的比例在 1:20 左右最好。而且豆子最好提前一晚上泡好。可以加一些杏仁、核桃仁等，口味营养更佳。

学烹调技巧，做素食达人

走进厨房，各式各样的素食材料出现在眼前。如何才能做出更营养、更美味的食谱，这是很考验人的厨艺的。

烹调有很多种方式，如煮、烫、炒等，方法不同，其中的技巧也不尽相同。下面一起学习如何做出营养的美味来吧。

煮

水煮是最常见的烹调方法，相对于其他而言比较简单。不过，水煮容易让食物中的水溶性营养素流失，通常可以先加水，待水烧开以后，再放入蔬菜，盖好盖子烹煮，这样能减少部分营养素的流失。

烫

蔬菜很适合用烫的方法：将蔬菜洗净后，快速地在开水中烫一下，然后取出来，搭配蘸酱食用，别有一番风味。

烫蔬菜有要领：

1. 锅中加水一次要多加，这样蔬菜熟得快。
2. 水煮沸后，蔬菜分次烫，然后快速放入冷水中。
3. 也可以在开水中加少量食盐，然后再放蔬菜，烫煮1~2分钟，取出来沥干，加简单的调料即可食用了。

拌

凉拌是品尝新鲜蔬果原汁原味的烹饪方法之一，而且这种方法能摄入到食物中更全面的营养物质。通常凉拌时要加入一些蒜泥、醋等调理，增加口味。

不过凉拌不适合所有的新鲜食物，有的食物需要先烫熟或煮熟以后再凉拌，如豆类、薯类以及竹笋、菠菜、苋菜等含草酸较多的食物。

适合凉拌的蔬菜有：黄瓜、番茄、青椒、生菜等，大多数都可以做成沙拉吃，搭配上沙拉酱，口味清爽，十分适合夏秋季节食用。

熬

五谷杂粮是最适合熬粥的食材了，如果再搭配一些其他的美味养生食材，能提高粥的保健功效。我国自古对粥就有很多记载，认为粥有很好的补气效果，一些特殊的粥还能防病治病。

需要注意的是，熬粥的时候，粥的表面会有一层油状物，它有健脾胃的功效，不要扔掉，因为里面有很多营养成分。

熬汤是用小火慢炖的方法，再加入多种美味食材烹制而成。汤的味道鲜美、营养丰富，能提高人的食欲，同时有较好的滋补功效。

在熬汤时，不要中途加水，这样会大大破坏汤的味道，另外，食材最好切成稍微大一点的块儿，冷水下锅，这样随着温度增高，食物的营养会慢慢释放。同时，熬煮的时候会有浮沫产生，要随时撇除。

蒸

说起蒸，大家很自然地想到米饭、馒头等，其实除了这些我们习以为常的主食外，其他的食物也可以用蒸的方法，例如南瓜、红薯、土豆、茄子、鸡蛋等。蒸是运用水蒸气的热量让食物变熟的，营养素的破坏相对较少。

炒

蔬菜洗净、切好后，放入加入植物油的锅中，以大火快炒的方式，可以做出多种美味来，而且大多数蔬菜都可以用炒的方法。

炒菜的要领:

1. 油不要放太多，2 匙油即可（当然特殊的情况可以适当增加）。

2. 加蔬菜以后，稍微炒一下，然后盖上锅盖，将火调小，这样能让蔬菜均匀受热。

3. 炒菜时，为了避免蔬菜过老，也为了防止营养流失过多，动作宜快，时间不要过长。调味料事先准备充分。

4. 蔬菜放入之前，在热油中加少量食盐，这样炒出来的蔬菜颜色更鲜艳。

5. 油的温度不要超过 200℃，以避免产生对健康不利的物质，同时也保证食物中的营养不被过多破坏。

6. 白菜、圆白菜、菠菜、油菜、芹菜等常见蔬菜要大火快炒。

第四章 营养素食亲手做

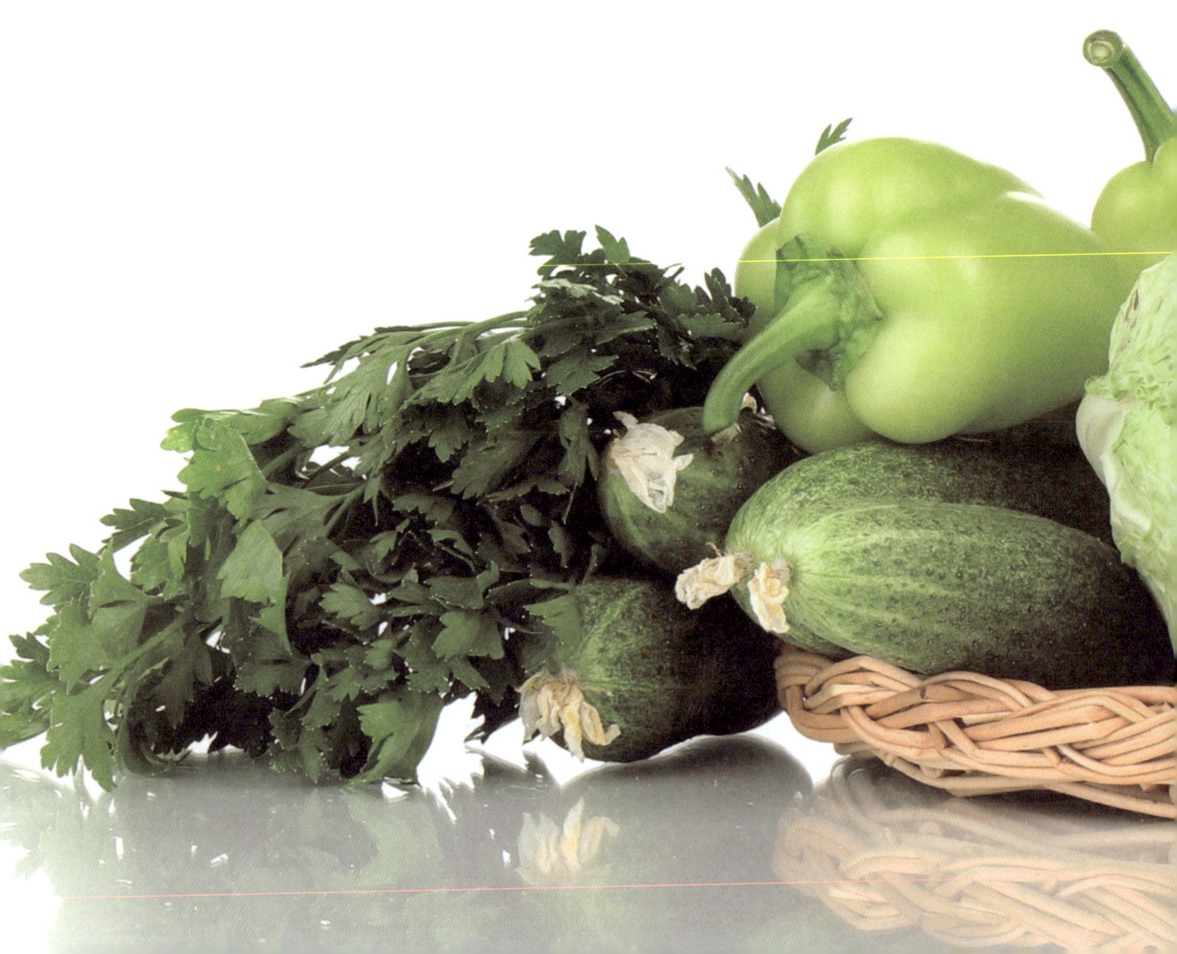

正如本书一开始介绍的，素食的世界也是五颜六色的，而且它们也有着不一样的养生功效，如红色食物养心、绿色食物养肝等。当然，素食食材有很多优势，如很容易获得，更容易烹饪，烹饪的方法五花八门。拿番茄来说，可以生吃、炒着吃、做汤羹、榨汁等，再搭配不一样的调料，更能做出不一样的口味。

走进厨房，选择一种或几种素食食材，尝试一下与以往不同的吃法吧！

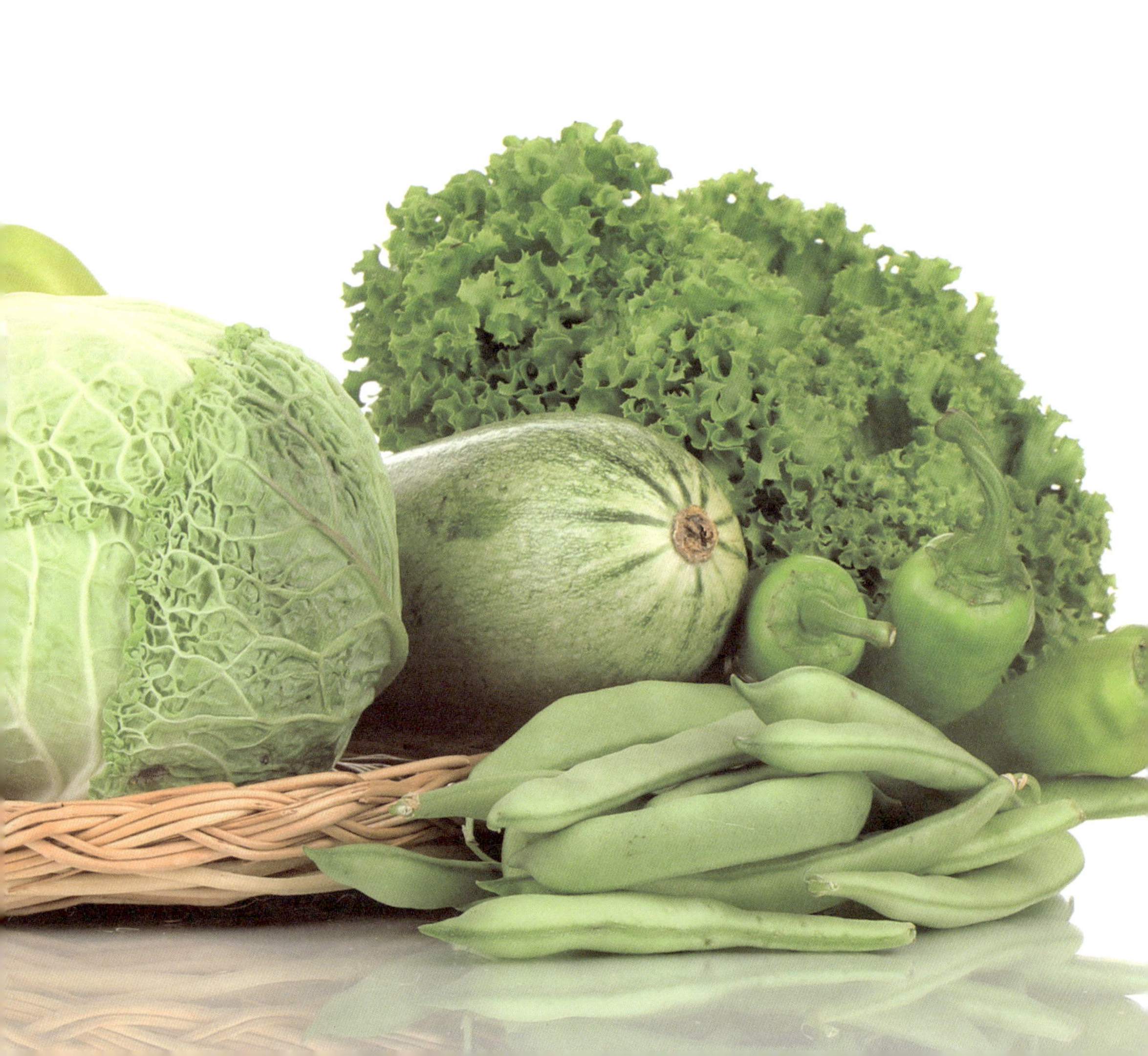

家常菜

鱼香茄子

降低胆固醇

材料 茄子500克。

调料 辣豆瓣酱、葱末、姜末、蒜末、酱油、白糖、盐、清汤（或水）、醋、香油、植物油各适量。

做法

1. 茄子去蒂后洗净，切成5厘米长、如拇指般粗细的条状，放入水中泡5分钟。
2. 锅置火上，倒油烧热，将茄子条放入煸炒，炒到茄子条变软无硬心后，用铲子压一压，将吸入的油挤出，再盛入盘内。
3. 用锅内剩下的油爆炒葱末和姜末，放入辣豆瓣酱同炒，再加入酱油、白糖、盐及清汤煮沸，随后将茄子倒回锅内，以大火拌炒并将汤汁烧干。
4. 淋上醋及香油，再放入蒜末炒匀，起锅装盘即可。

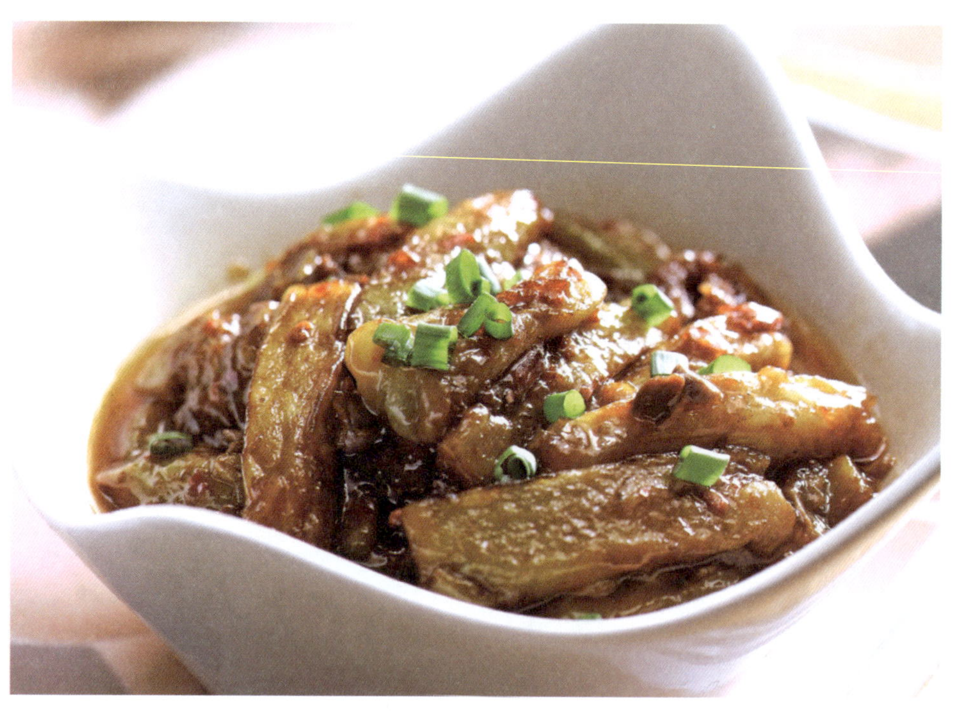

干烧草菇

提高免疫力

材料 草菇200克，青椒片、红椒片各30克。

调料 料酒5克，盐、白糖各3克，高汤、水淀粉、植物油各适量。

做法

1. 草菇洗净切片。
2. 锅内倒油烧热，下草菇片煸炒，烹料酒，倒入高汤，焖烧2分钟，放青椒片、红椒片翻炒，加入盐和白糖，用水淀粉勾芡即可。

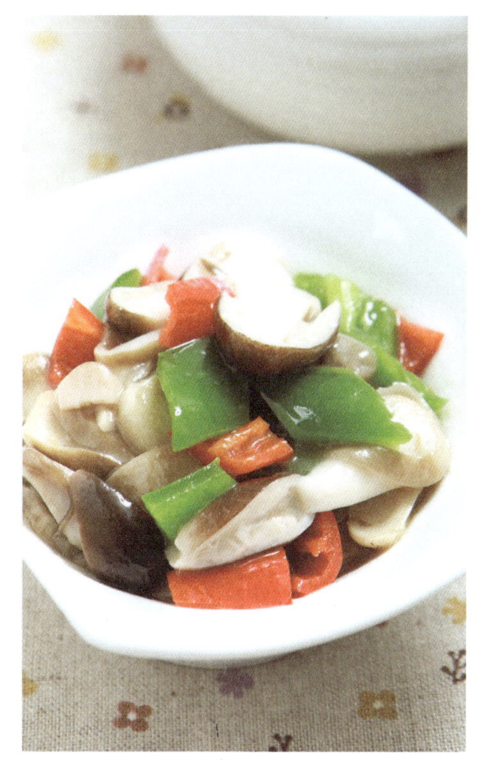

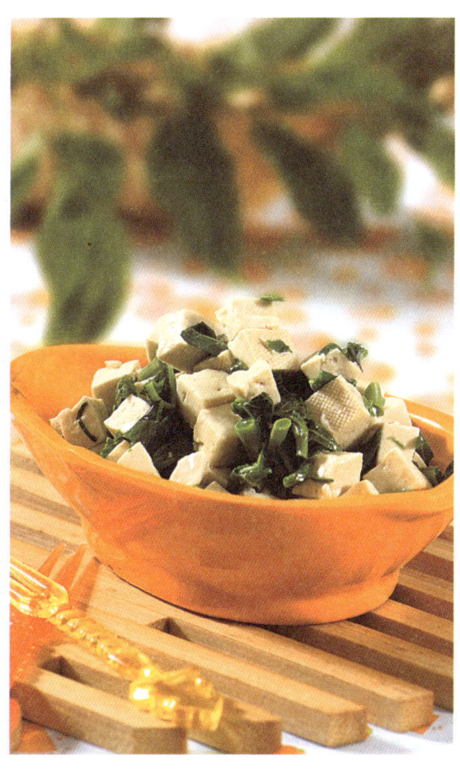

香椿拌豆腐

促进大脑发育

材料 豆腐350克，香椿100克。

调料 盐、香油各适量。

做法

1. 豆腐洗净，放沸水中焯烫，捞出，凉凉，切块，装盘；香椿洗净，放沸水中焯一下，捞出，立即放凉开水中过凉，捞出，沥干，切小段，放入豆腐中。
2. 在香椿、豆腐中加入盐、香油拌匀即可。

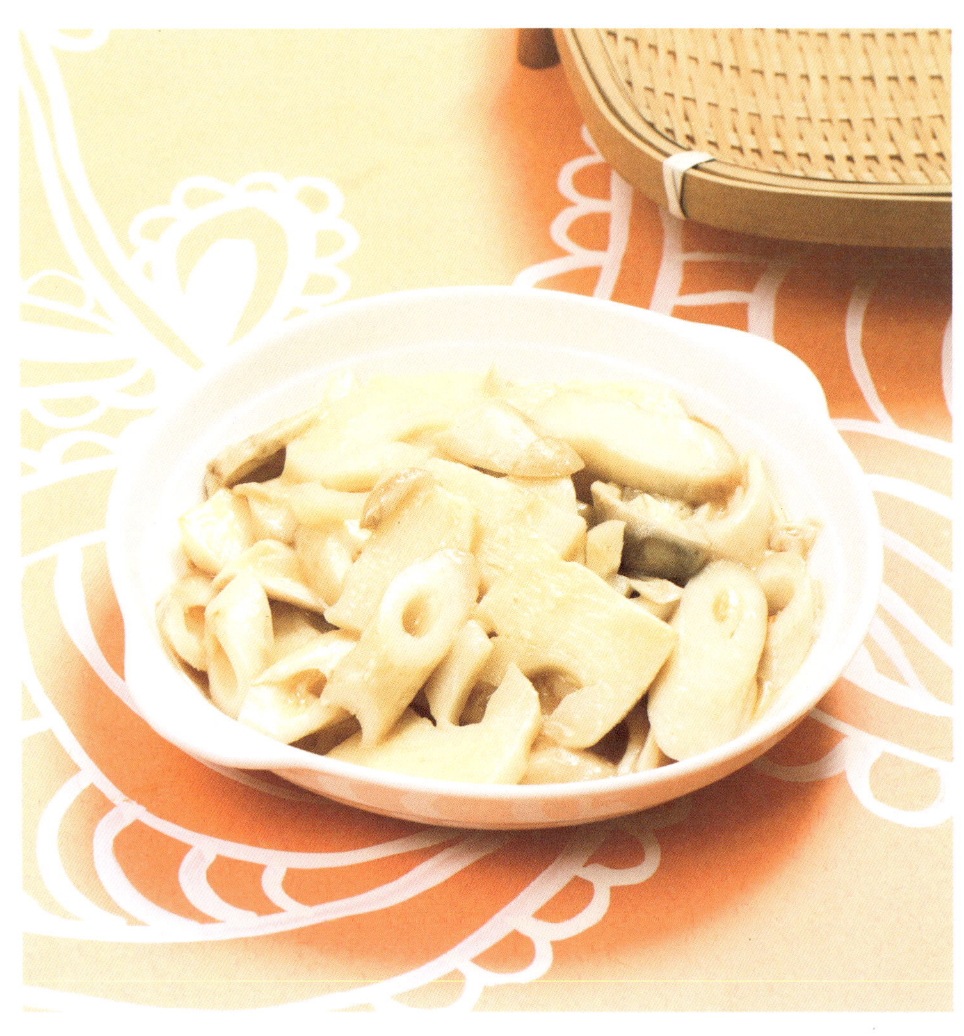

鸡腿菇扒竹笋

调节血脂水平

材料 鸡腿菇200克，竹笋100克。

调料 盐3克，水淀粉、高汤各适量，味精、香油各少许。

做法

1. 鸡腿菇、竹笋洗净切片，分别入沸水锅中焯水。
2. 锅置火上，倒入高汤，放入竹笋和鸡腿菇，大火烧沸。
3. 加入盐，转小火焖煮20分钟左右，用水淀粉勾芡，点香油、味精调味即可。

红烧日本豆腐

提高抗病能力

材料 日本豆腐500克，青椒片、红椒片各30克。

调料 葱白段50克，干淀粉适量，生抽10克，水淀粉20克，植物油适量。

做法

1. 日本豆腐洗净，切块，裹匀干淀粉。
2. 锅内倒油烧热，放豆腐用中火先炸2分钟使其定型，再轻轻地翻动至呈金黄色，捞起沥油。
3. 锅留底油，爆香葱白段，放青椒片、红椒片爆炒，放日本豆腐，加生抽小火焖2分钟，用水淀粉勾芡即可。

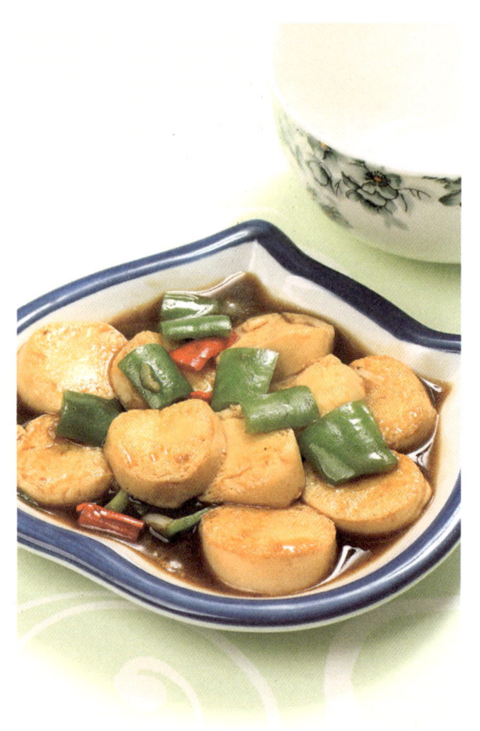

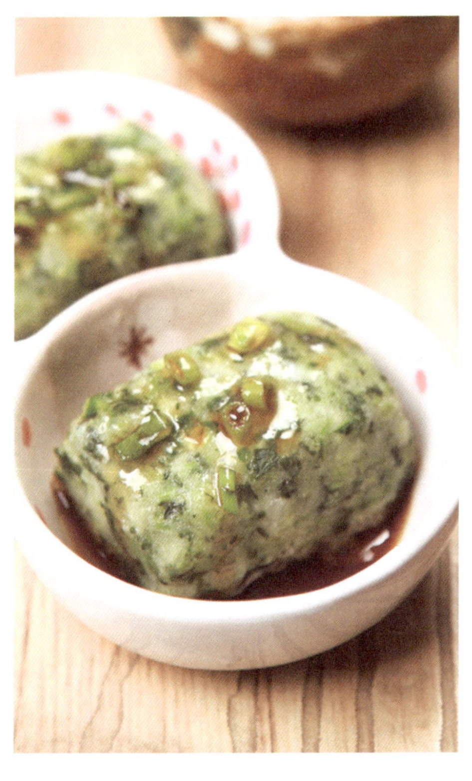

粉蒸白菜

促进肠胃蠕动

材料 白菜200克，莴笋150克，菠菜100克，茼蒿、米粉各80克。

调料 葱末、酱油、香油、盐、味精各适量。

做法

1. 白菜、菠菜、莴笋、茼蒿分别洗净，剁成菜馅。
2. 将米粉、盐与菜馅搅拌均匀，装碗，上屉，大火蒸熟。
3. 把酱油、香油、盐、味精、葱末放在碗中，调成味汁。
4. 蒸熟的米粉馅下屉装碗，把味汁浇在碗内即可。

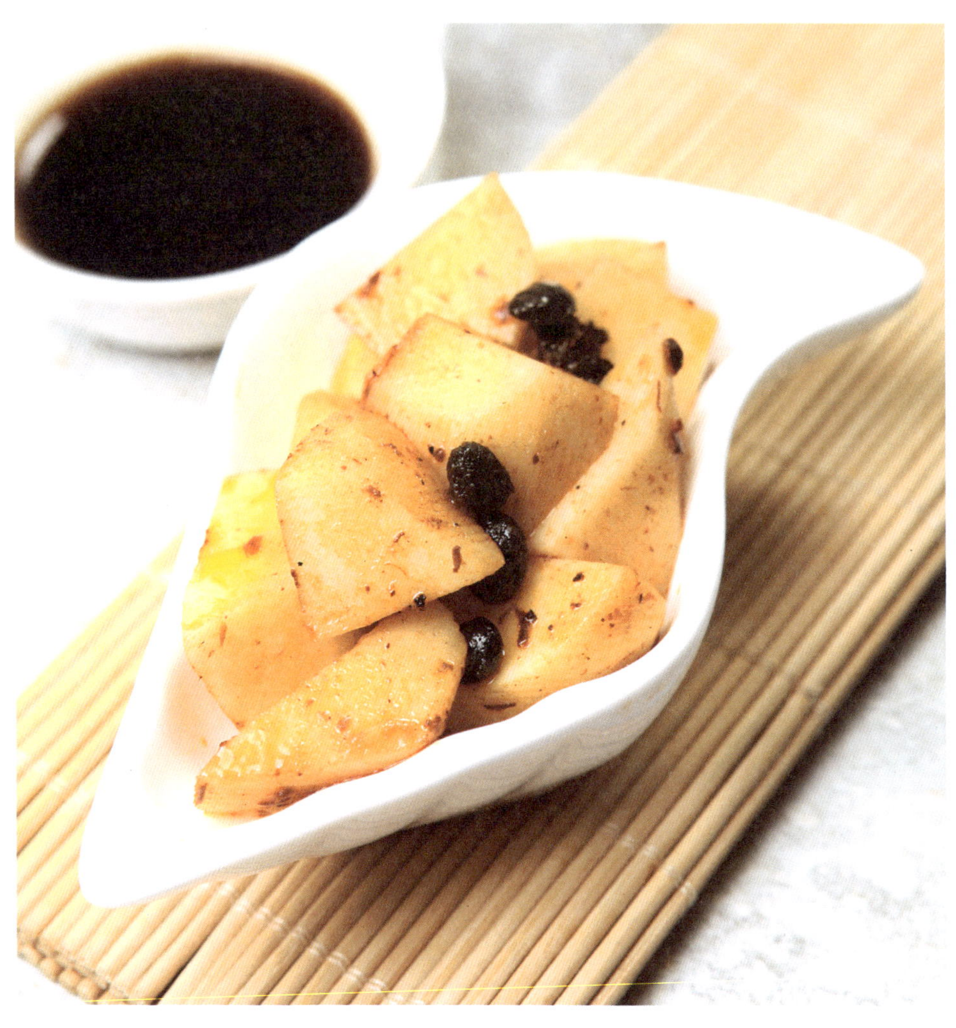

老干妈蒸芋头

调中益气

材料 芋头500克，老干妈豆豉100克。

调料 白醋、盐、酱油各适量。

做法

1. 把芋头洗净，去皮，加入适量白醋、盐浸泡一会儿，洗净，加老干妈豆豉拌匀。
2. 蒸锅中加水，将芋头上蒸屉，加盖，先大火煮开，再转小火蒸制15～20分钟。
3. 切块装盘，吃的时候蘸点酱油即可。

健康小提醒

老干妈含有较多的盐分，因此不宜经常吃，尤其是高血压的朋友最好不要吃。

麻辣冬瓜

利尿消肿

材料 冬瓜400克。

调料 干红辣椒10克，酱油、盐、花椒粉各3克，植物油适量。

做法

1. 冬瓜去皮、瓤，切片；干红辣椒切段。
2. 锅内倒油烧热，下干红辣椒段爆香，倒入冬瓜片，加酱油、盐翻炒至冬瓜熟软时，加入花椒粉翻炒均匀即可。

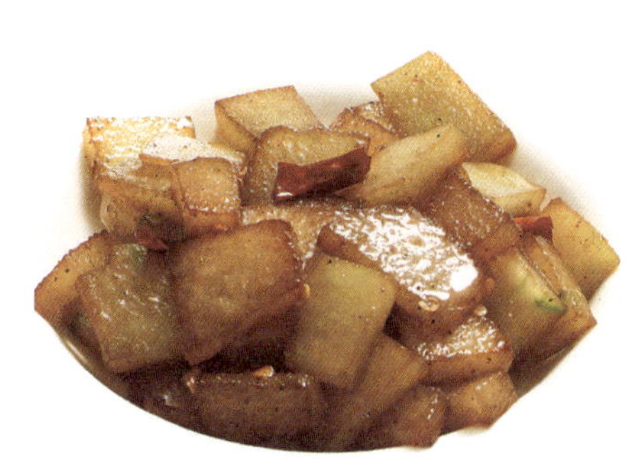

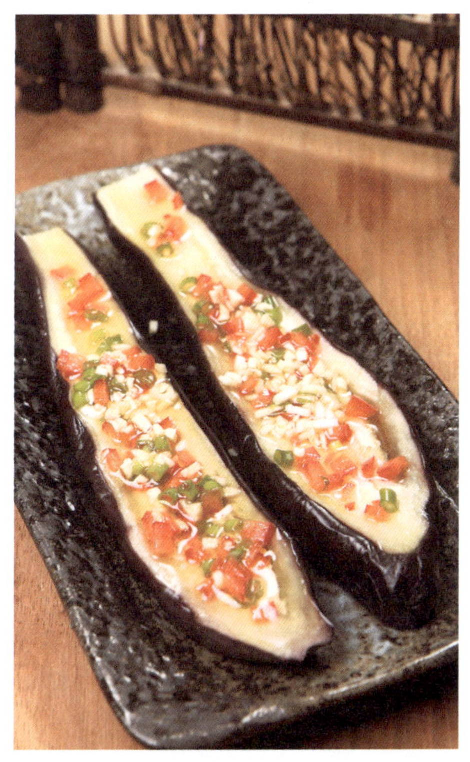

蒜蓉蒸茄子

保护黏膜健康

材料 茄子500克，蒜蓉20克。

调料 植物油、盐、味精、白糖、香油、葱花、鲜红椒末各适量。

做法

1. 将茄子洗净，从中间剖开，放入盘中。
2. 锅内倒植物油烧热，放入蒜蓉、盐、味精、白糖、鲜红椒末炒香成蒜蓉汁。
3. 将蒜蓉汁浇淋在茄子上，放入蒸笼中，大火蒸制10分钟后取出。
4. 撒入葱花，淋上香油即可。

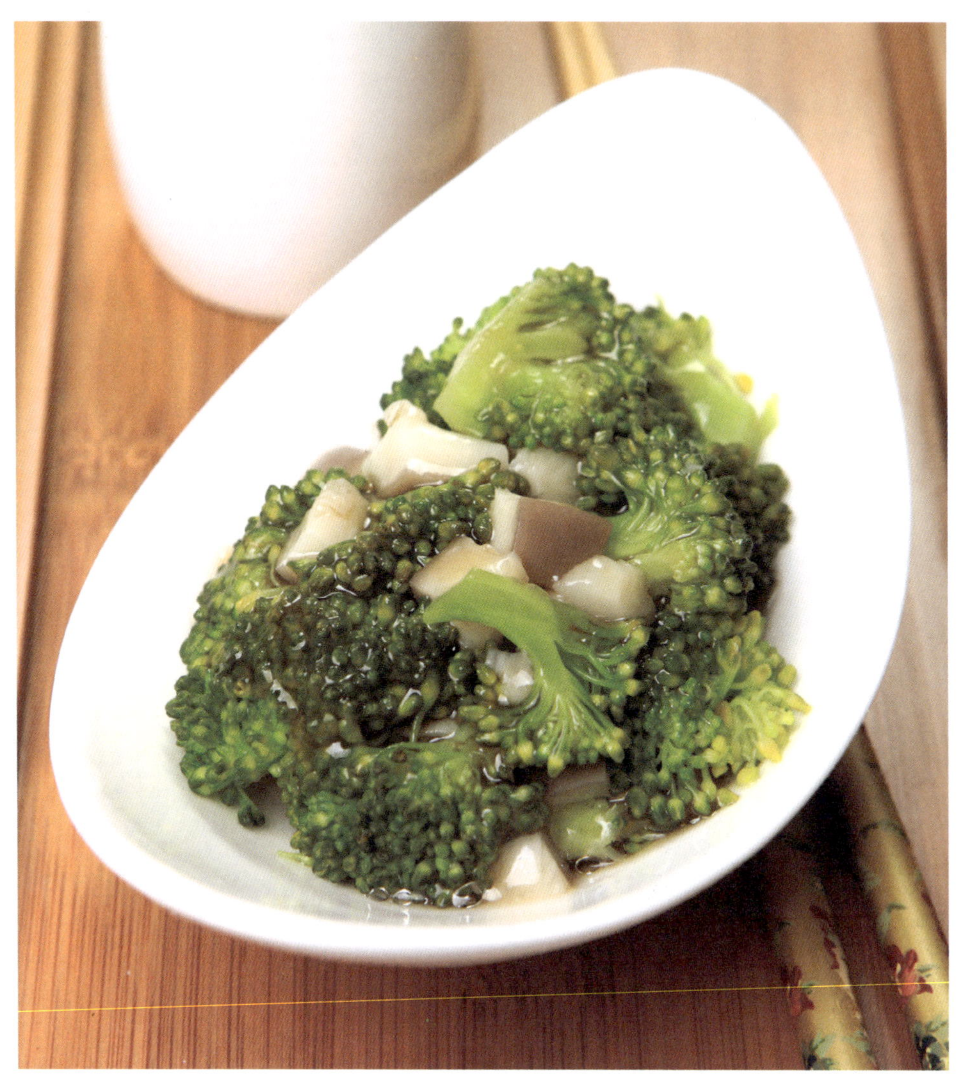

西蓝花蒸蘑菇

抗癌，提高食欲

材料 西蓝花500克，蘑菇100克。

调料 盐、鸡精、水、生粉各适量。

做法

1. 西蓝花撕小朵，蘑菇切丁，二者装盘，放入蒸锅，盖上锅盖，蒸10分钟左右。
2. 取一小锅，将水、盐、鸡精混合煮沸，然后将10克清水和10克生粉调成水淀粉，倒入锅中，快速搅拌，至汤汁浓稠时关火。
3. 最后将蒸好的西蓝花取出，将芡汁浇于表面即可。

米粉蒸南瓜

促进肠道蠕动

材料 南瓜500克，米粉50克。

调料 蒜头、芝麻油、盐各适量。

做法

1. 南瓜去皮去子切厚片；蒜头压成蒜蓉。
2. 将蒜蓉、芝麻油和适量盐加入南瓜片拌匀。
3. 混入米粉拌匀，并加适量水，到所有米粉都湿润但没有多余水分的程度。
4. 拌好的南瓜片入蒸锅，水开后蒸30~40分钟，至南瓜片软烂、米粉熟透即可。

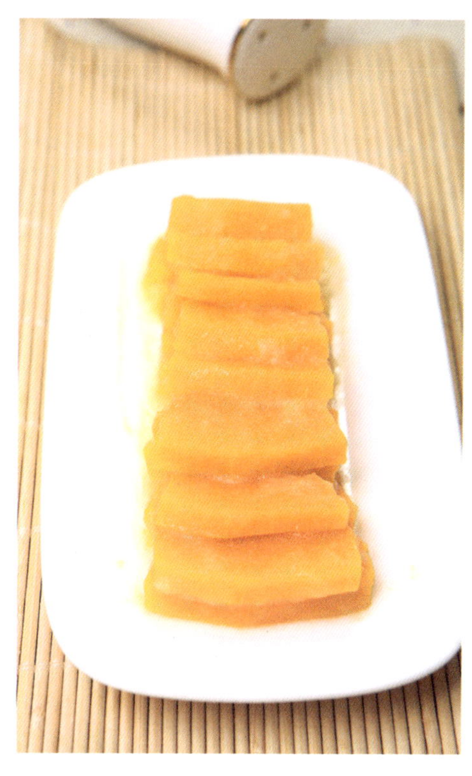

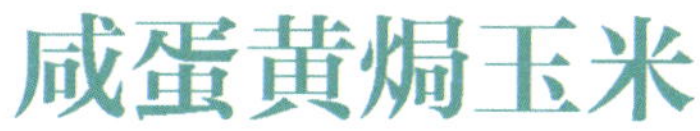

咸蛋黄焗玉米

有益视力健康

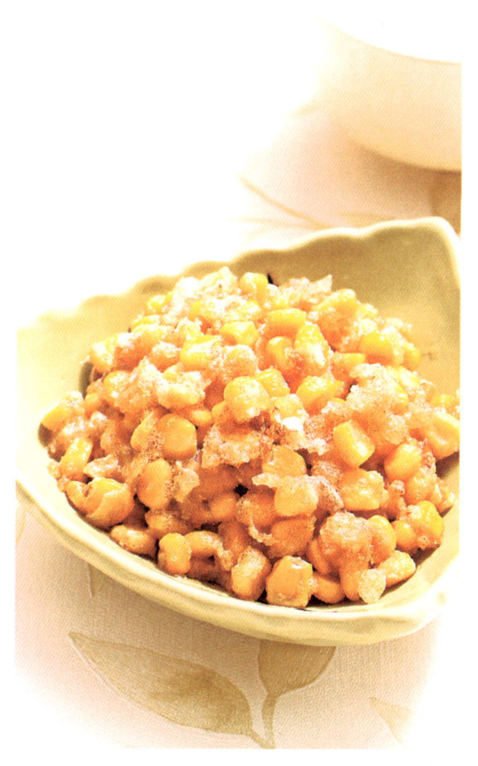

材料 罐头玉米粒200克，熟咸鸭蛋黄50克。

调料 淀粉、植物油各适量。

做法

1. 罐头玉米倒出，洗净，控干，倒入淀粉拌匀。
2. 锅置火上，倒入适量植物油，加入玉米粒炸至熟，并呈金黄色时捞出。
3. 熟咸鸭蛋黄研碎，油锅留少许底油烧热，下咸鸭蛋黄翻炒至起沙，倒入玉米粒，翻炒均匀即可。

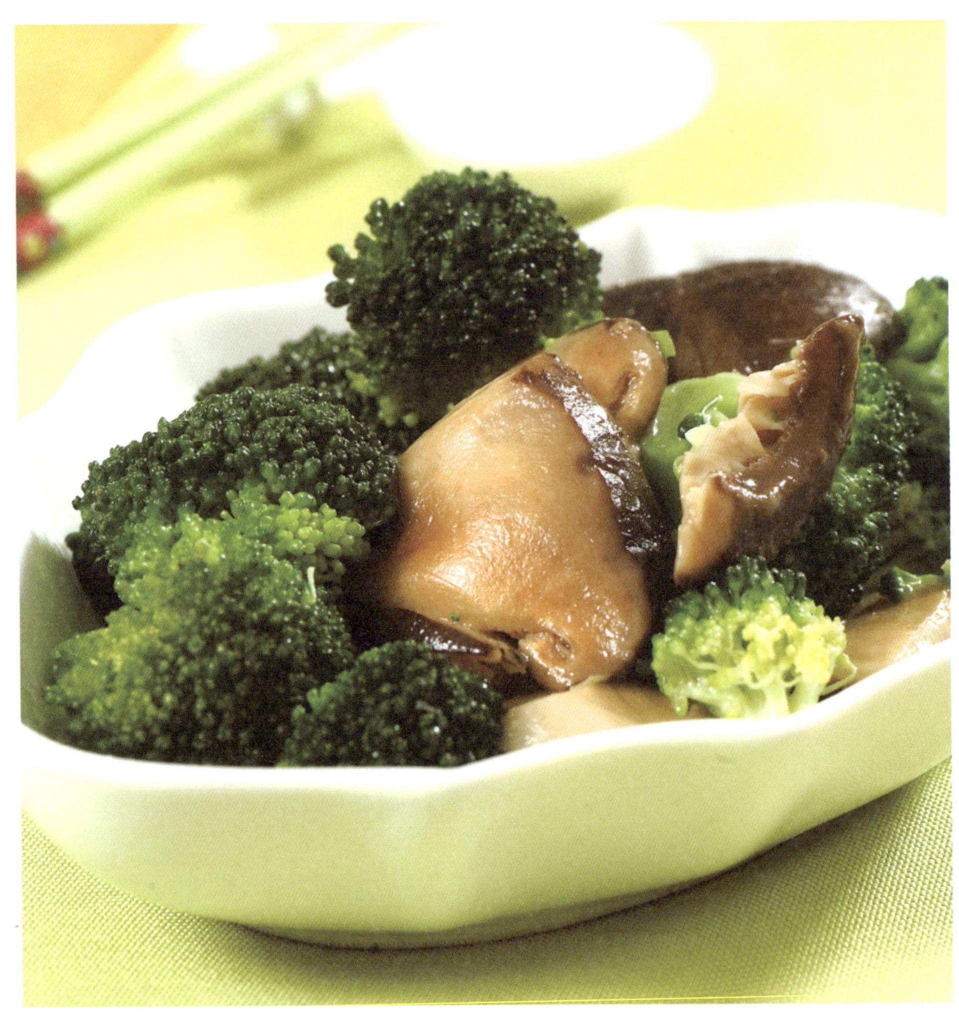

香菇西蓝花

提高免疫力

材料 鲜香菇、西蓝花各150克。

调料 葱花、盐、味精、植物油各适量。

做法

1. 鲜香菇去柄，洗净，入沸水中焯透，捞出，晾凉，切片；西蓝花择洗干净，掰成小朵，入沸水中焯1分钟，捞出。
2. 炒锅置火上，倒入适量植物油，待油烧至七成热，放葱花炒出香味，加入香菇片和西蓝花翻炒均匀，用盐和味精调味即可。

炝拌芹菜腐竹

提高免疫力

材料 芹菜250克，腐竹50克。

调料 花椒、盐、鸡精、植物油各适量。

做法

1. 腐竹泡发洗净，切菱形段，入沸水中焯30秒，捞出，晾凉，沥干水分；芹菜择洗干净，切菱形段，入沸水中焯透，捞出，晾凉，沥干水分。取盘，放入腐竹段、芹菜段、盐和鸡精拌匀。
2. 炒锅置火上，倒入适量植物油，待油烧至七成热，加花椒炒出香味，关火。
3. 将炒锅内的油连同花椒一同淋在腐竹和芹菜段上拌匀即可。

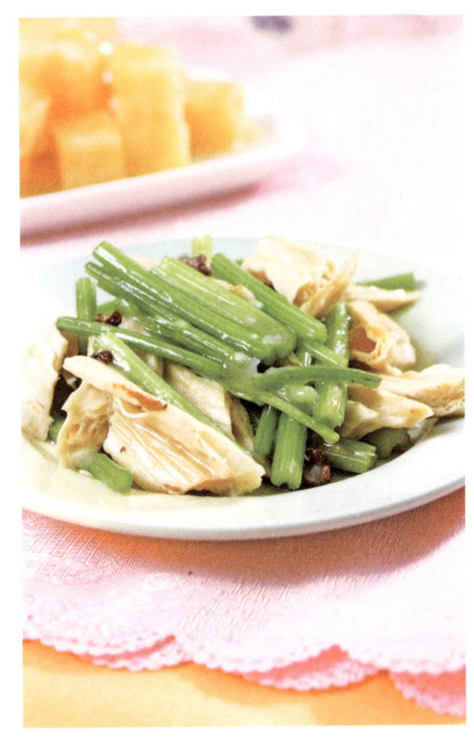

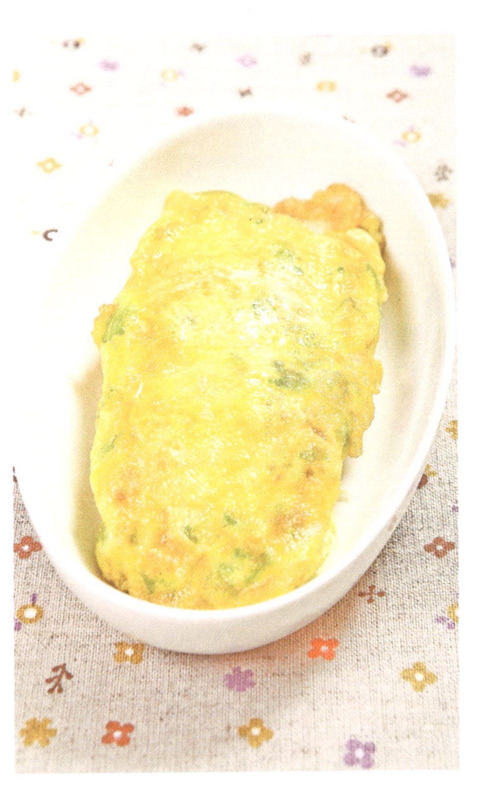

苦瓜煎蛋

调节血压

材料 苦瓜50克，鸡蛋1个（约60克）。

调料 葱花、盐各适量，植物油4克。

做法

1. 苦瓜洗净，去蒂除子，切末。
2. 鸡蛋洗净，磕入碗内，打散，加入苦瓜末、葱花、盐搅匀。
3. 锅置火上，倒入适量植物油，待油烧至六成热，倒入鸡蛋液，小火煎至两面金黄即可。

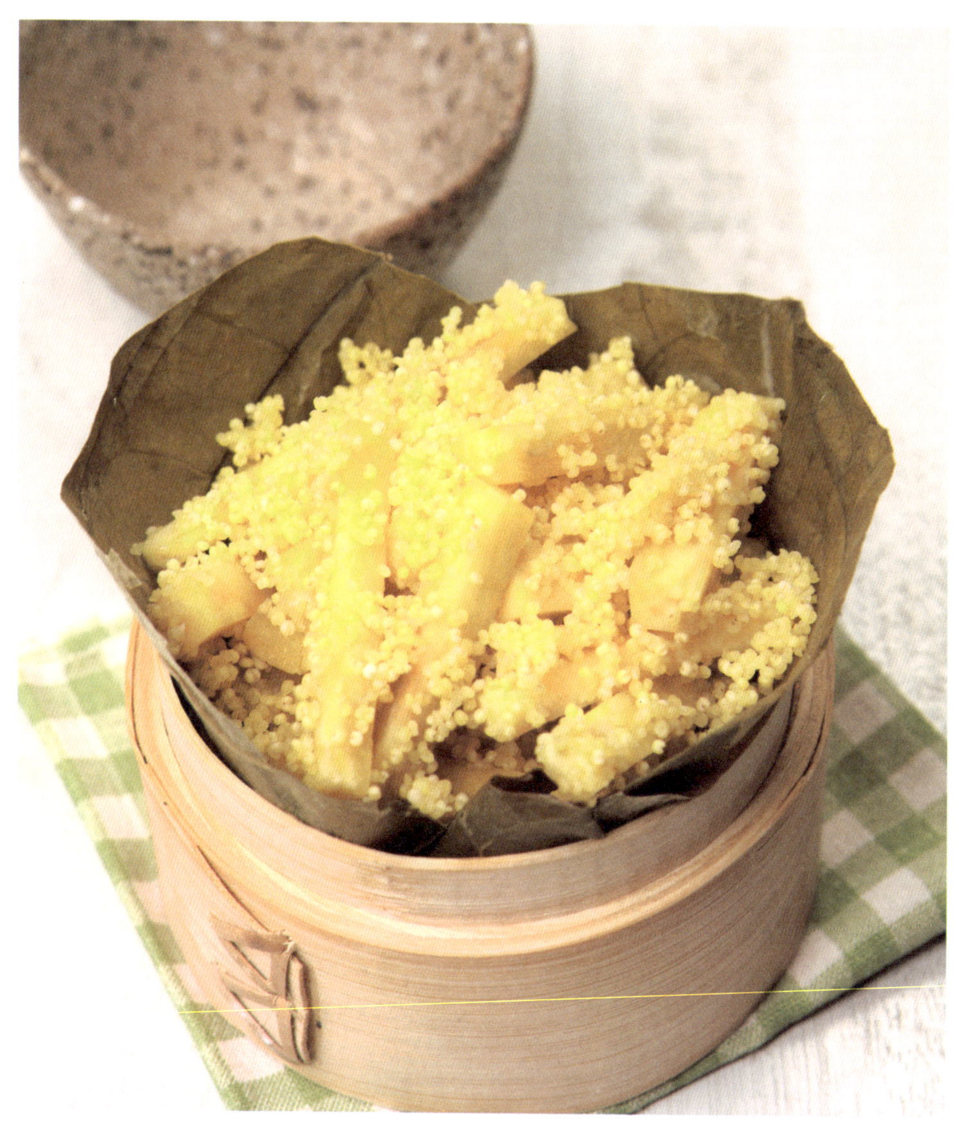

荷香小米蒸红薯

清热、安眠

材料 小米80克，红薯250克，荷叶1张。

做法

1. 红薯去皮，洗净，切条；小米洗净，浸泡0.5小时；荷叶洗净，铺在蒸屉上。
2. 将红薯条在小米中滚一下，沾满小米，排入蒸笼中。
3. 蒸笼上汽后，蒸0.5小时即可。

酿黄瓜

利尿生津

材料 黄瓜500克，豆腐25克，胡萝卜、鲜香菇少许。

调料 干淀粉、水淀粉、盐、鸡精、香油、胡椒粉、葱各适量。

做法

1. 把黄瓜洗净，去皮切段，挖空中间的部分做成黄瓜盅。
2. 胡萝卜、鲜香菇、葱切末；将一小块豆腐捣成泥，加胡萝卜末、香菇末、葱末，调入盐、胡椒粉、鸡精、少许干淀粉拌匀做成馅料。
3. 将馅料酿入挖好的黄瓜盅内，用手轻轻压紧。蒸锅水开后将酿好的黄瓜盅放入，用大火蒸6~8分钟。
4. 将盘中蒸出的汤汁倒进锅中，加少许盐和鸡精调味，加少许水淀粉勾薄芡，滴上几滴香油，淋在黄瓜盅上即可。

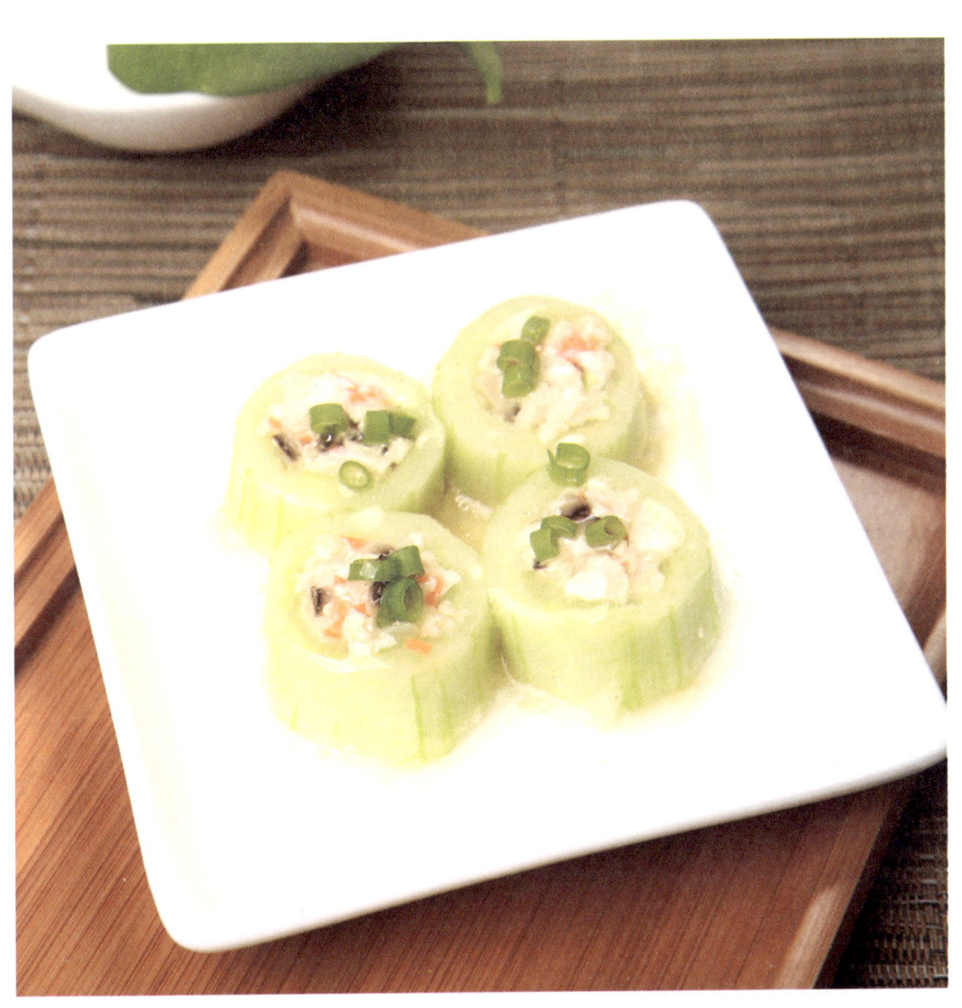

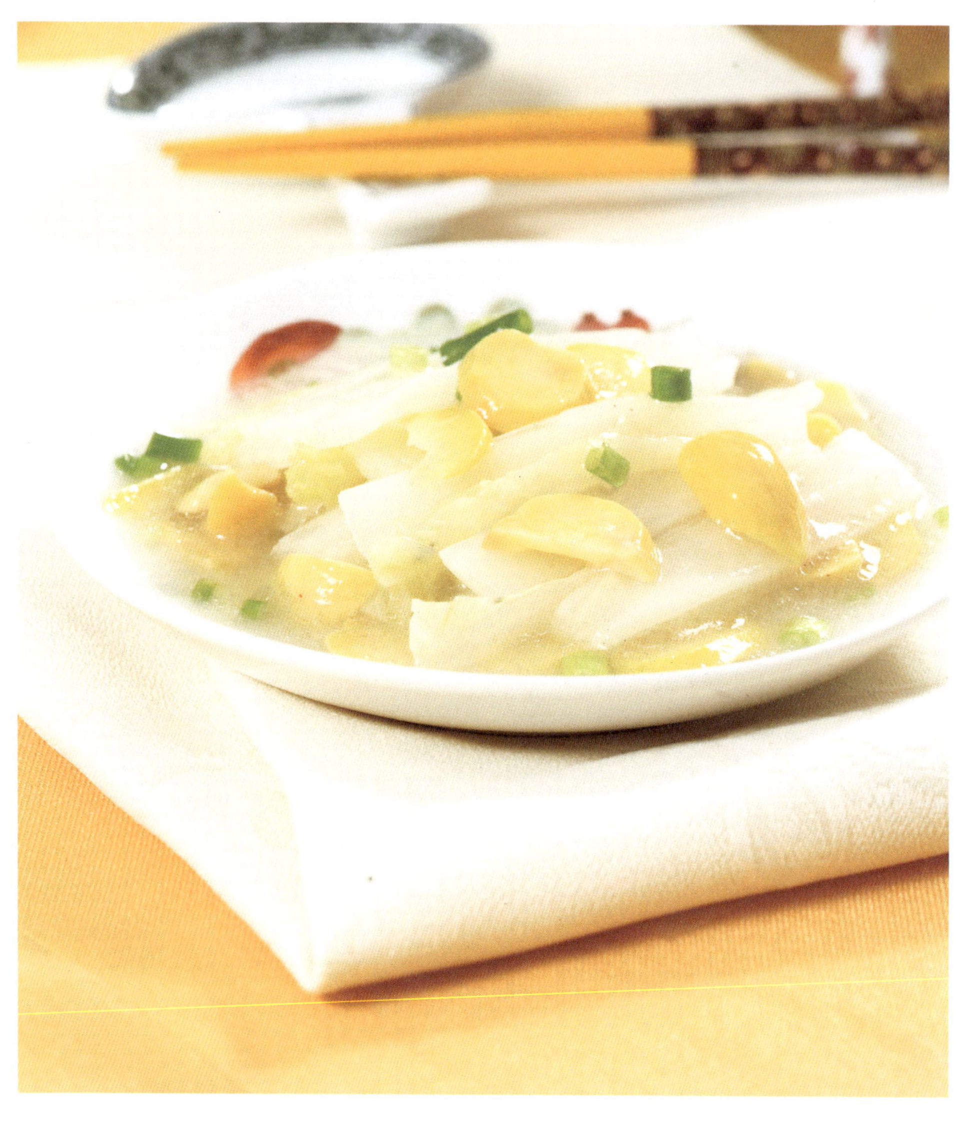

板栗烧白菜

补脾益肾

材料 白菜心150克，熟板栗肉200克。

调料 葱末、姜末、水淀粉、盐、鸡精、料酒、白糖、植物油各适量。

做法

1. 白菜心洗净，切成片，在开水中烫一下，捞出放入凉水内。
2. 锅中放少量油烧热，放入葱末、姜末爆香，倒入料酒，加适量沸水、鸡精和白糖，然后把栗子肉和白菜放入锅中，用小火煨5分钟，加入适量盐，最后用水淀粉勾芡起锅即可。

茄汁大豆

调节血脂水平

材料 大豆 200 克，番茄 100 克。

调料 水淀粉、糖、盐各适量。

做法

1. 大豆用凉水提前泡 6 个小时，待完全泡开后，倒掉泡豆的水，把大豆放入砂锅中，加水稍稍没过大豆，大火煮开后，撇去浮沫，加盐和糖并转小火煮。
2. 待大豆煮至快软烂时，加入番茄丁，大火煮开后，转小火继续煮。
3. 待番茄煮烂成汁且大豆完全煮熟后，用大火收汁，并用水淀粉勾芡即可。

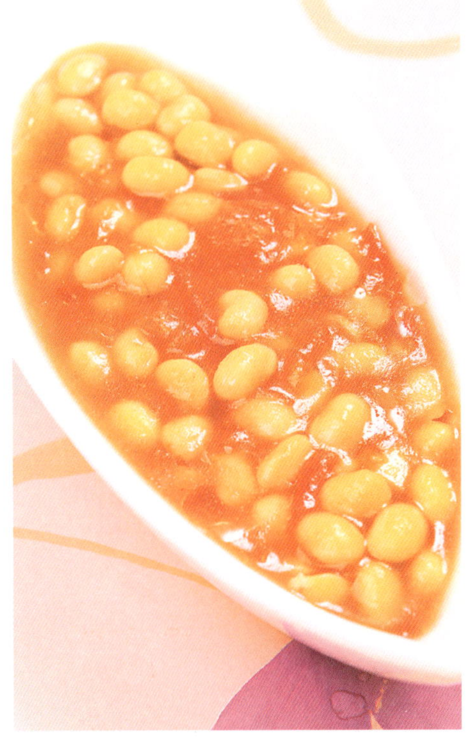

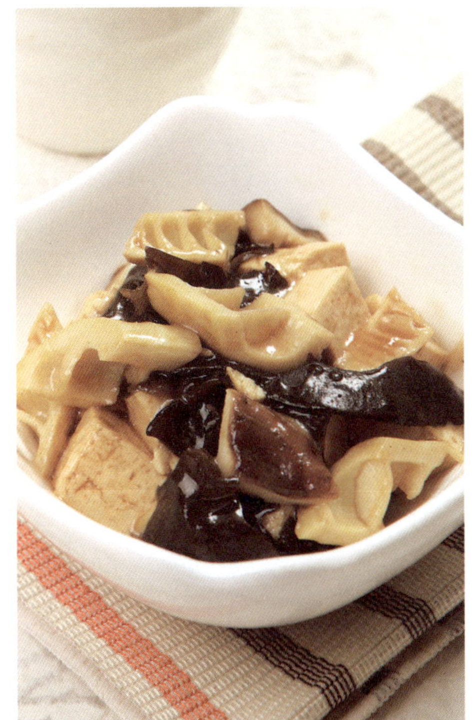

香菇什锦豆腐

增强食欲

材料 香菇 50 克，干木耳 10 克，竹笋、豆腐各 100 克。

调料 盐、糖、水淀粉、植物油各适量。

做法

1. 豆腐切块；香菇洗净，去蒂，切块；木耳用温水泡发后洗净，去掉没有泡发的部分，撕成块；竹笋洗净，入沸水中焯烫后切块。
2. 锅内倒油烧热，先倒入香菇和木耳翻炒，再倒入竹笋翻炒入味。倒入适量的清水，没过食材即可。
3. 大火烧开后倒入豆腐，轻轻地翻炒，再放入盐和糖调味。小火稍炖一会儿，让豆腐入味，最后用水淀粉勾芡收汁即可。

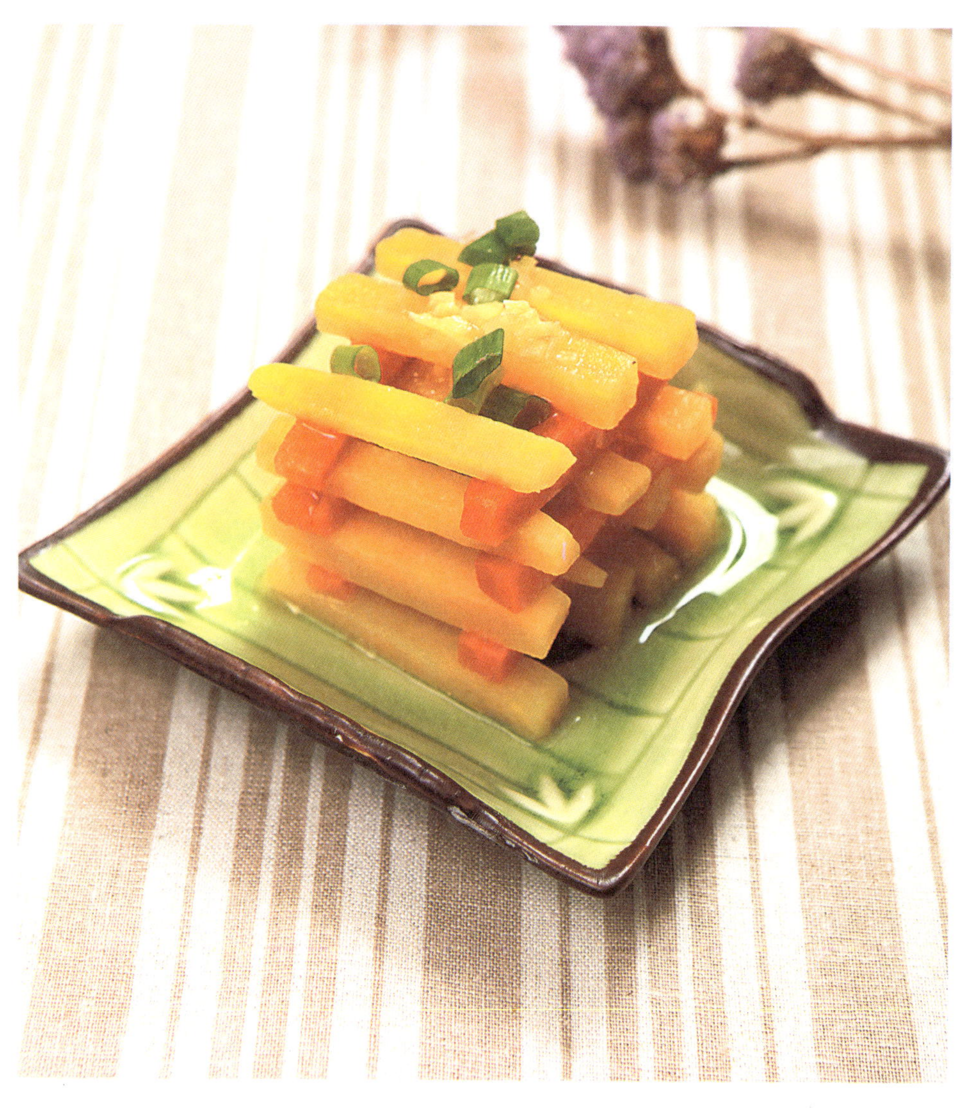

姜汁红薯条

保护心脏健康

材料 红薯300克，胡萝卜50克。

调料 生姜、香油、盐、鸡精、糖、葱花各适量。

做法

1. 红薯去皮，洗净，切成粗条；胡萝卜去皮洗净，切条；生姜去皮，切末，捣出姜汁，加盐、鸡精、糖、香油调成调味汁备用。
2. 锅内放入适量水煮沸，放入红薯条、胡萝卜条煮熟，捞出沥水，码入深盘中，将调味汁淋到红薯条、胡萝卜条上，再撒上葱花即可。

西蓝花炒木耳

排毒，抗癌

材料 西蓝花200克，木耳20克，胡萝卜20克。

调料 蒜蓉、醋、糖、酱油、香油、盐、植物油各适量。

做法

1. 木耳洗净，用温水浸泡30分钟，取出，择去根蒂，撕成小块；西蓝花洗净，切成小段，在淡盐水中浸泡15分钟，再冲洗干净；胡萝卜洗净，切片。
2. 将蒜蓉、醋、糖、酱油、香油放入碗中，调成酱汁。
3. 锅内倒入泡木耳的水，加少量盐和油，大火烧开，放入西蓝花焯约1分钟，捞出立即放入凉水中浸泡。再分别将木耳及胡萝卜焯约1分钟，捞出浸入凉水中。
4. 将西蓝花、木耳及胡萝卜彻底沥干水分，放入碗内，再将提前备好的调味酱汁淋在上面即可。

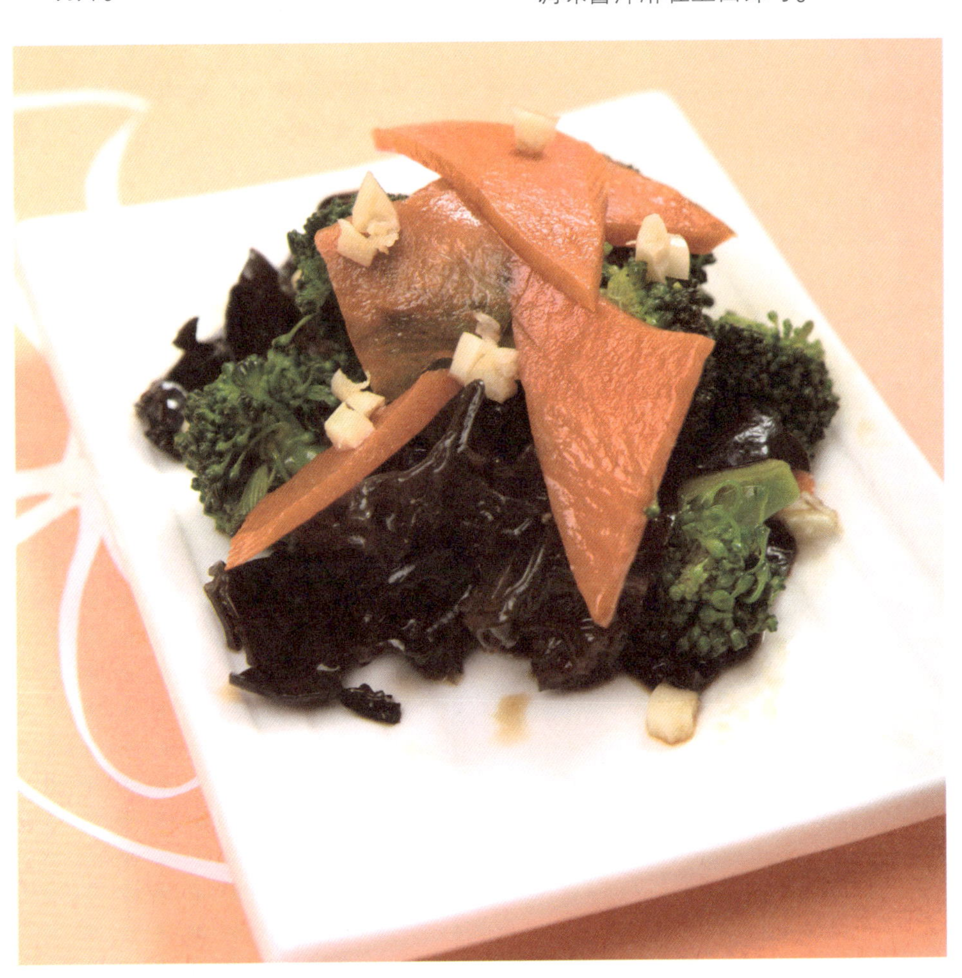

美味汤羹

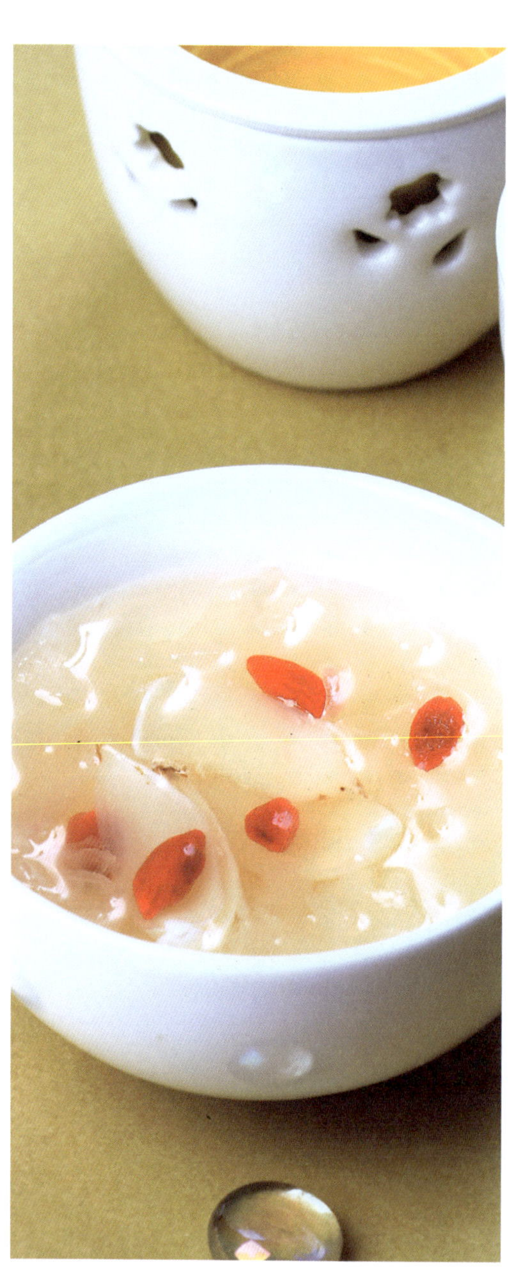

银耳百合羹

滋阴润肺

材料 银耳15克，鲜百合30克，枸杞子5克。

调料 冰糖少许。

做法

1. 银耳用清水泡发，择洗干净，撕成小朵；鲜百合剥去枯黄的花瓣，分瓣，洗净；枸杞子洗净浮尘。
2. 锅置火上，放入银耳和适量清水，大火烧开后转小火煮至汤汁浓稠，下入鲜百合和枸杞子略煮，加冰糖煮至化开即可。

厨房妙招

百合掰开后放在淡盐水中泡一下，这样处理过的百合吃起来口感更加清脆。

紫菜虾皮蛋花汤

软坚化痰

材料 紫菜、虾皮各10克，黄瓜20克，鸡蛋1个。

调料 葱花5克，盐3克，香油5克。

做法

1. 将紫菜洗净，撕碎，与虾皮放入碗中；黄瓜洗净，切片；鸡蛋磕入碗中打散搅匀。
2. 锅置火上，倒植物油烧热，加入葱花炝香，放适量水烧开，放入黄瓜片，淋入鸡蛋液，待蛋花浮起时，加盐、香油调味起锅，倒入紫菜、虾皮碗中即可。

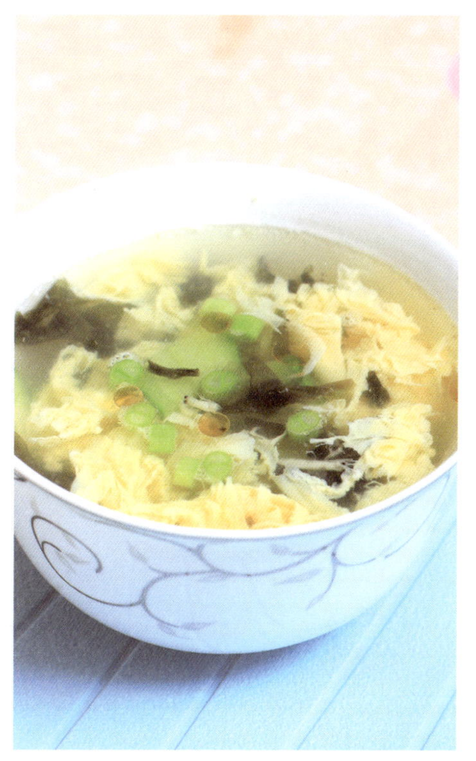

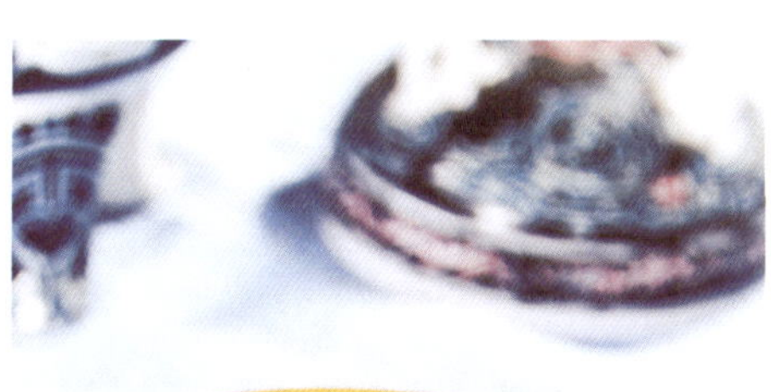

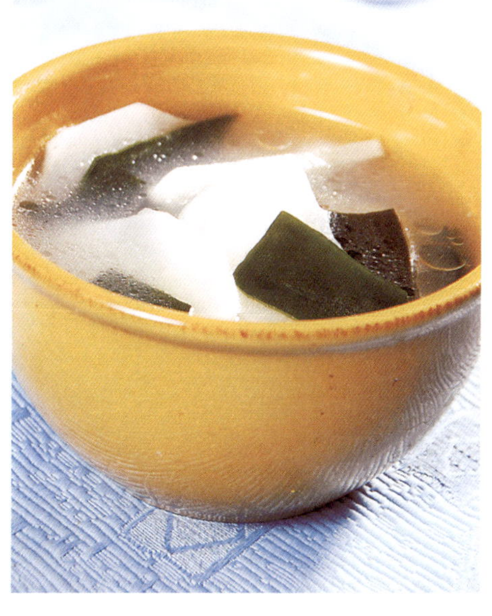

海带萝卜汤

利尿消肿

材料 白萝卜250克，水发海带100克。

调料 清汤、醋、酱油、胡椒粉、盐、香菜叶各适量。

做法

1. 将白萝卜洗净，去皮，切片；水发海带洗净，切片，待用。
2. 锅置火上，倒入适量清汤，放入萝卜片、海带片，烧至萝卜、海带入味，出锅前加醋、胡椒粉、酱油、盐调味，撒上香菜叶即可。

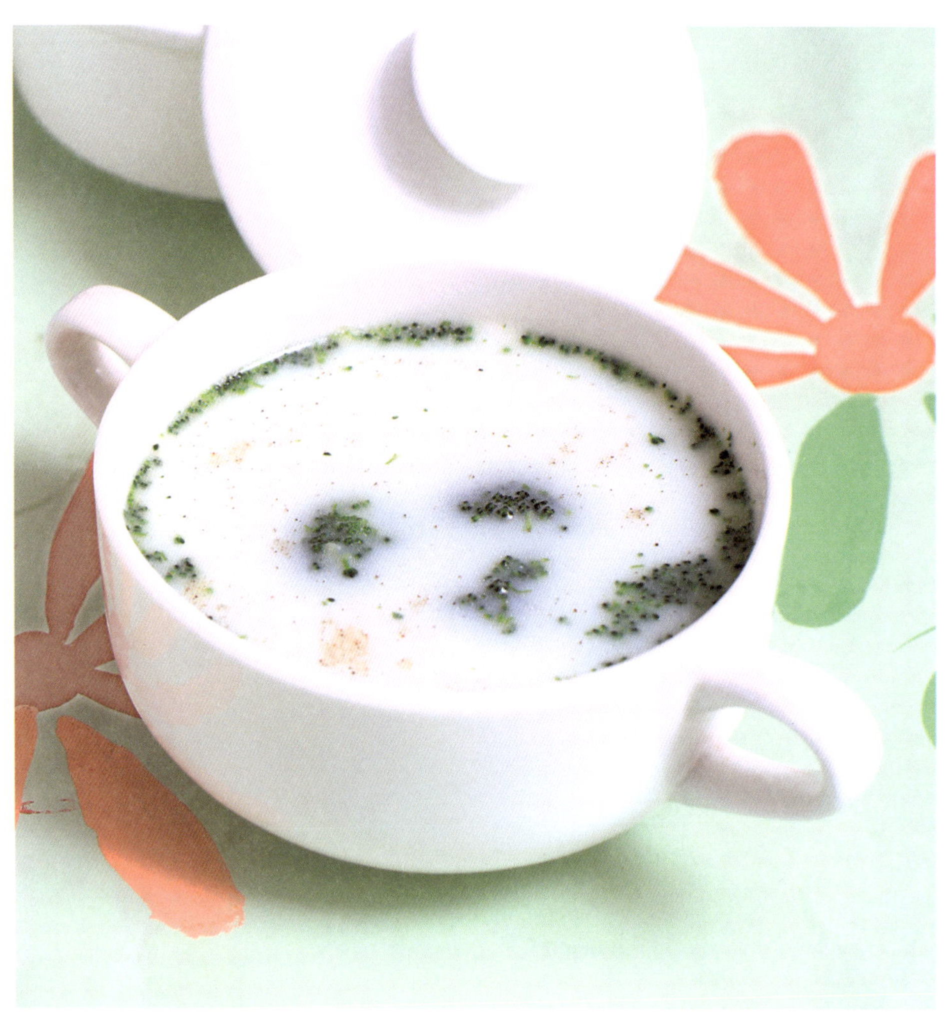

西蓝花浓汤

调节胃肠功能

材料 西蓝花150克，土豆80克。

调料 鲜奶酪10克，盐4克，胡椒粉少许，蔬菜高汤适量。

做法

1. 将西蓝花掰成小朵，洗净，保留几朵菜花，其余的剁碎；土豆洗净，削皮，切丁。
2. 汤锅中倒入适量蔬菜高汤烧开，放土豆丁煮15分钟，放西蓝花碎，煮至土豆软烂时，把鲜奶酪放入汤中，搅拌均匀，加盐、胡椒粉调味，再放入保留的几朵西蓝花，继续煮2分钟即可。

冰糖炖木瓜

促进胃肠消化吸收

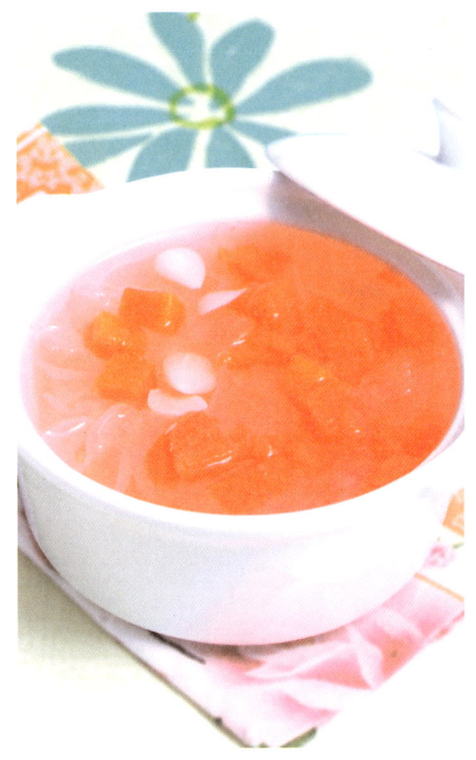

材料 木瓜200克，银耳20克，南杏仁、北杏仁各少许。

调料 冰糖适量。

做法

1. 木瓜去皮去子，切成小块；银耳浸软去蒂，洗净掰成朵；南杏仁、北杏仁均洗净。
2. 将木瓜、银耳、南杏仁、北杏仁、冰糖及清水放进炖盅内，加盖，原盅隔沸水炖1小时即可。

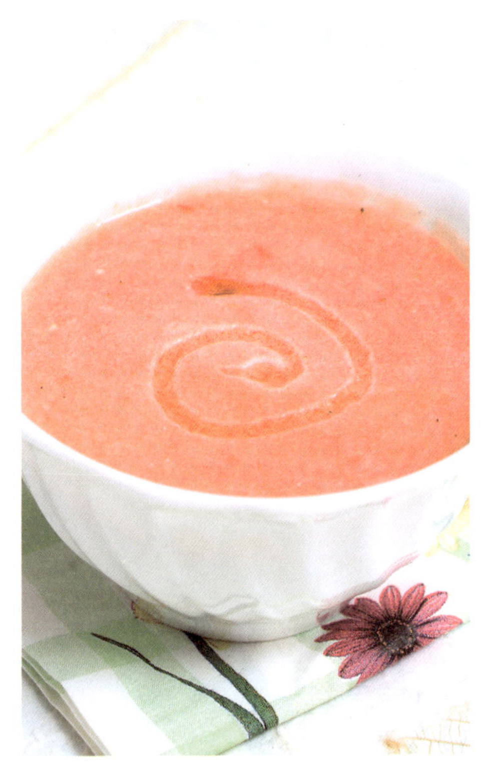

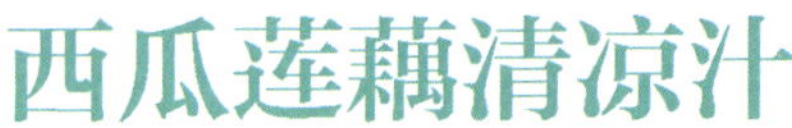

西瓜莲藕清凉汁

清热消暑

材料 苹果、梨各80克，番茄50克，莲藕、西瓜（去子）各100克。

调料 冰糖、蜂蜜各适量。

做法

1. 苹果、梨、番茄、莲藕分别洗净，去皮，切成小块，放入榨汁机；西瓜切小块，放入榨汁机，一起榨成水果汁盛出。
2. 将冰糖碾成粉末，加入水果汁中调匀，调入蜂蜜搅匀即可。

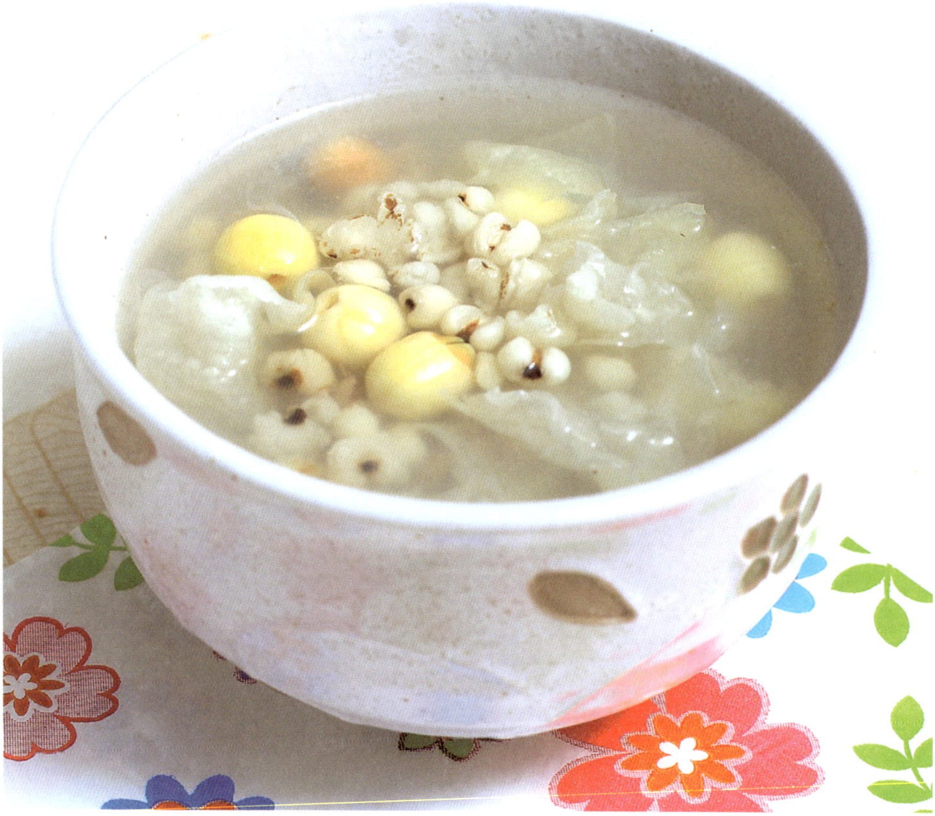

莲实薏米美容羹

美容养颜

材料 干银耳10克，莲子、芡实各30克，薏米20克。

调料 冰糖、水淀粉各适量。

做法

1. 莲子去心，浸泡约30分钟，洗净，捞出，沥干；银耳泡软，洗净，去蒂，撕成小朵，捞出沥水；薏米、芡实分别洗净，浸泡2小时，捞出沥水。
2. 锅内倒清水，放莲子、薏米、银耳、芡实，大火煮沸后转小火煮1小时，加冰糖煮至化开，勾芡搅匀即可。

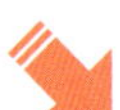

健康小提醒

孕妇以及大便干燥的人不适合食用此羹。

银耳蔬菜羹

补脾开胃

材料 水发银耳 50 克，菜花 120 克，胡萝卜 80 克。

调料 盐 4 克，蔬菜高汤适量。

做法

1. 菜花洗净，掰小朵；水发银耳洗净，撕成小朵；胡萝卜洗净，切小丁。
2. 锅中倒入适量蔬菜高汤煮沸，放入菜花、银耳、胡萝卜丁，煮至材料熟软时，将其连汤一起倒入搅拌机中搅成糊，倒入锅中，加少许蔬菜高汤煮至汤沸，加盐调味即可。

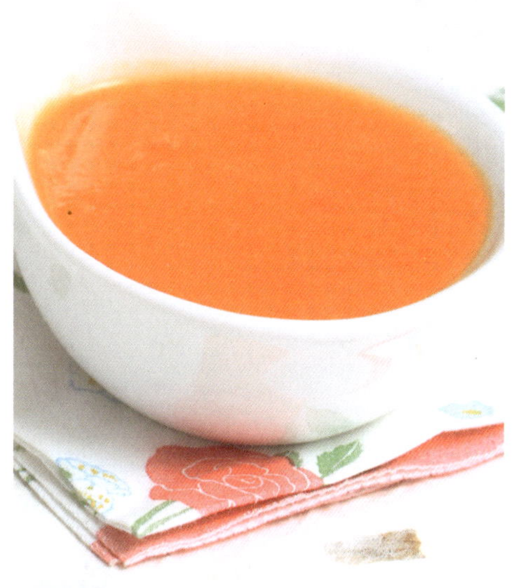

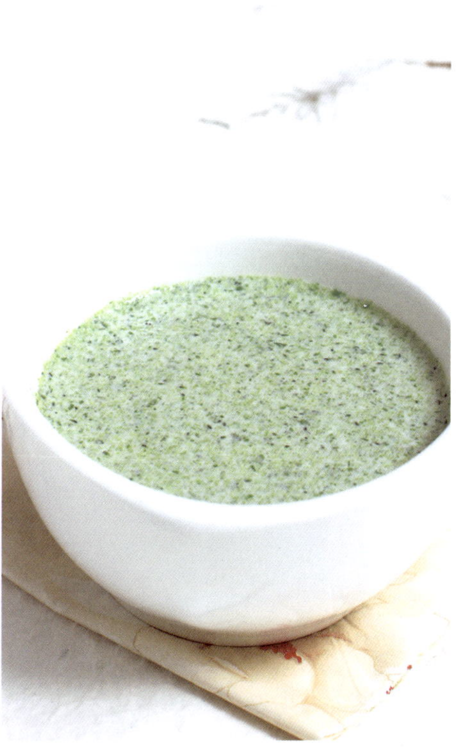

蔬菜牛奶羹

补充钙质

材料 西蓝花、芥菜各 50 克，牛奶 200 克。

调料 白糖适量。

做法

1. 将西蓝花和芥菜分别洗净，切成小块，放入榨汁机中榨汁。
2. 将牛奶与蔬菜汁混合倒入洁净奶锅中，煮沸，加白糖煮化开即可。

豆浆米糊

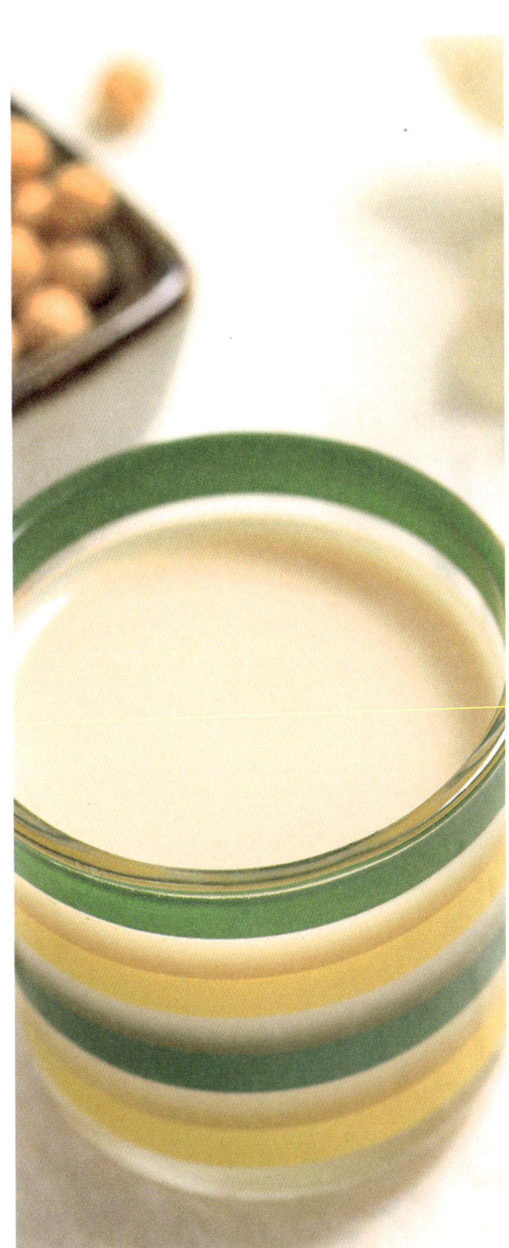

黄豆豆浆

抗氧化

材料 黄豆80克，白糖15克。

做法

1. 黄豆用清水浸泡10~12小时，洗净。
2. 把浸泡好的黄豆倒入豆浆机中，加水至上、下水位线之间，按下“豆浆”键，煮至豆浆机提示豆浆做好，过滤后依个人口味加白糖调味后饮用即可。

健康小提醒

每天喝1杯豆浆即可，容易腹胀、腹泻的人最好少喝。

红枣大麦豆浆

益气宽中

材料 黄豆50克，红枣20克，大麦15克，冰糖10克。

做法

1. 黄豆加水浸泡10~12小时，洗净；红枣洗净，去核，切碎；大麦淘洗干净，清水浸泡2小时。
2. 将黄豆、红枣碎和大麦倒入豆浆机中，加水至上、下水位线之间，按下“豆浆”键，煮至豆浆机提示豆浆做好，过滤后加冰糖搅拌至化开即可。

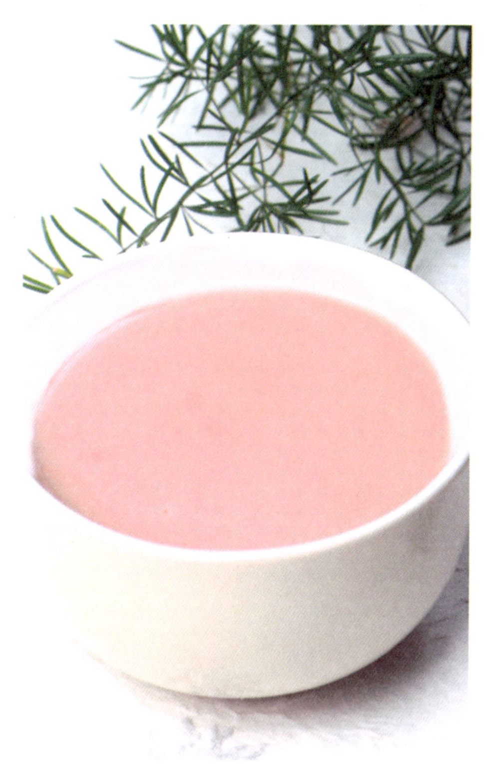

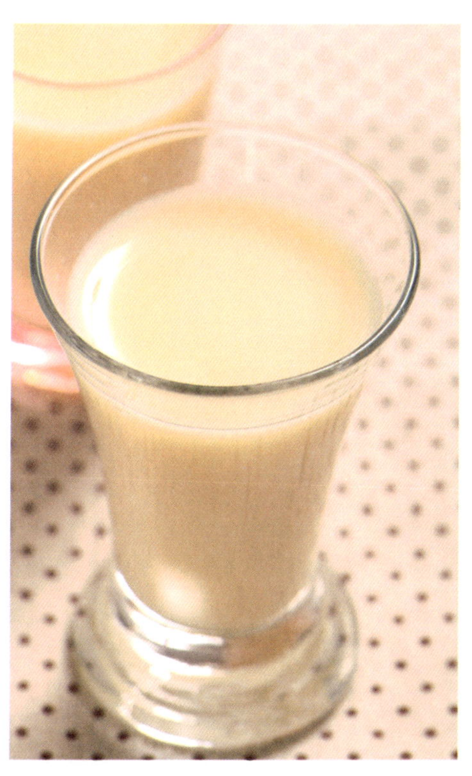

莲子黄米豆浆

养心安神

材料 黄豆50克，黄米20克，莲子10克，冰糖15克。

做法

1. 黄豆用清水浸泡10~12小时；黄米、莲子分别洗净，用清水浸泡2小时。
2. 将1中的食材一同倒入豆浆机中，加水至上、下水位线之间，按下“豆浆”键，煮至豆浆机提示豆浆做好，加冰糖搅拌至化开即可。

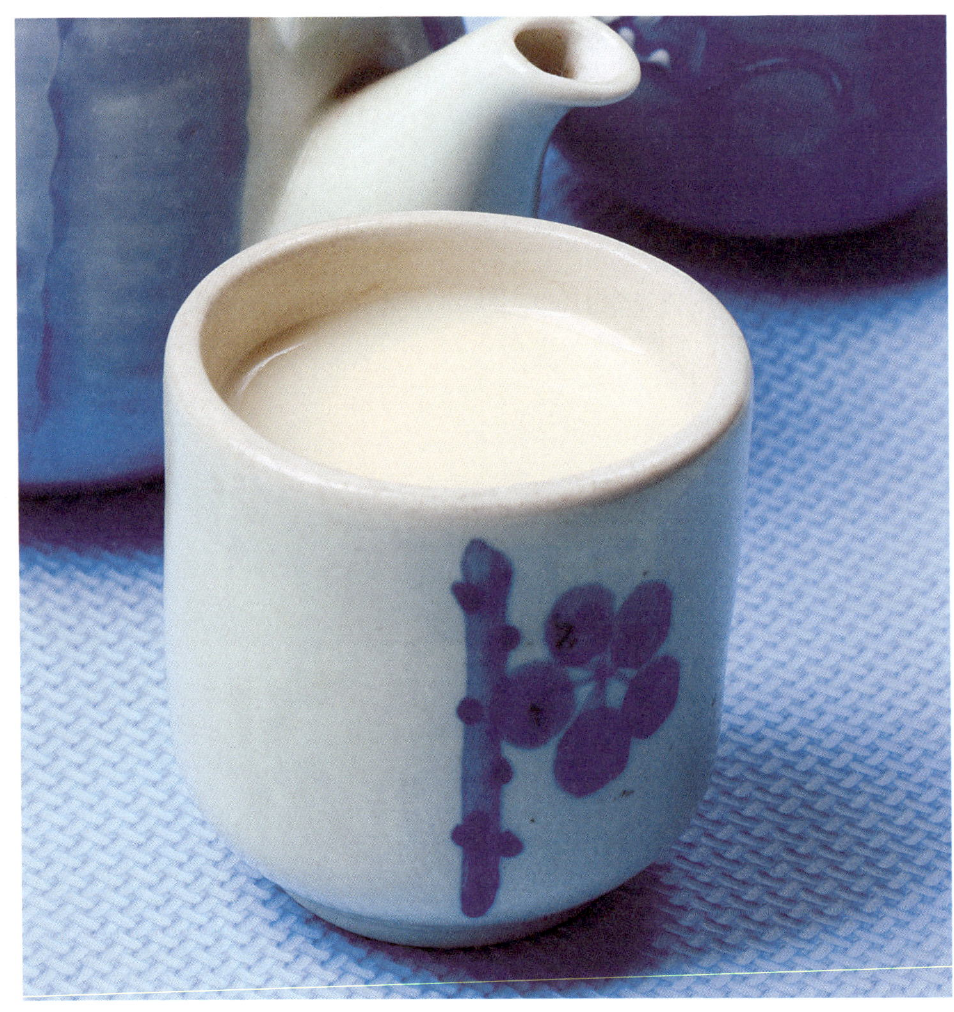

糯米百合藕豆浆

益肺生津

材料 黄豆 50 克，莲藕 30 克，糯米 20 克，百合 5 克，冰糖 10 克。

做法

1. 黄豆用清水浸泡 10~12 小时，洗净；糯米淘洗干净，用清水浸泡 2 小时；百合用清水泡发，择洗干净，切碎；莲藕去皮，洗净，切碎。
2. 把 1 中食材一同倒入豆浆机中，加水至上、下水位线之间，按下“豆浆”键，煮至豆浆机提示豆浆做好，加冰糖搅拌至化开即可。

玉米葡萄豆浆

预防脂肪肝

材料 黄豆60克，玉米20克，无子葡萄干15克。

做法

1. 黄豆用清水浸泡10~12小时，洗净；玉米淘洗干净，用清水浸泡2小时；葡萄干用清水泡软，切碎。
2. 把上述食材一同倒入豆浆机中，加水至上、下水位线之间，按下“豆浆”键，煮至豆浆机提示豆浆做好即可。

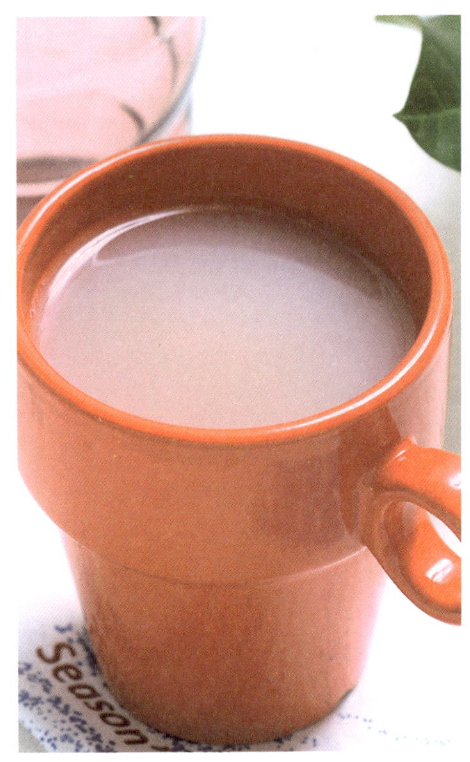

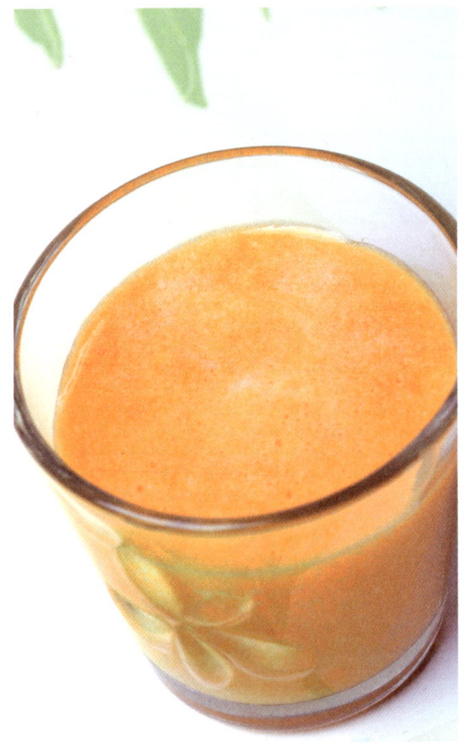

南瓜豆浆

健胃整肠

材料 黄豆60克，南瓜30克。

做法

1. 黄豆用清水浸泡10~12小时，洗净；南瓜去皮，除瓤和子，洗净，切小粒。
2. 将黄豆和南瓜粒倒入豆浆机中，加水至上、下水位线之间，按下“豆浆”键，煮至豆浆机提示豆浆做好即可。

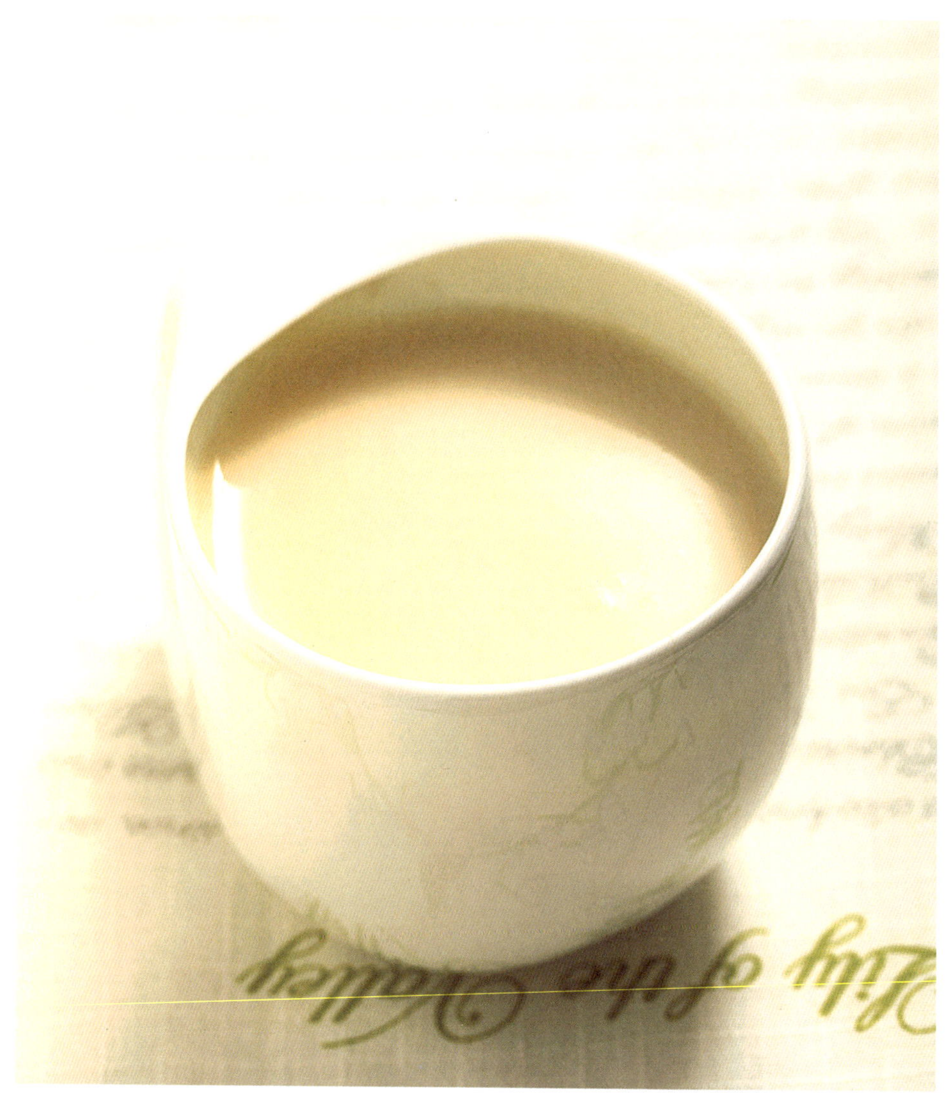

牛奶瓜子仁豆浆

预防骨质疏松

材料 黄豆、葵花子仁各50克，牛奶100毫升。

做法

1. 黄豆用清水浸泡10~12小时，洗净。
2. 将黄豆和葵花子仁倒入豆浆机中，加水至上、下水位线之间，按下“豆浆”键，煮至豆浆机提示豆浆做好，晾至温热后加牛奶搅拌均匀即可。

南瓜米糊

促进毒素排出

材料 大米 30 克，南瓜 20 克。

做法

1. 大米淘洗干净，用清水浸泡 2 小时；南瓜洗净，去皮，除子，切成粒。
2. 将大米、南瓜粒倒入豆浆机中，加水至上、下水位线之间，按下“米糊”键，煮至豆浆机提示米糊做好即可。

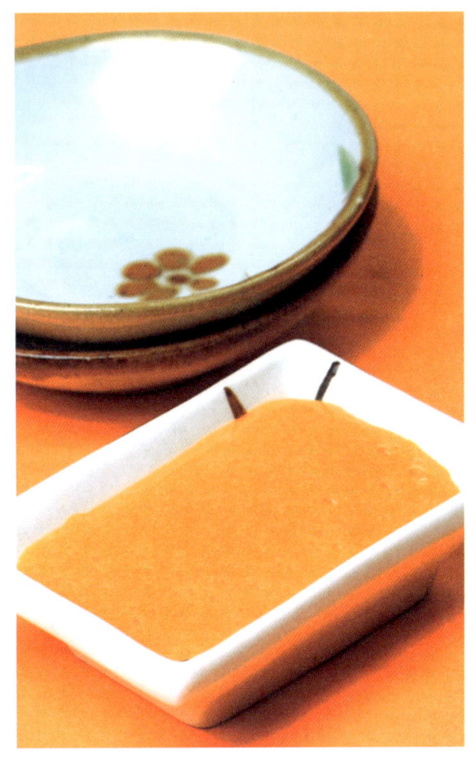

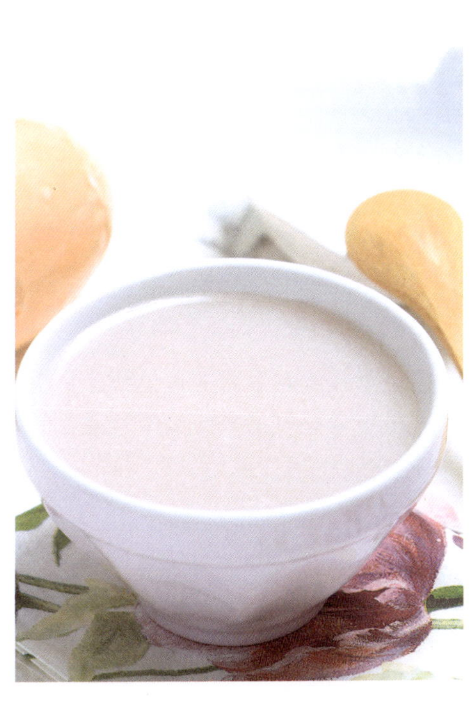

甘薯米糊

提高抵抗力

材料 大米 50 克，甘薯 30 克。

做法

1. 大米淘洗干净，用清水浸泡 2 小时；甘薯洗净，去皮，切粒。
2. 将大米和甘薯粒倒入豆浆机中，加水至上、下水位线之间，按下“米糊”键，煮至豆浆机提示米糊做好即可。

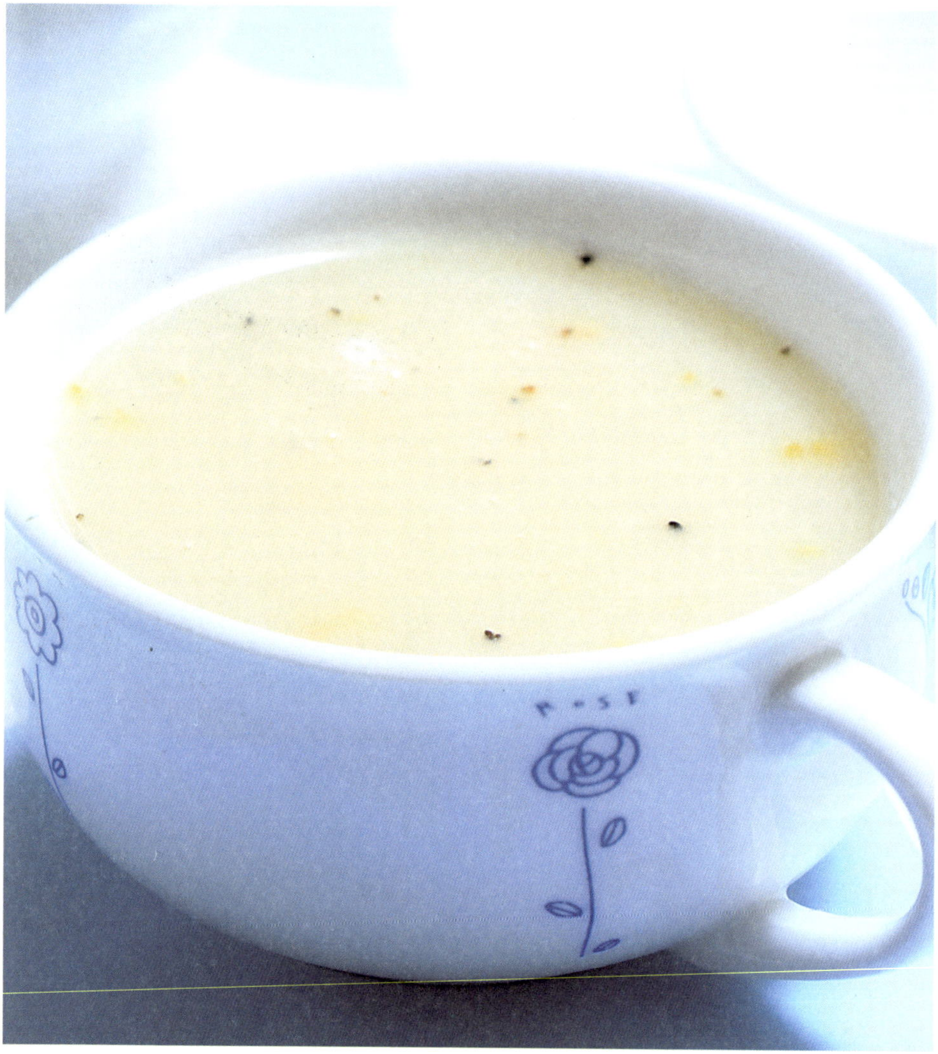

小米芝麻糊

润肺通便

材料 小米100克，黑芝麻50克，姜10克。

做法

1. 小米淘洗干净，浸泡2小时；黑芝麻淘洗干净。
2. 将小米、黑芝麻、姜片放入豆浆机中，加水至上、下水位线间，按下“米糊”键，煮至豆浆机提示米糊已做好，倒入杯中即可。

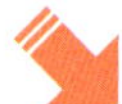

厨房妙招

如果家里没有豆浆机也无妨，用料理机把食材打磨成粉，再煮粥，效果相同。

红豆薏米糊

清热排毒、降火消肿

材料 薏米60克，红豆30克。

做法

1. 红豆淘洗干净，用清水浸泡4~6小时；薏米淘洗干净，用清水浸泡2小时。
2. 将所有食材倒入豆浆机中，加水至上、下水位线之间，按下“米糊”键，煮至豆浆机提示米糊做好即可。

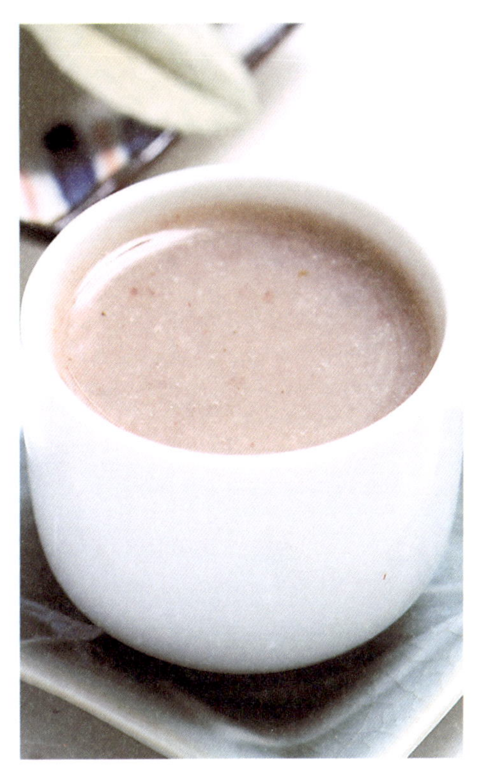

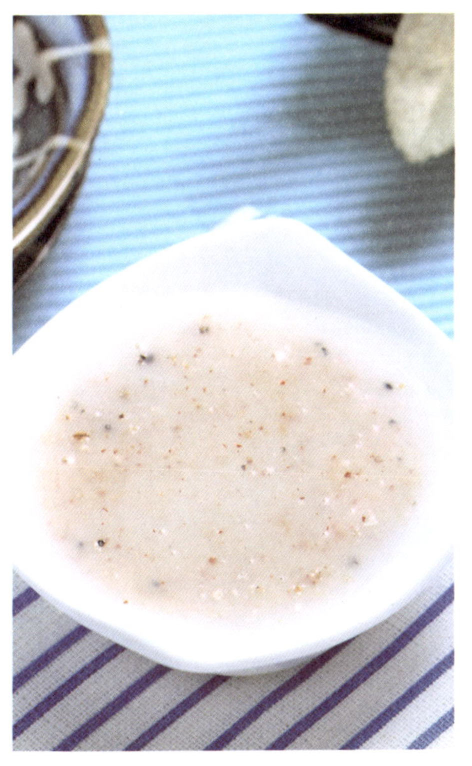

当归红枣米糊

补益气血

材料 大米60克，当归15克，红枣10克。

做法

1. 当归用热水浸泡15分钟，煎出汁，除去渣后倒入豆浆机中。
2. 大米淘洗干净，用清水浸泡2小时；红枣洗净，用温水浸泡半小时，去核。
3. 将2中的食材倒入豆浆机中，加适量水至上、下水位线之间，按下“米糊”键，煮至豆浆机提示米糊做好即可。

鲜美果蔬汁

菜花圆白菜汁

维护乳腺健康

材料 白菜、菜花各100克，圆白菜50克，蜂蜜、柠檬汁各适量。

做法

1. 白菜洗净，去皮，切小片；圆白菜洗净，切小片；菜花洗净，掰小朵，入沸水中焯烫，然后捞出，晾凉备用。
2. 将上述食材放入果汁机中，加入适量饮用水搅打，打好后加入柠檬汁和蜂蜜调味即可。

健康小提醒

脾胃虚寒、泄泻以及小儿脾弱者不宜多喝此菜汁。

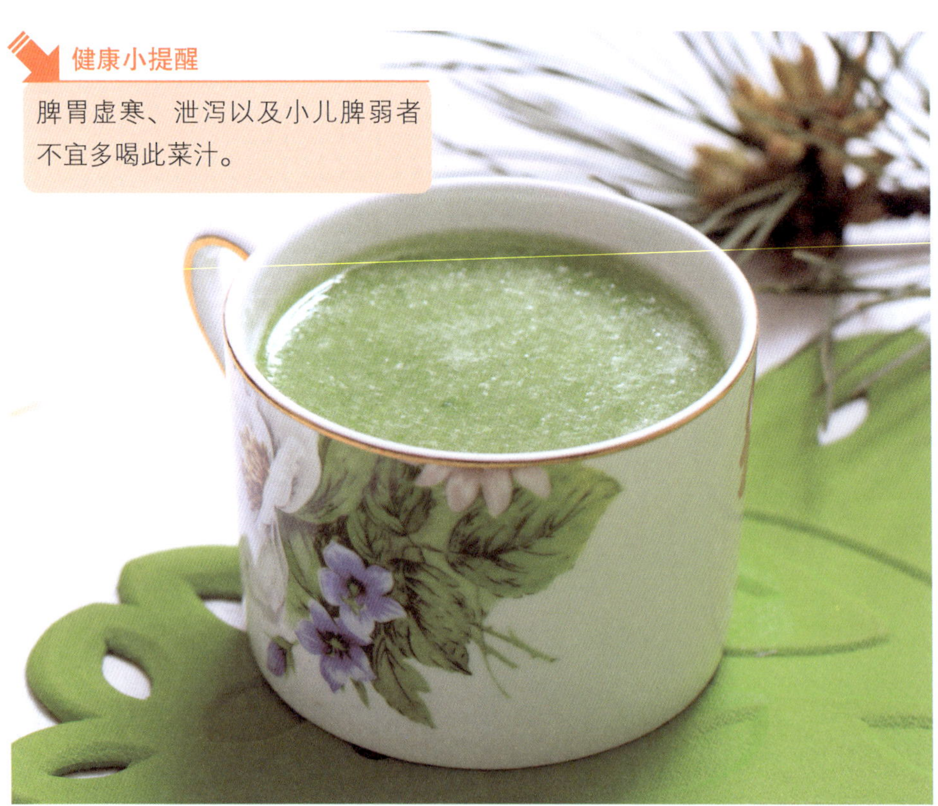

油菜汁

解毒消肿、排除废物

材料 油菜150克，牛奶150毫升，蜂蜜适量。

做法

1. 油菜洗净，去根，切成段。
2. 将油菜与牛奶一同放入榨汁机中，搅打成汁，备用。
3. 将打好的油菜汁倒入杯中，加入蜂蜜调匀即可。

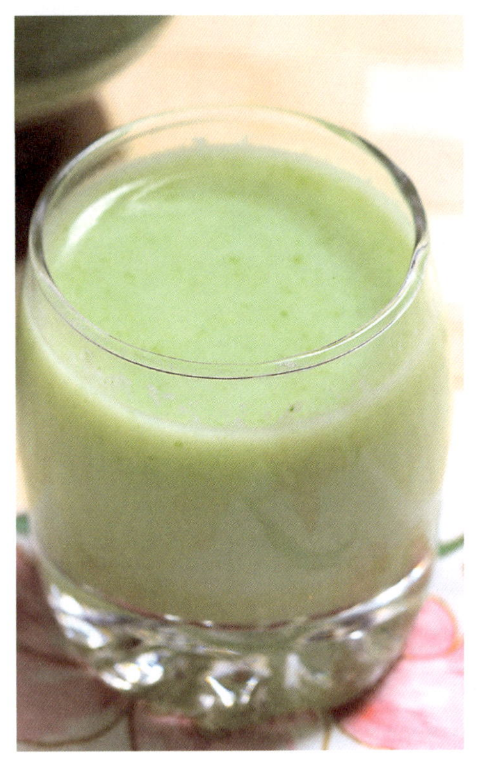

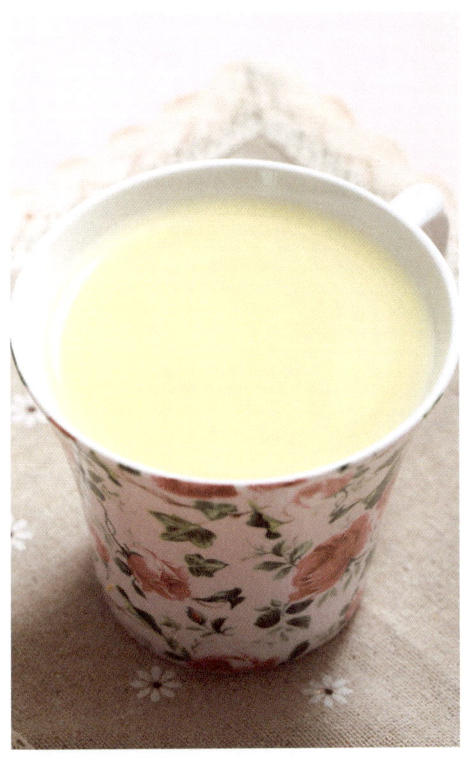

玉米汁

保护心血管

材料 甜玉米2根（净重约250克），冰糖适量。

做法

1. 甜玉米去皮，去根须，洗净，将玉米粒轻轻搓下来。
2. 将搓下来的玉米粒放进豆浆机，加水到上、下水位线之间，打好后加冰糖调味即可。

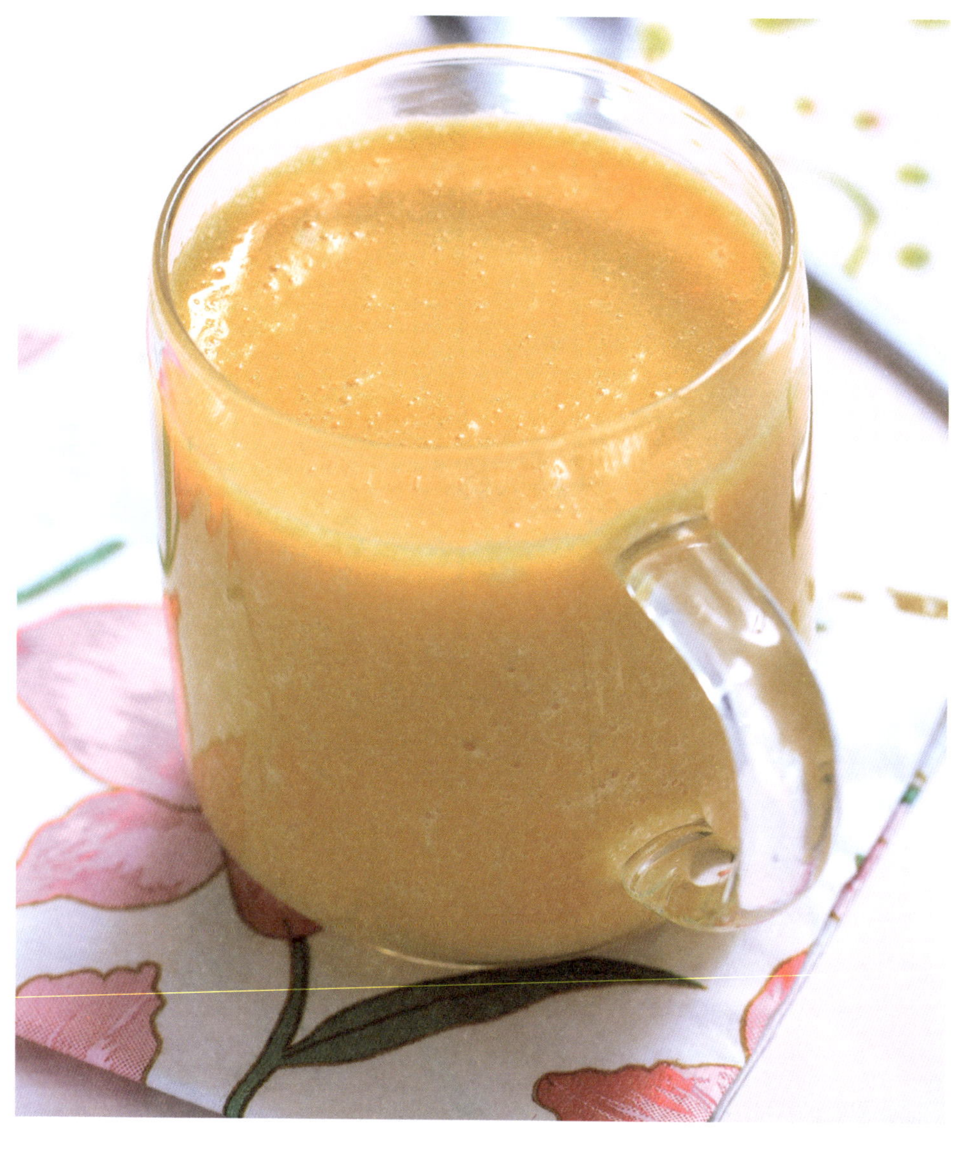

山药南瓜牛奶蜜汁

延缓衰老

材料 山药100克，南瓜150克，牛奶200毫升，蜂蜜适量。

做法

1. 将山药去皮，洗净，切小块，入沸水中焯烫一下，捞出晾凉备用；南瓜去瓤及子，洗净，切小块，放入蒸锅中蒸熟，去皮，晾凉备用。
2. 将上述食材连同牛奶放入果汁机中，打好后调入蜂蜜即可。

姜枣橘子汁

补血暖身

材料 橘子200克，红枣50克，姜10克。

做法

1. 橘子去皮，去子，切成小块；红枣洗净，切开，去核；姜洗净，切碎。
2. 将上述材料放入果汁机，加适量温热饮用水打成汁即可。

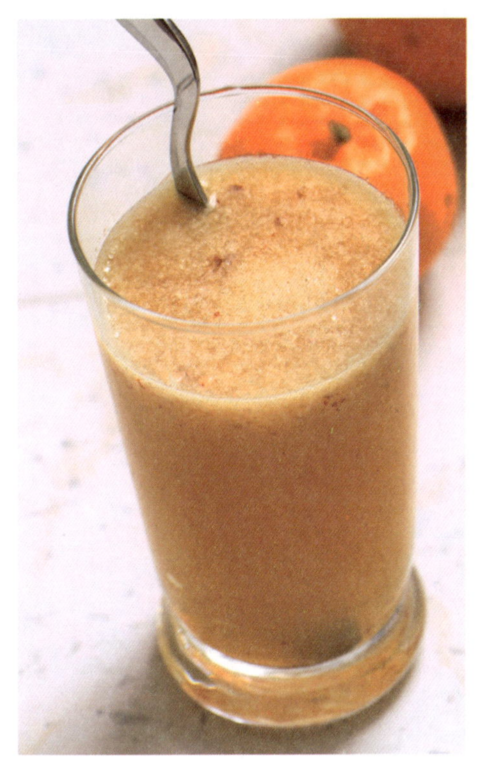

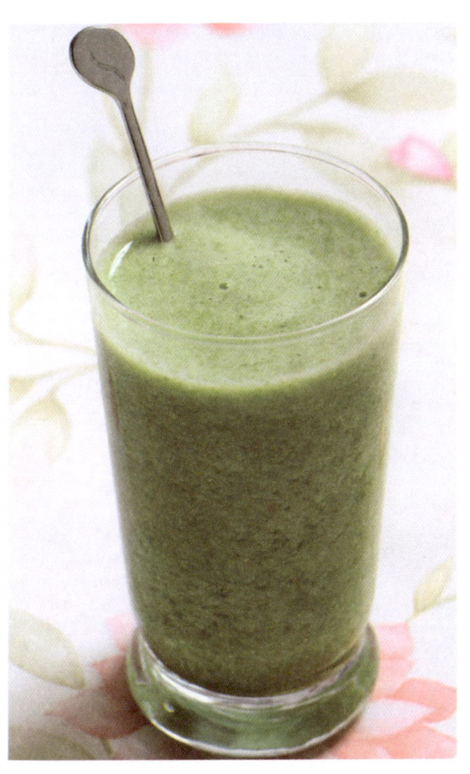

金橘菠菜豆浆

强化血管弹性

材料 菠菜100克，金橘150克，豆浆300毫升。

做法

1. 将金橘洗净，切成两半后去子；菠菜择洗干净，入沸水中焯烫，捞出晾凉后切小段。
2. 将金橘、菠菜和豆浆放入果汁机中搅打成汁即可。

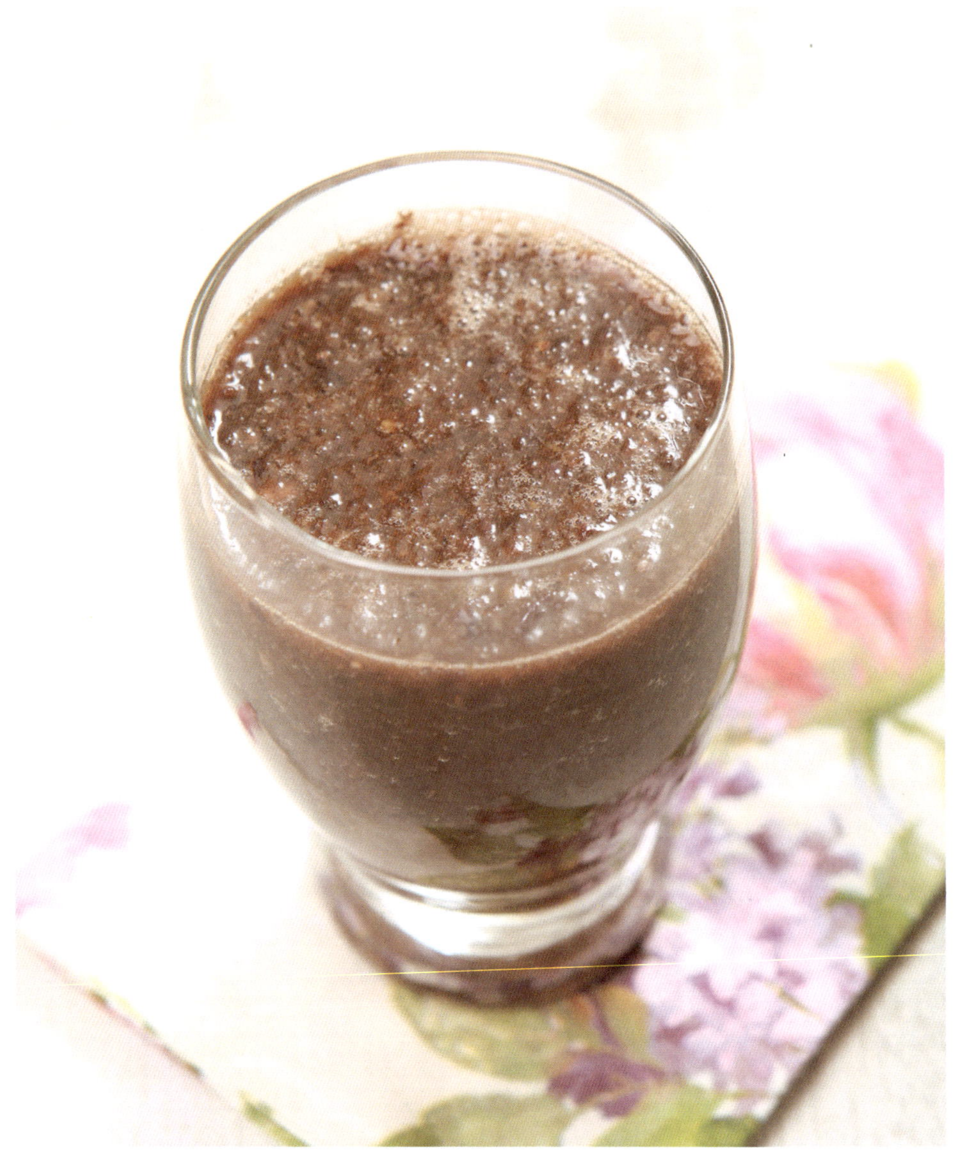

桑葚葡萄乌梅汁

补肾养血

材料 桑葚、葡萄各100克，乌梅50克，蜂蜜适量。

做法

1. 桑葚洗净；葡萄洗净，去子，切碎；乌梅洗净、去核，切碎。
2. 将上述食材放入果汁机中搅打，打好后加入蜂蜜调匀即可。

番茄彩椒蜂蜜饮

改善食欲缺乏

材料 番茄200克，蜂蜜适量，彩椒（黄）100克。

做法

1. 番茄洗净，去蒂，切小块；彩椒洗净，去蒂及子，切块。
2. 将上述食材放入果汁机中，加入适量饮用水搅打，打好后加入蜂蜜调匀即可。

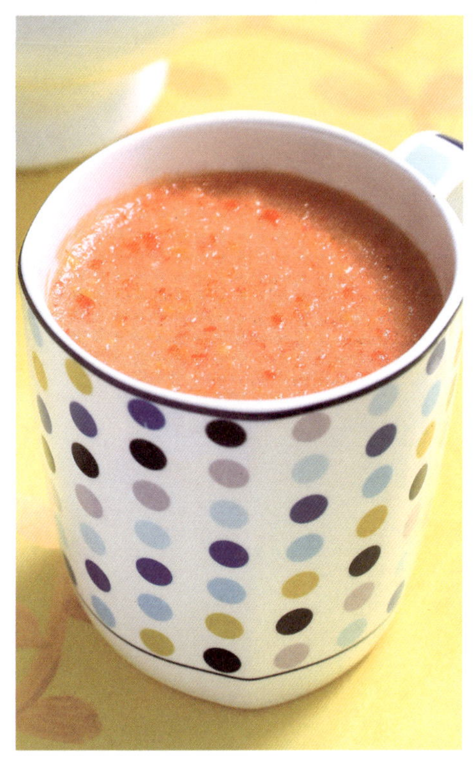

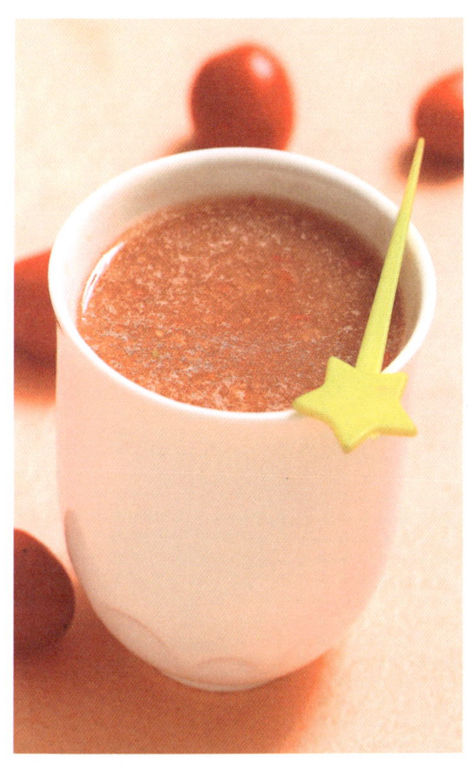

西芹番茄橙汁

促进新陈代谢

材料 西芹50克，番茄150克，橙子100克，蜂蜜适量。

做法

1. 西芹洗净，切小段；番茄洗净，去皮，切小块；橙子去皮，切小块。
2. 将上述材料放入果汁机中，加入适量饮用水搅打，打好后加入蜂蜜调匀即可。

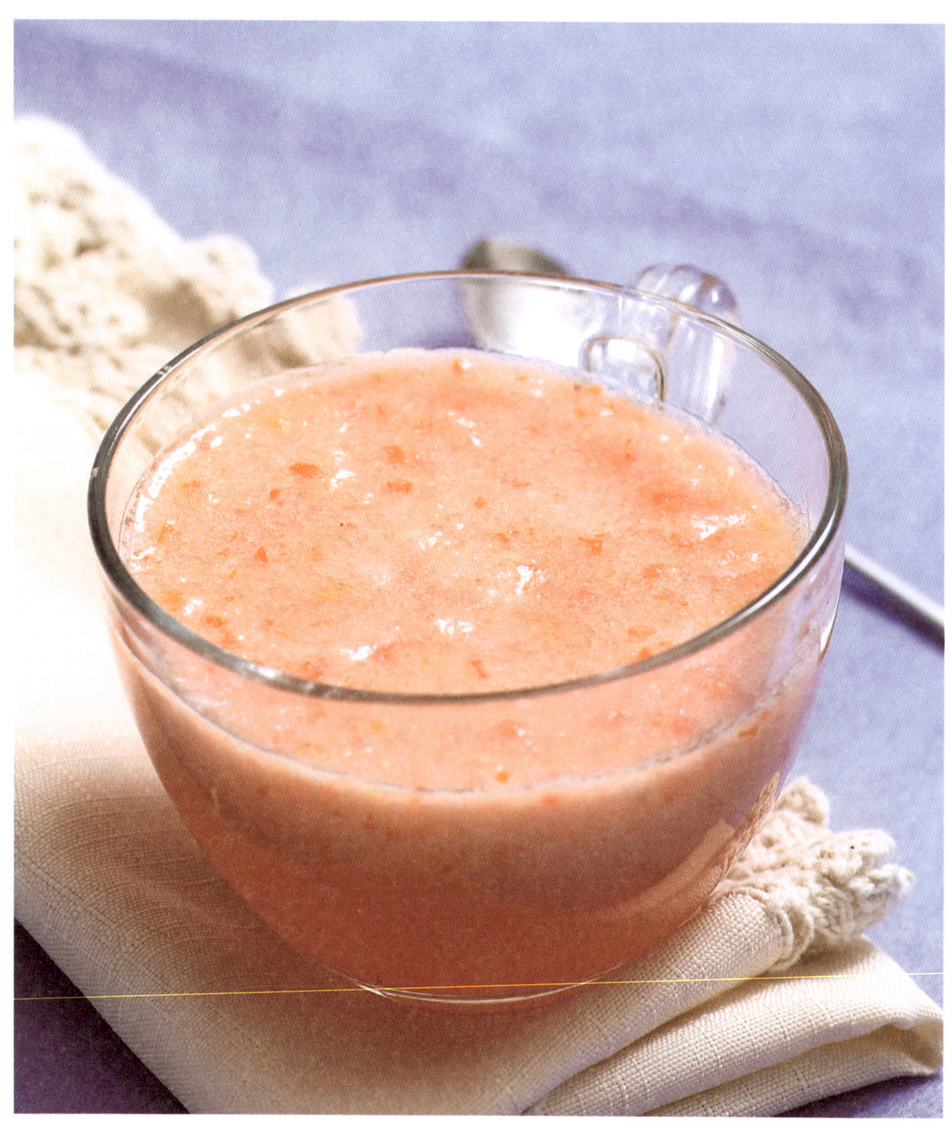

高纤维消脂饮

预防便秘

材料 菠萝（去皮）、番茄各100克，哈密瓜50克，蜂蜜适量。

做法

1. 菠萝肉切小块，放淡盐水中浸泡约15分钟，捞出冲洗一下；番茄洗净，切小丁；哈密瓜去皮、去子，切小块。
2. 将上述食材放入果汁机中，加入适量饮用水搅打，打好后加入蜂蜜调匀即可。

胡萝卜枸杞汁

缓解眼睛疲劳

材料 胡萝卜150克，枸杞子25克，蜂蜜适量。

做法

1. 胡萝卜洗净，切丁；枸杞子洗净，泡5分钟。
2. 将上述材料和适量饮用水一起放入果汁机中搅打，打好后加入蜂蜜调匀即可。

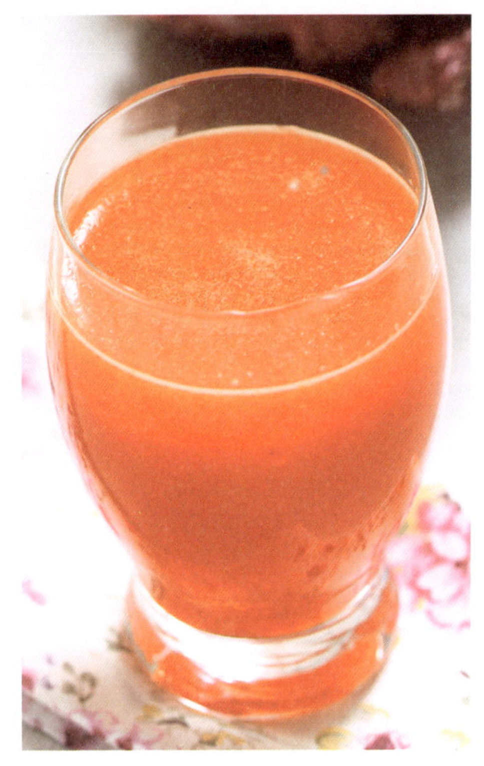

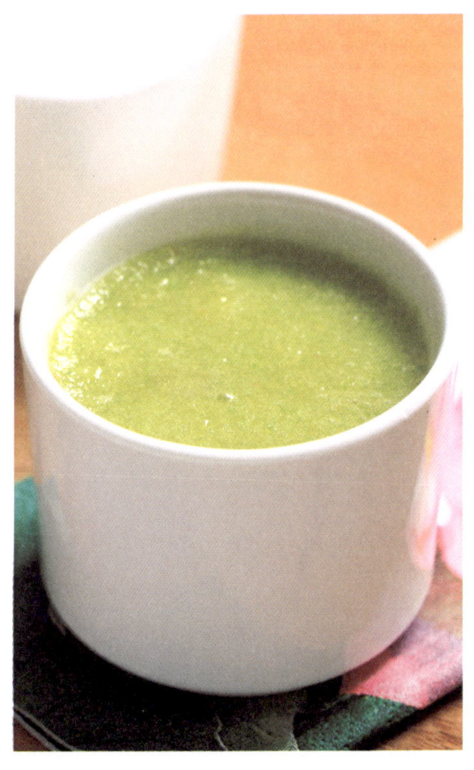

高维C鲜果汁

提高免疫力

材料 橘子、橙子、猕猴桃各100克。

做法

1. 橘子、橙子各洗净，去皮及子，切小块；猕猴桃洗净，去皮，切小块。
2. 将上述材料和适量饮用水一起放入果汁机中搅打均匀即可。

香粥类

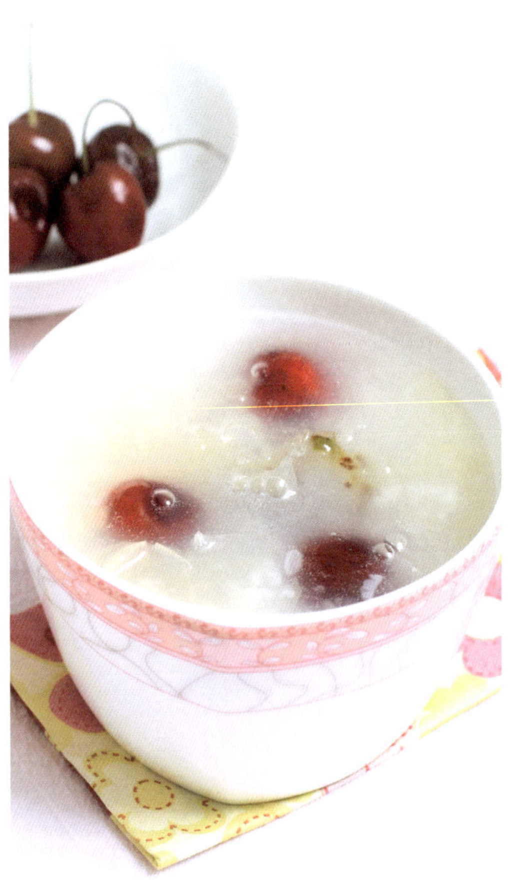

樱桃银耳粥

润肺养颜

材料 大米100克，水发银耳50克，樱桃40克。

调料 糖桂花、冰糖各5克。

做法

1. 大米淘洗干净，浸泡30分钟；樱桃洗净；水发银耳洗净，撕成小朵。
2. 锅置火上，倒入清水用大火煮沸，加大米煮开，转小火熬煮15分钟。
3. 加入银耳煮15分钟后，再加入樱桃、冰糖、糖桂花，煮沸即可。

厨房妙招

泡发银耳时，将银耳中的杂质挑出，放入温水浸泡30分钟，择去根部，洗净后用凉水浸泡。

川贝雪梨粥

化痰止咳润肺，缓解秋燥

材料 糯米100克，雪梨1个，川贝10克。

调料 蜂蜜适量。

做法

1. 雪梨洗净，去皮除核，切丁；糯米洗净，用水浸泡4小时；川贝研碎。
2. 锅置火上，倒入适量清水煮沸，加入糯米用大火煮沸，转小火熬煮至黏稠。
3. 放入梨丁、川贝碎用小火熬煮5分钟，凉至温热，淋上蜂蜜即可。

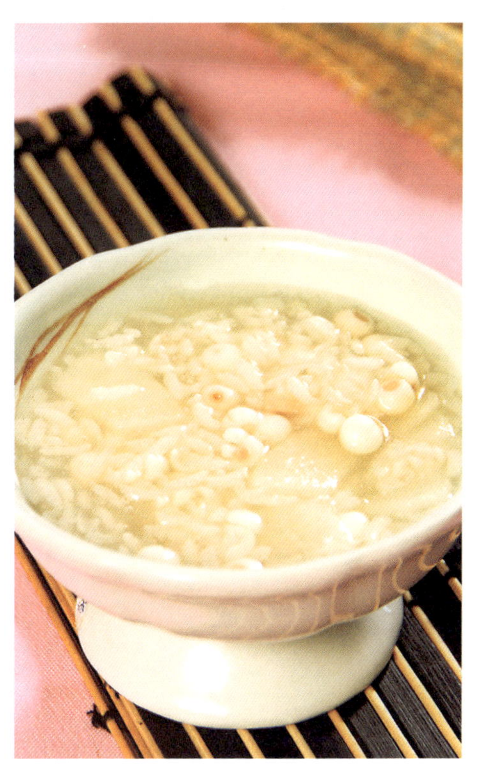

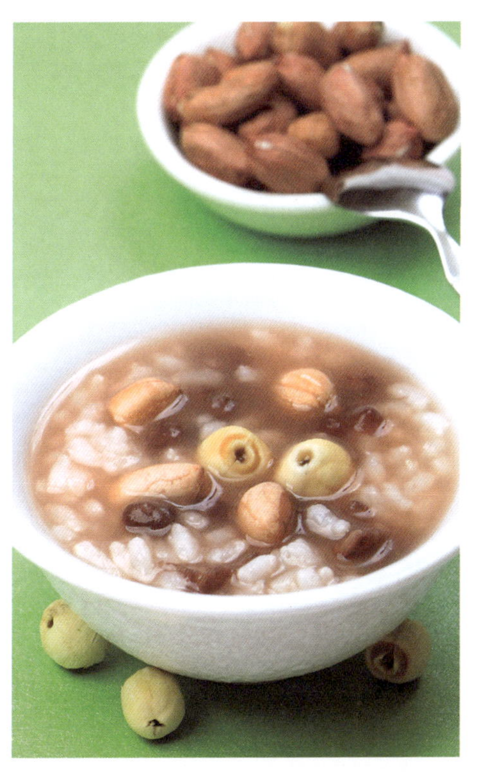

莲子红豆花生粥

预防贫血

材料 红豆50克，花生仁30克，大米50克，莲子10克。

调料 红糖5克。

做法

1. 红豆淘洗干净，用清水浸泡4~6小时；花生仁挑净杂质，洗净，用清水浸泡4小时；莲子洗净，用清水泡软；大米淘洗干净。
2. 锅置火上，倒入适量清水烧开，下入红豆、花生仁、大米、莲子，大火烧开后转小火煮至锅中食材全部熟透，加红糖煮至化开即可。

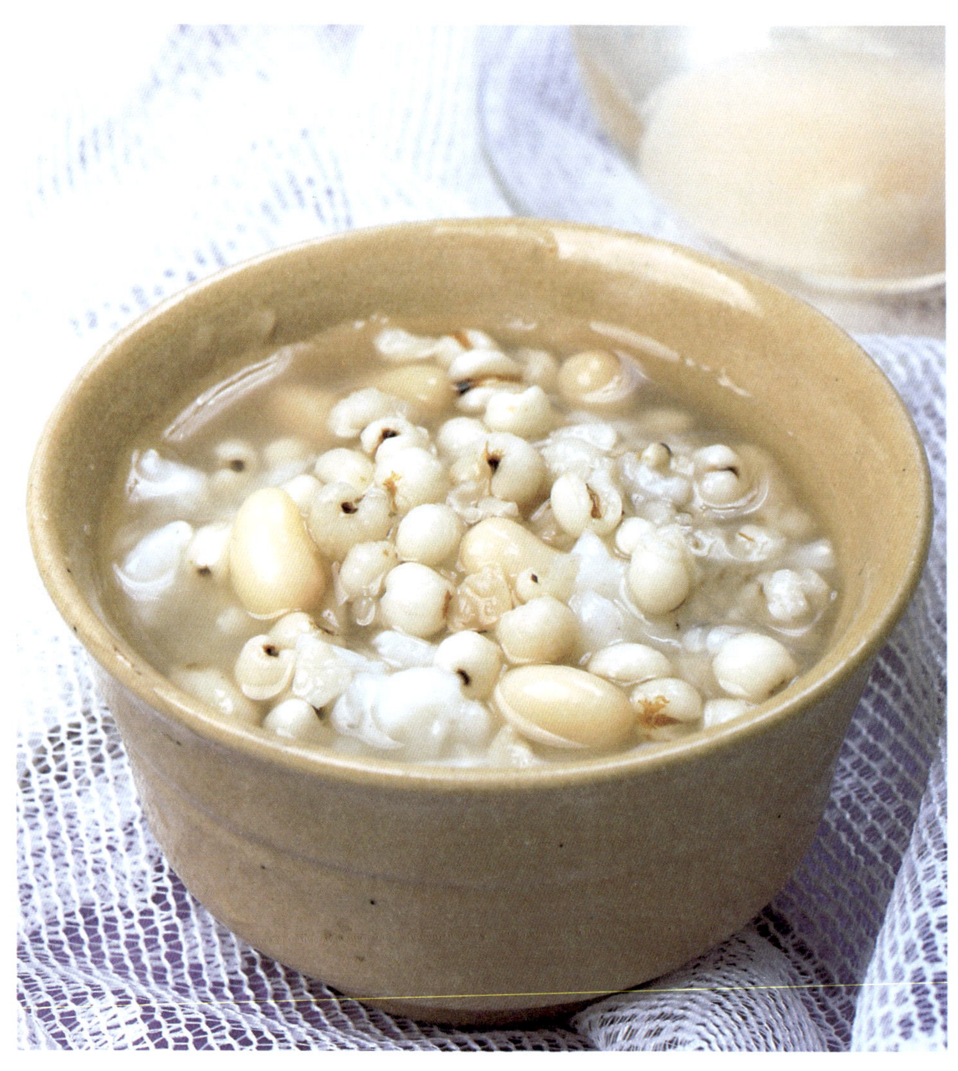

扁豆薏米粥

缓解高温下的体力消耗

材料 薏米60克，扁豆20克，大米30克。

做法

1. 扁豆挑净杂质，洗净，用清水浸泡4~6小时；薏米淘洗干净，用清水浸泡三四小时；大米淘洗干净。
2. 锅置火上，倒入适量清水烧开，下入扁豆、薏米和大米，大火烧开后转小火煮至米、豆熟烂即可。

饮食注意

薏米性寒，脾虚的人要少喝。可以把薏米炒一下再煮粥，中和其寒性，健脾效果更好。

薏米山药粥

抑制餐后血糖急剧上升

材料 薏米60克，大米30克，山药30克。

做法

1. 将薏米和大米分别淘洗干净，薏米浸泡2小时，大米浸泡30分钟；山药洗净，去皮，切成丁。
2. 锅置火上，倒入适量清水，放入薏米煮软再加入山药丁、大米，转小火熬煮至山药熟、米粒熟烂即可。

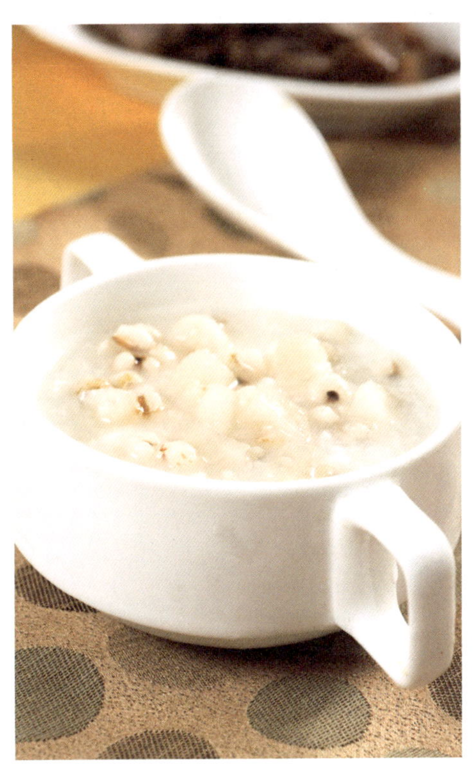

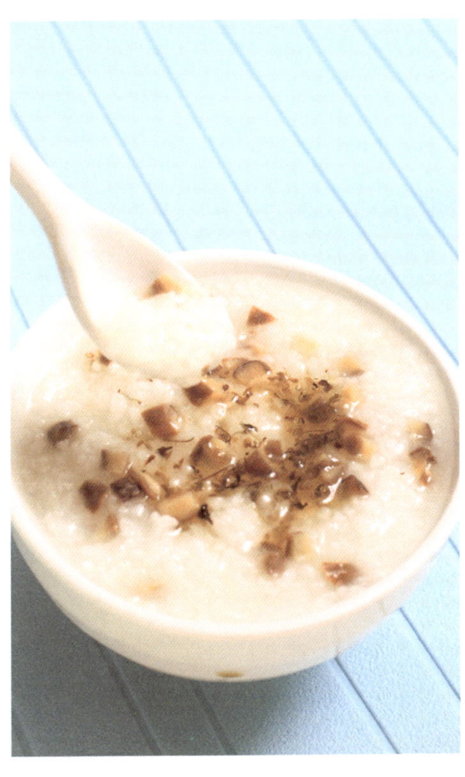

桂花栗子粥

降低胆固醇

材料 栗子50克，糯米75克。

调料 糖桂花5克。

做法

1. 栗子去壳，洗净，取出栗子肉，切丁；糯米洗净，浸泡4小时。
2. 锅内倒水烧沸，放糯米用大火煮沸后转小火熬煮30分钟，加栗子肉丁，煮至粥熟，撒上糖桂花即可。

饮食注意

因栗子含淀粉较多，摄入过多易发胖，故宜少量食用。

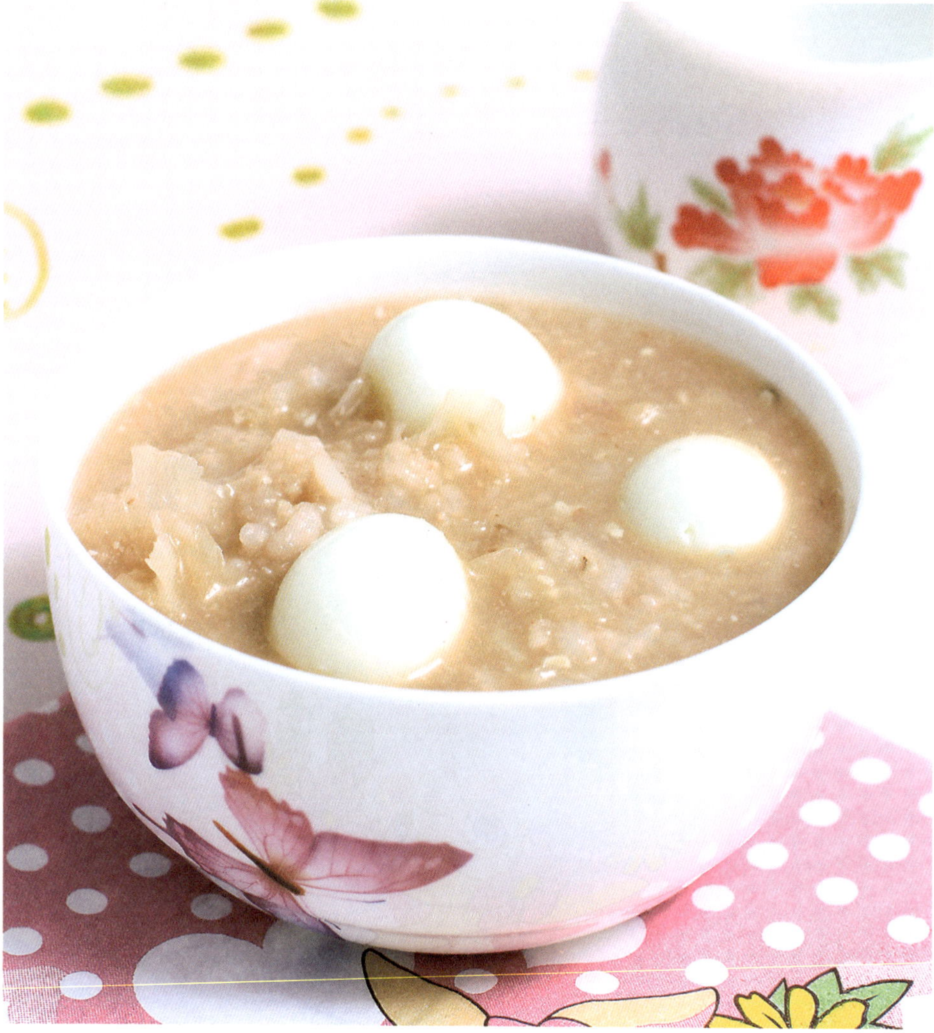

鸽蛋银耳粥

补血养胃、润肤养颜

材料 大米100克，水发银耳25克，核桃仁10克，鸽蛋5个。

调料 冰糖10克。

1. 大米洗净；水发银耳洗净，入蒸笼蒸熟，取出撕开；鸽蛋煮熟去壳；核桃仁用温水浸泡后洗净，碾碎。
2. 锅置火上，倒入适量清水煮沸，再加大米煮开，转小火，加入银耳、核桃仁碎，放入冰糖搅匀，待粥熟时，加入鸽蛋稍煮即可。

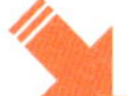

饮食注意

鸽蛋是老年人、儿童、体虚贫血者的理想营养食品，但是食积胃热者及孕妇要少吃。

松子仁粥

护脑健脑

材料 大米100克，松子仁30克。

做法

1. 松子仁洗净，沥干水；大米淘洗干净，用水浸泡30分钟。
2. 锅置火上，倒入适量清水烧沸，放入松子仁和大米，大火煮沸后转小火煮至粥黏稠即可。

厨房妙招

挑选松子仁时，以颗粒大、仁肉饱满、仁肉乳白、干燥者为佳。

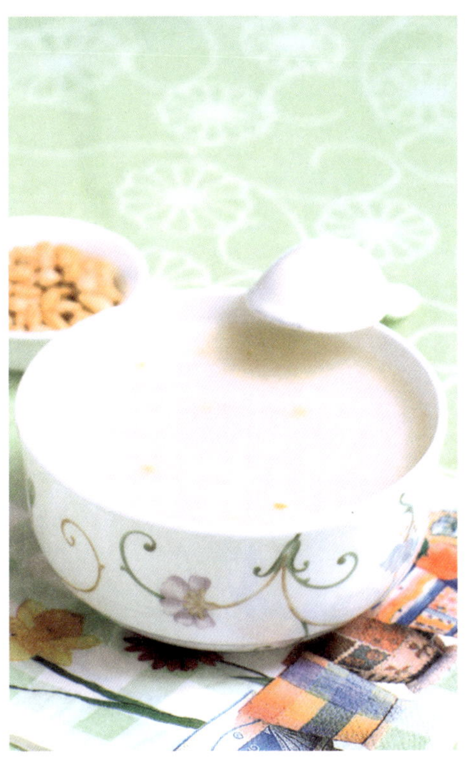

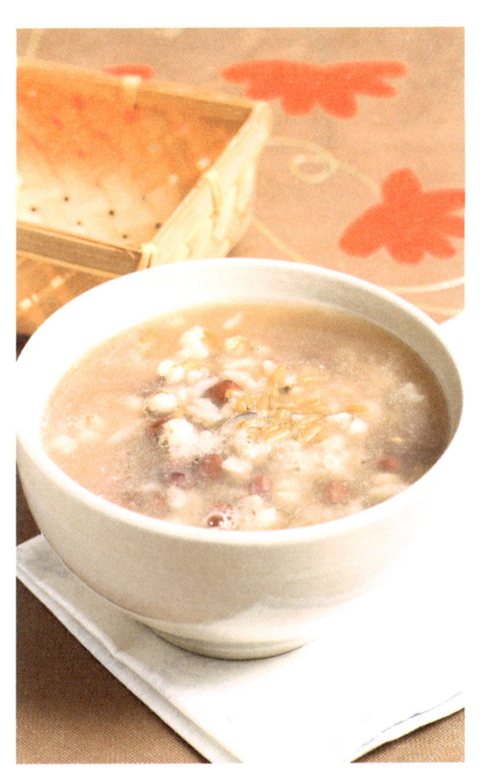

薏米燕麦红豆粥

益肝补血

材料 薏米、燕麦各30克，红豆20克，大米10克。

调料 冰糖10克。

做法

1. 薏米、燕麦、红豆、大米分别淘洗干净，薏米、红豆分别用水浸泡4小时，大米用水浸泡30分钟。
2. 锅置火上，加适量清水烧沸，放入薏米、红豆，大火煮沸20分钟，再加入大米熬煮，粥将熟时放入燕麦，煮熟后加入冰糖，小火熬煮至其化开即可。

杂米香菇粥

提高机体抗癌能力

材料 小米 50 克，大米、糯米、麦片、香菇各 20 克。

调料 葱末 5 克，盐 3 克。

做法

1. 大米洗净，浸泡 30 分钟；小米洗净；糯米洗净，浸泡 2 小时；香菇泡发洗净，切丁，待用。
2. 锅置火上，放入适量水，大火煮沸后放入大米、小米和糯米小火煮 40 分钟，加入麦片继续煮 15 分钟。
3. 最后放入香菇煮至熟，加葱末、盐拌匀即可。

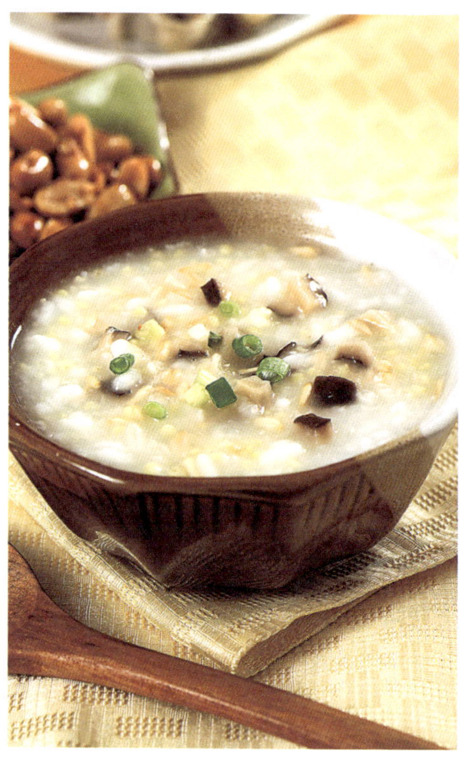

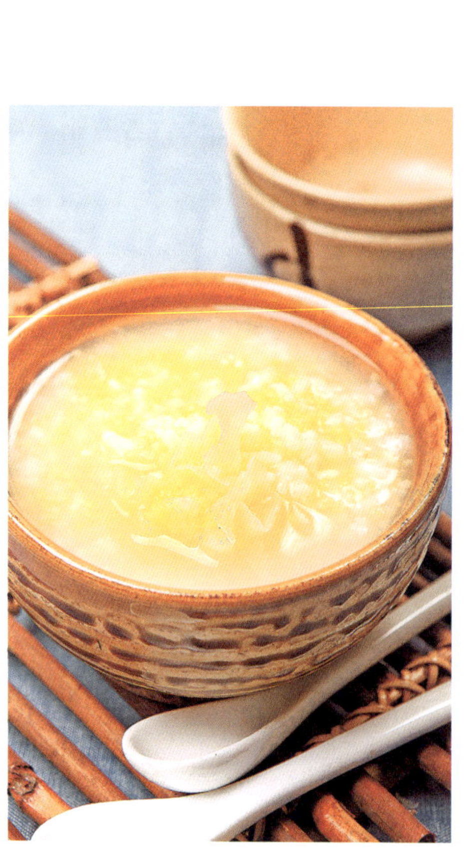

银耳粥

滋阴润肺

材料 银耳 5 克，大米 50 克。

调料 冰糖适量。

做法

1. 银耳洗净，浸泡 1 小时，待涨开，择除其根部连接部分，洗净，待用。
2. 大米淘洗干净，浸泡 20 分钟，移到火上煮沸，转小火煮 10 分钟，再加入银耳同煮至米粒软烂。
3. 加入冰糖，煮至冰糖溶化，拌匀即可。

百合南瓜粥

润肺止咳

材料 南瓜250克，糯米100克，鲜百合20克。

调料 冰糖10克。

做法

1. 鲜百合洗净，掰成小瓣；南瓜洗净，去皮和子，切块；糯米淘洗干净，用搅拌机打成粉。
2. 锅置火上，倒入适量清水用大火烧开，加糯米粉、南瓜块大火煮沸，再转小火熬煮至蓉状，加入鲜百合和冰糖，煮至冰糖全部化开即可。

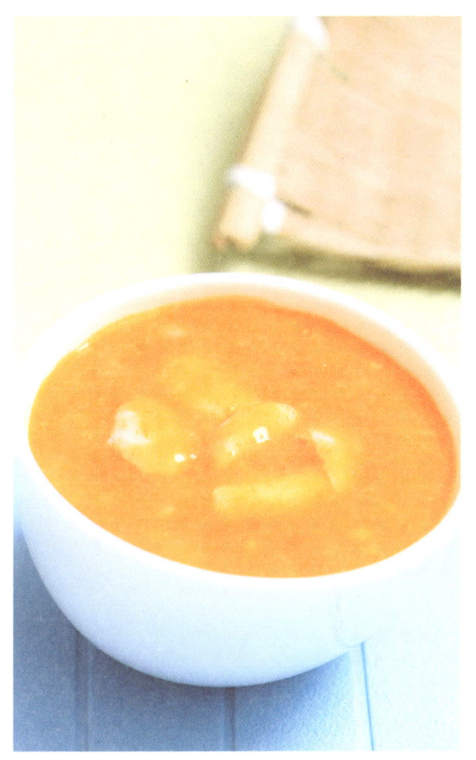

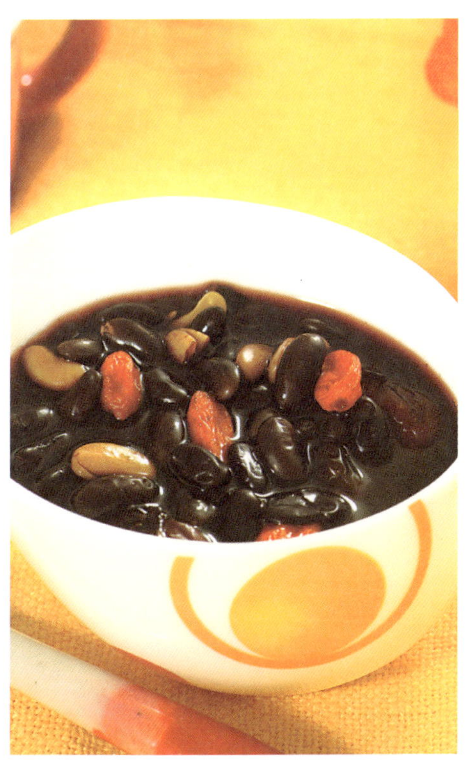

黑豆枸杞粥

补肾

材料 黑豆100克，枸杞子5克，红枣5颗。

做法

1. 将黑豆洗净，去杂质；将枸杞子、红枣冲洗干净。
2. 锅置火上，注入适量清水，将黑豆、枸杞子、红枣放入锅中，用大火将水烧沸后，改用小火熬至黑豆熟烂即可。

美味家常主食

鸡蛋南瓜软煎饼

补养气血

材料 面粉 120 克，去皮南瓜 140 克，鸡蛋 1 个，干酵母 2 克，温水 240 克。

调料 白糖 40 克。

做法

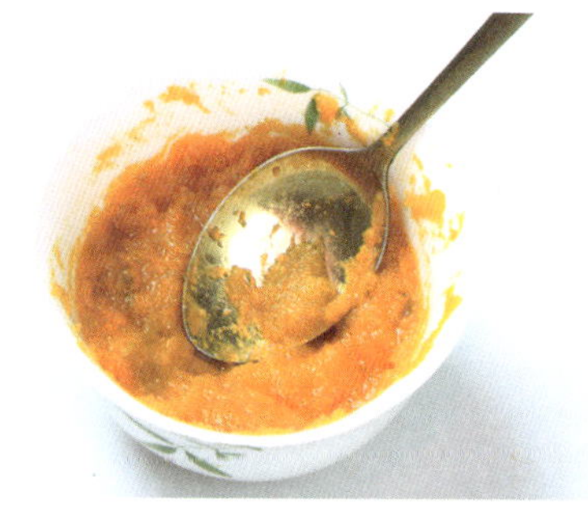

1

去皮南瓜洗净，去内瓤及子，蒸软，用勺子碾成细腻的南瓜泥。白糖、干酵母放入面粉中，再放入南瓜泥拌匀。

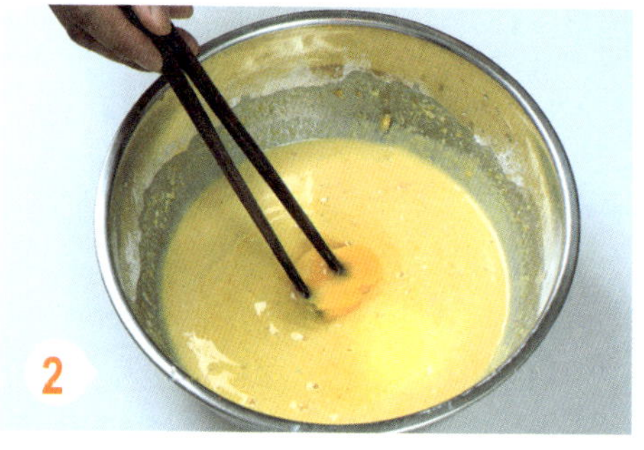

2

加入 240 克温水，用筷子搅匀成面糊，加盖醒发 2 小时。在醒发好的面糊中打入鸡蛋，搅拌均匀。

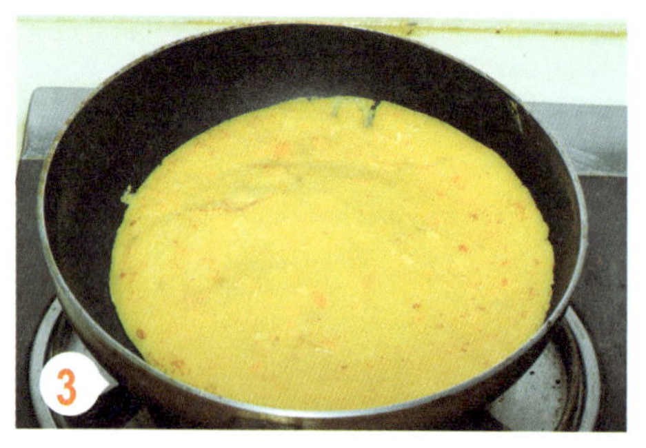

3

锅内倒油烧热，舀入一勺面糊，转动锅使面糊铺满锅底。用小火将面饼煎至底部金黄后翻面，另一面也煎成金黄色即可。

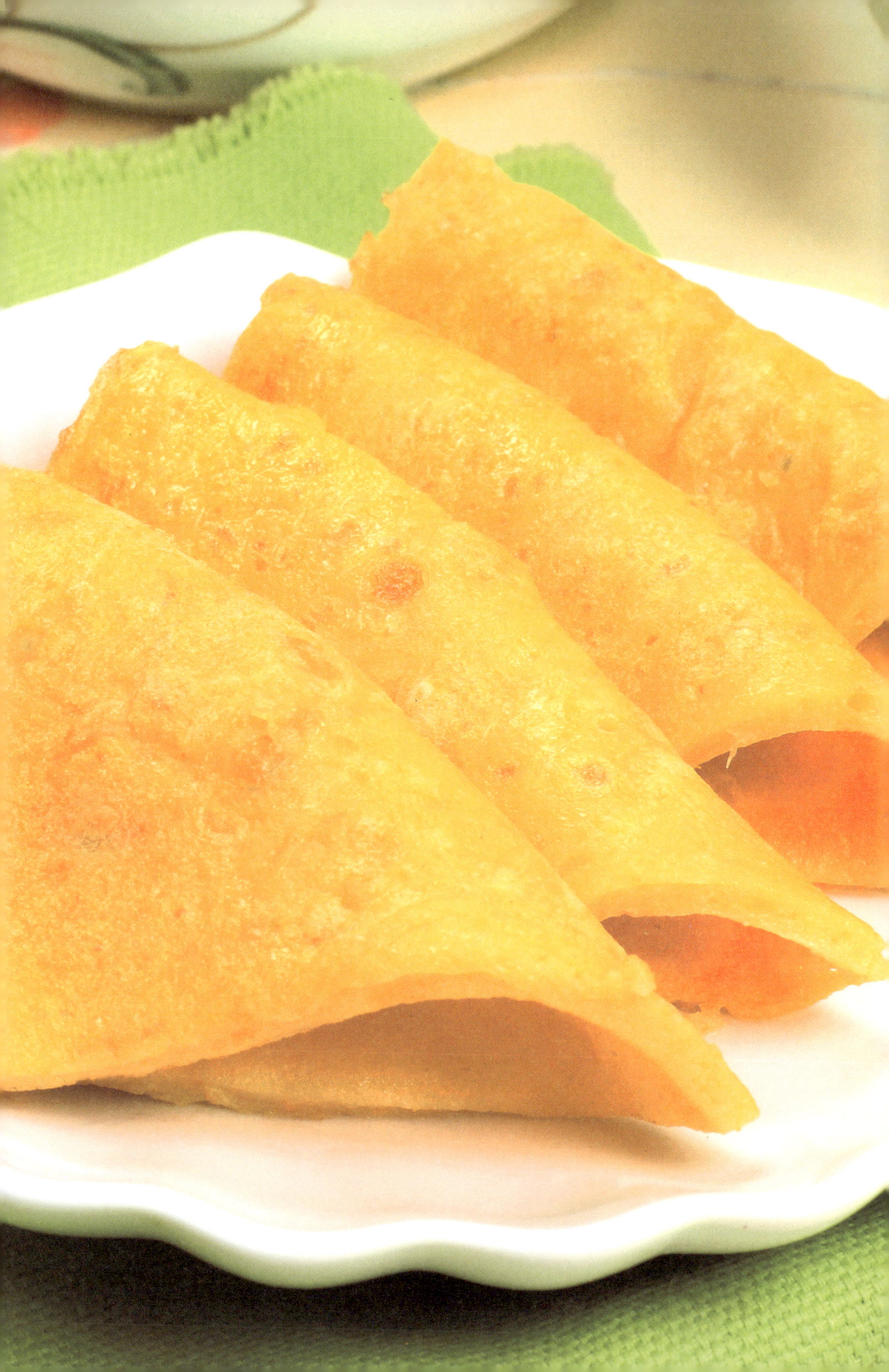

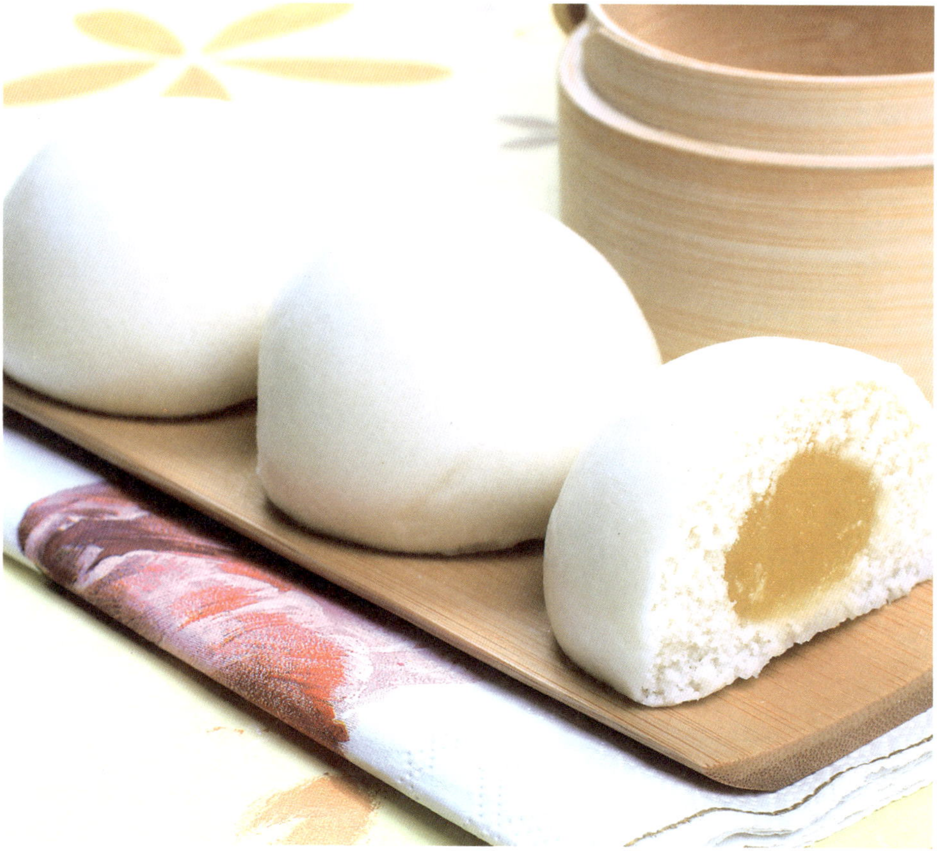

奶黄包

补血养胃，润肤养颜

材料 面粉500克，泡打粉、吉士粉、酵母粉各5克，咸蛋黄80克。

调料 奶粉、糖粉、玉米粉、澄粉各适量，黄油40克，白糖少许。

做法

1. 面粉、泡打粉拌匀，放入酵母粉、白糖，加水和匀，揉成表面光滑的面团，醒发。
2. 咸蛋黄蒸熟压碎，与黄油、糖粉、玉米粉、澄粉、奶粉、吉士粉拌匀制成馅料。
3. 将醒好的面团搓长条，下剂，擀成圆皮。包入馅料，收口捏紧，光面向上，即为奶黄包生坯。
4. 将生坯放入蒸笼里静置15~20分钟，上火蒸约8分钟即熟。醒发时间根据气候而适当调整。

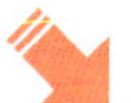

饮食注意

咸蛋黄虽然富含卵磷脂等有益的营养成分，但是胆固醇和钠的含量也较高，对胆固醇敏感性高的血脂异常患者最好不放。

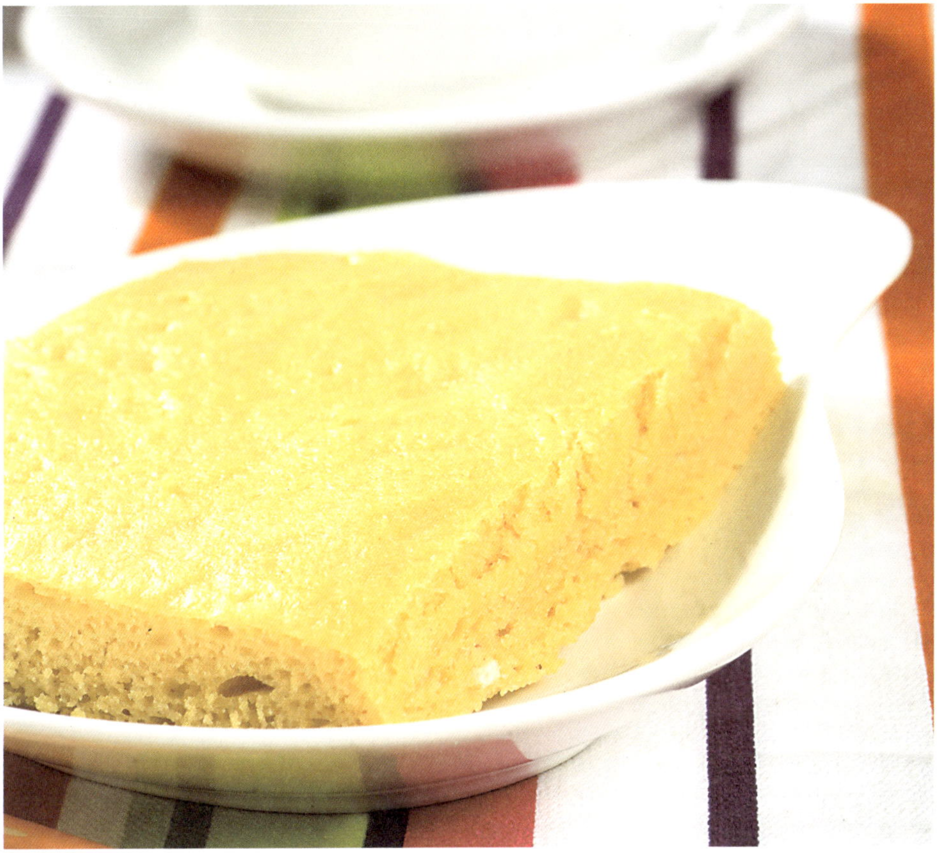

小米面发糕

补养脾胃

材料 小米面 500 克，面粉 50 克，红小豆 100 克，鲜酵母 10 克。

做法

1. 红小豆淘洗干净，浸泡 2 小时，煮熟；面粉加鲜酵母和温水和成稀面糊，静置发酵，待发酵后加入小米面和成软面团发好。
2. 将蒸锅内的水烧开，铺上屉布，把和好的面团先放入 1/3，用手蘸清水轻轻拍平；将煮熟的红小豆撒上 1/2，铺平；再放入剩余面团的 1/2 拍平；将余下的红小豆放上，铺平；最后将面团全部放入，用手拍平，盖严锅盖，用大火蒸 15 分钟即可。

饮食注意

在食用小米时，最好搭配大米、豆类等赖氨酸丰富的食物。

麻酱花卷

补养气血

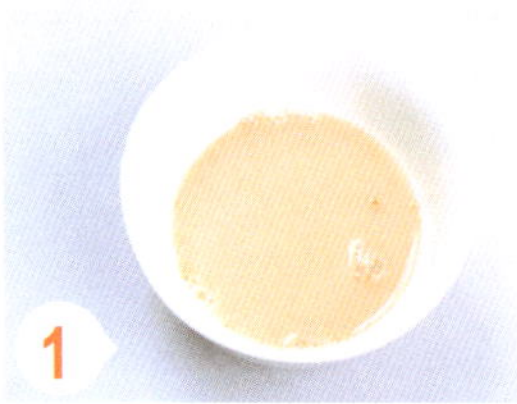

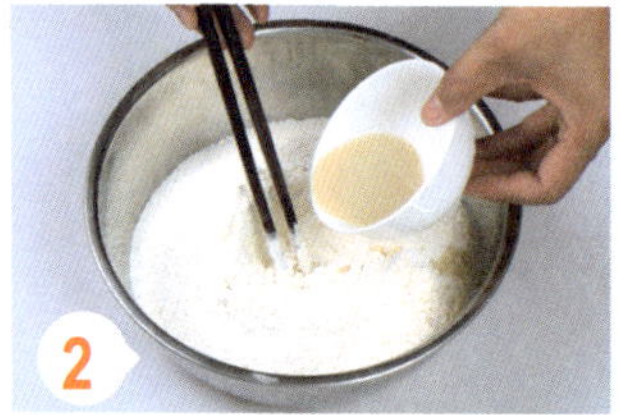

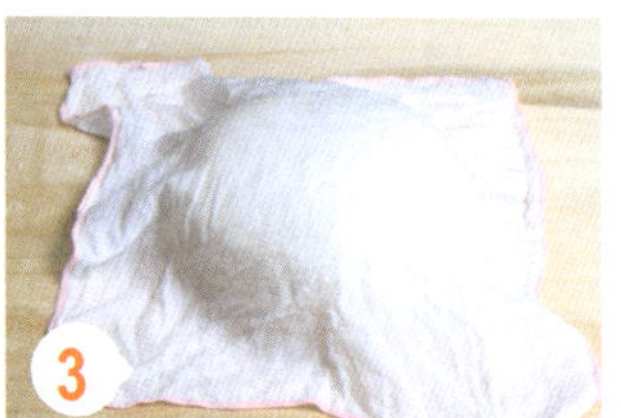

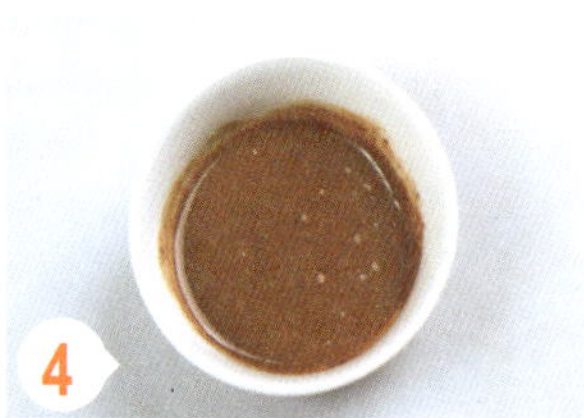

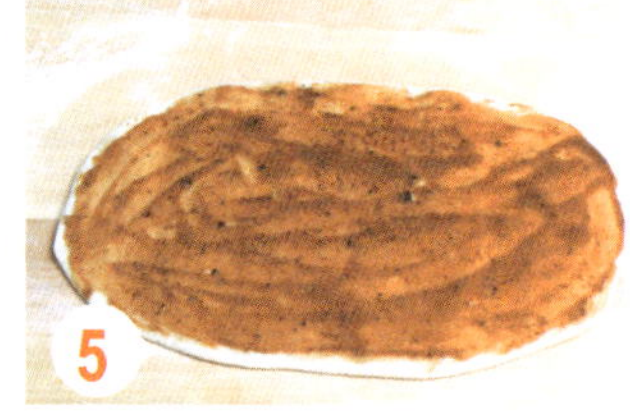

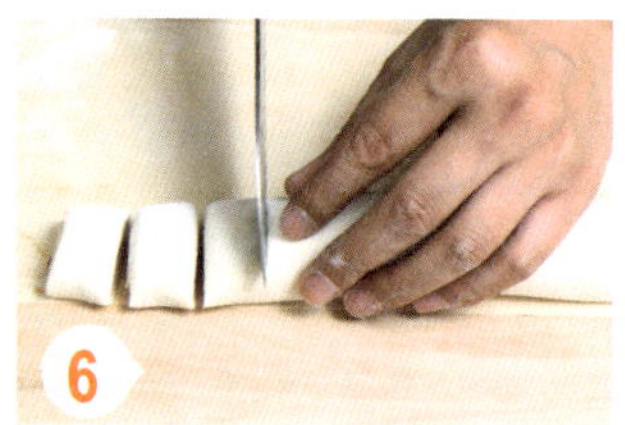

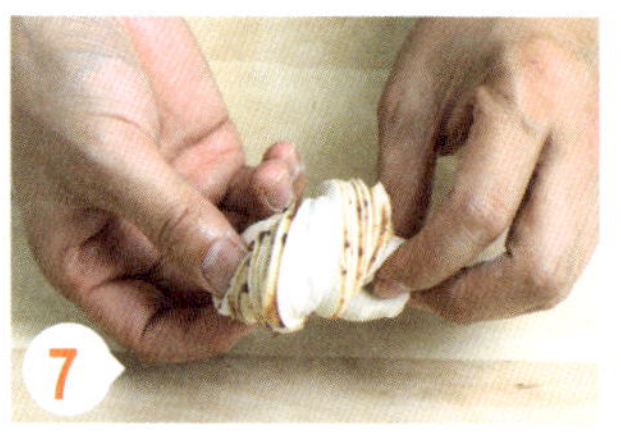

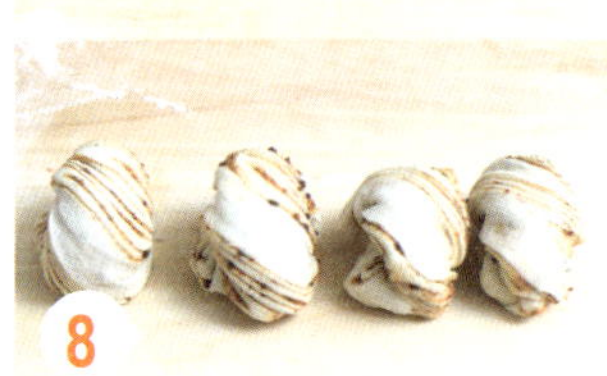

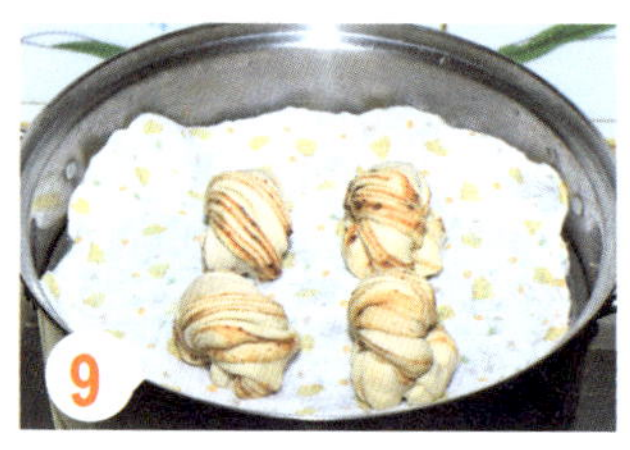

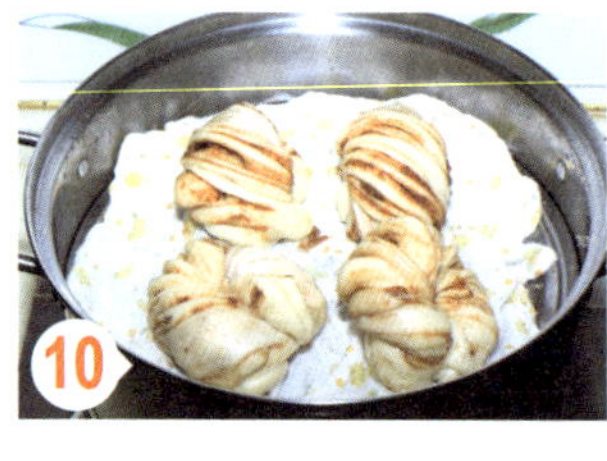

材料 面粉400克，芝麻酱50克，酵母粉5克，清水200克。

调料 红糖适量。

做法

❶ 酵母粉加适量清水化开。

❷ 将面粉加酵母水和匀，揉成面团。

❸ 盖上湿布，醒发2小时。

❹ 芝麻酱倒入小碗中，加油和红糖搅匀。

❺ 将面团揉匀，擀成长方形面片，把调好的芝麻酱倒在面片上抹匀。

❻ 将面片卷起，切条。

❼ 反向拧成花卷生坯。

❽ 将其他剂子也拧成花卷生坯。

❾ 将生坯放入蒸锅中醒发10分钟（或依据天气而定）。

❿ 大火蒸8~10分钟即可。

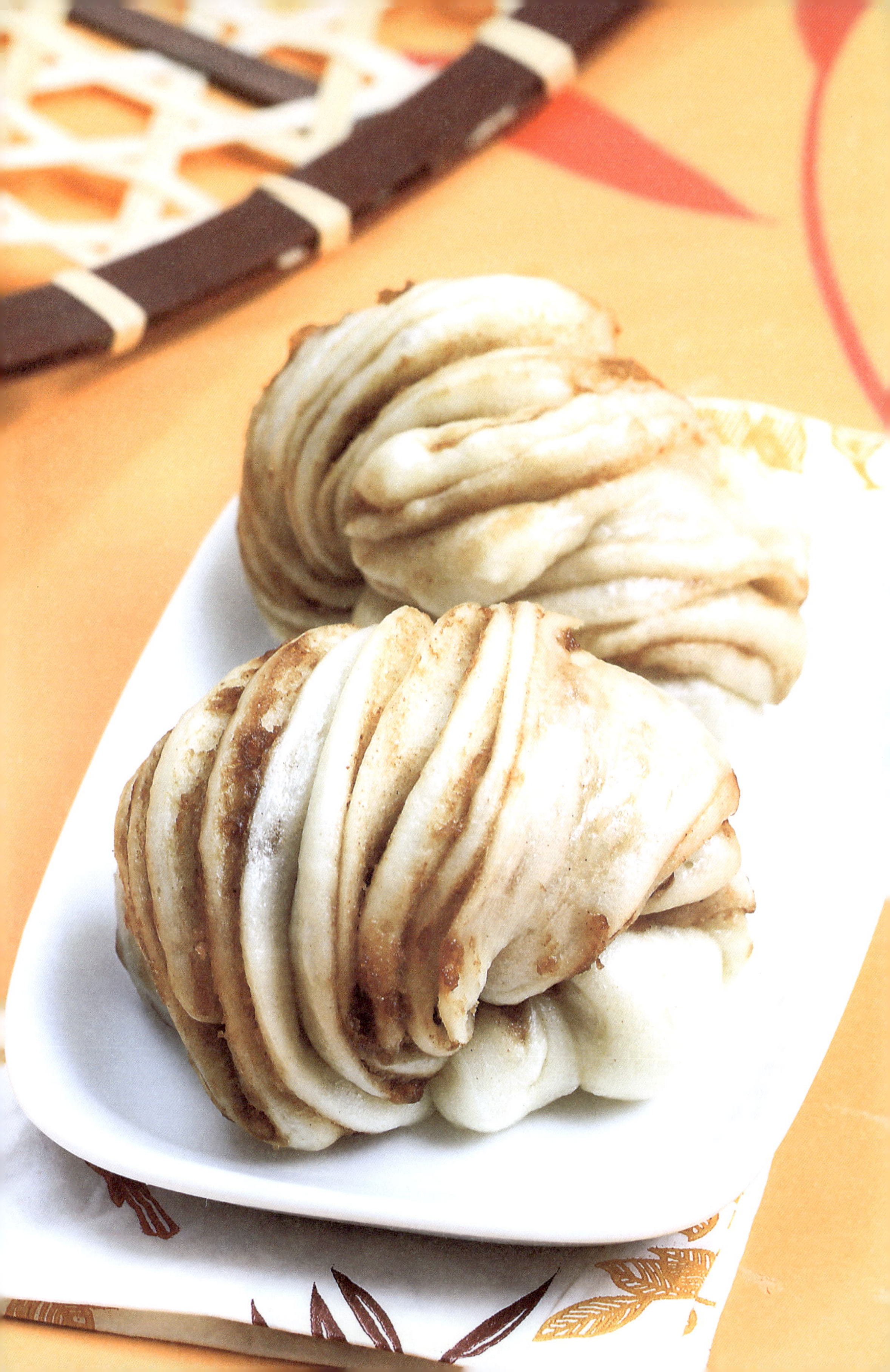

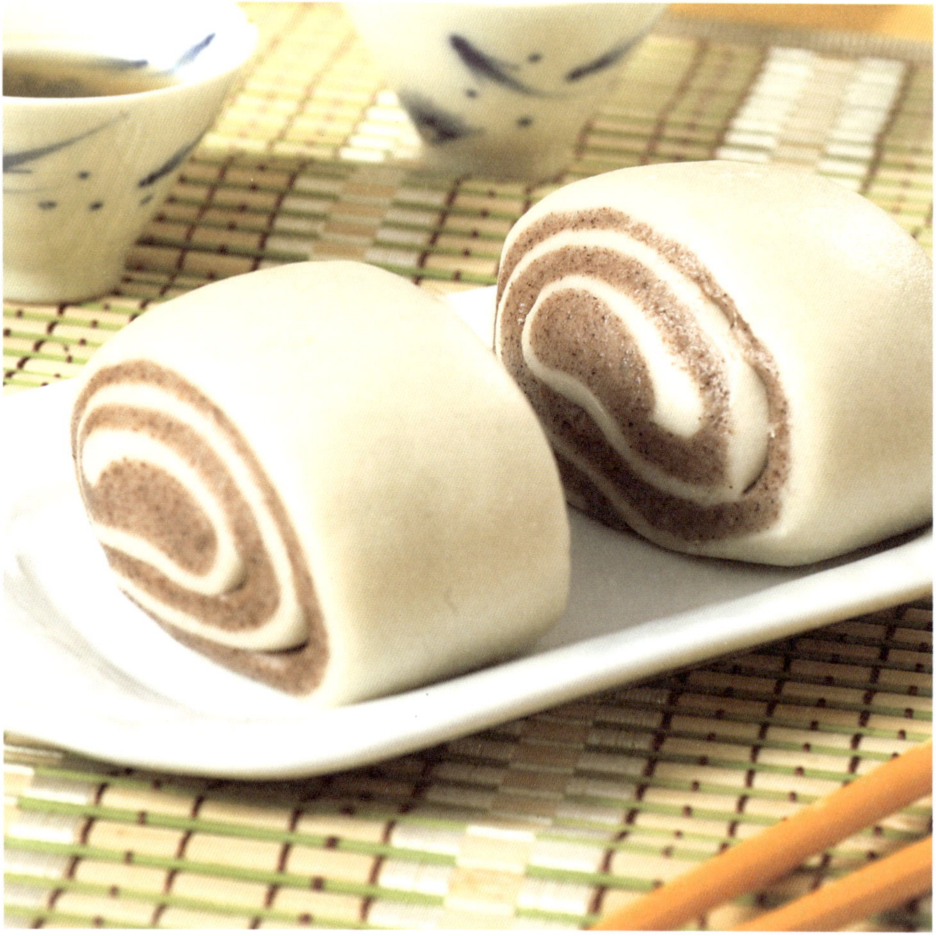

双色馒头

补充能量

材料 面粉400克，巧克力酱200克，发酵面（老面）适量。

做法

1. 将发酵面（老面）加面粉、水和成面团，取一半，加入巧克力酱，揉成咖啡色面团。
2. 将两种颜色的面团，分别揉成长条形，再用擀面杖分别将其擀成长条面片。
3. 将两种颜色的面片叠放在一起，横向卷起成直径两三厘米的长条，切成小块，饧20分钟后，上锅蒸熟即可。

厨房妙招

可以根据自己的口味变换材料，如将巧克力酱换成咖啡粉等。

小米黄豆面煎饼

补脑、改善体力

材料 小米面 200 克，黄豆面 40 克，干酵母 3 克。

调料 白糖 30 克。

做法

1. 米面、黄豆面、白糖和干酵母放入面盆中，用筷子将其混合均匀。
2. 加入清水搅拌，直到搅拌成均匀无颗粒的糊状，发酵 4 小时，然后将发酵好的面糊再次搅拌均匀。
3. 锅内倒油烧至四成热，用汤勺舀入面糊，使其自然形成圆饼状。开小火，将饼煎至两面金黄即可。

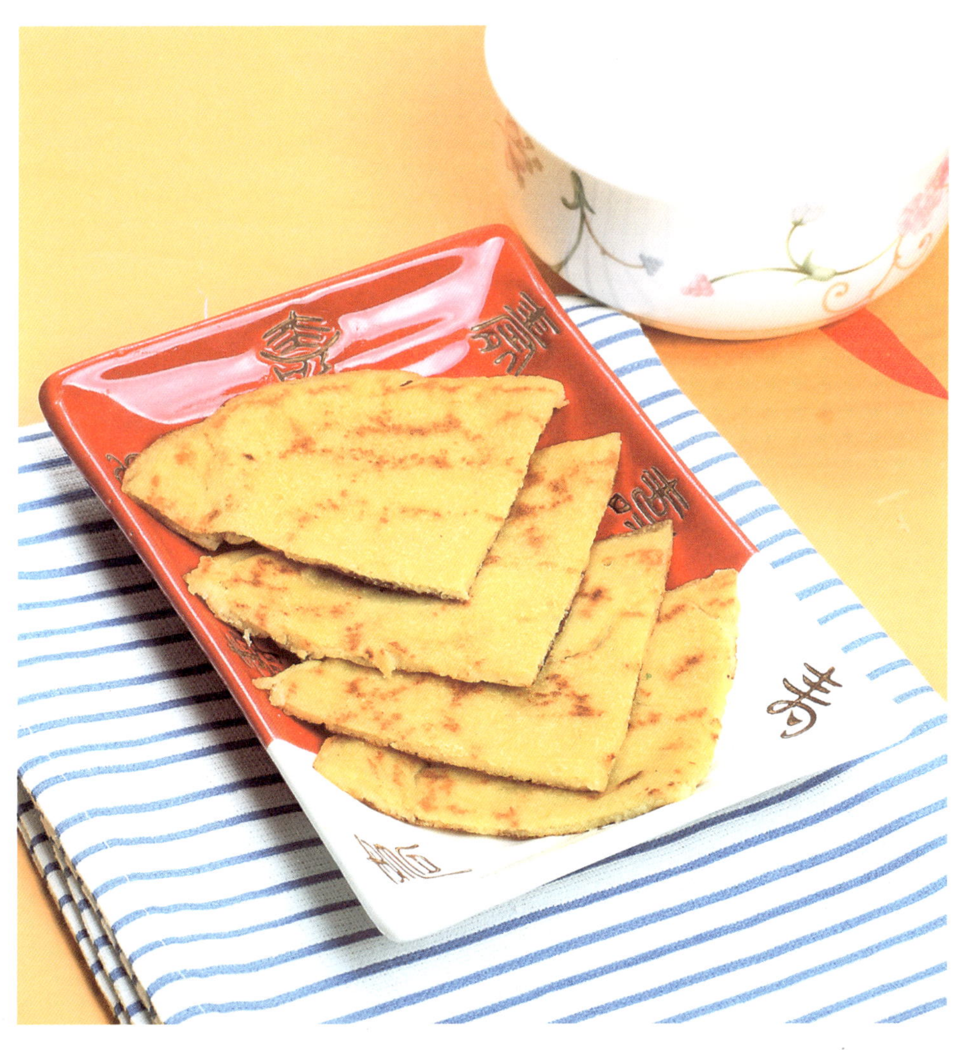

金银卷

补充体力

材料 面粉500克，水220克，酵母粉6克（或干酵母4克），原味炼乳适量。

做法

1. 酵母粉用少许清水化开，面粉放入盆中，加入酵母水。
2. 用筷子搅匀面粉，再分次加入剩余清水，边加水边用筷子搅拌，直到成为雪花状的小面疙瘩。
3. 用手揉成均匀的面团，加盖或者拧干的湿布醒15分钟，再次揉匀。
4. 加盖醒发两三小时，发酵至面团如原体积2倍大。
5. 发酵好的面团内部呈均匀的蜂窝状。
6. 将发酵好的面团用压面机反复压五六次，再用手揉匀（或直接用手揉），至面团内基本无气泡。
7. 将揉好的面团放到案板上，擀成厚约5毫米的长方形面片。
8. 从长边开始将面片紧紧卷起，卷成长条状。
9. 用刀将长条切成数个大小一致的花卷生坯，盖湿布醒发20~30分钟。

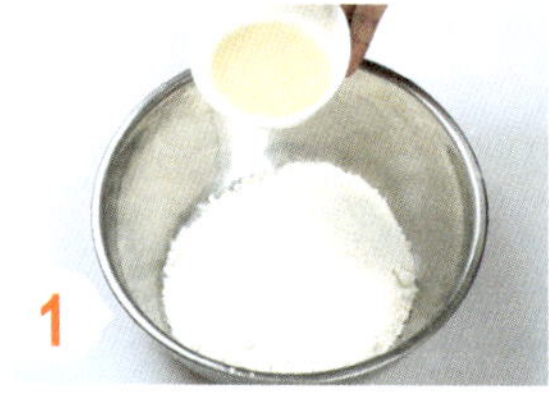
1

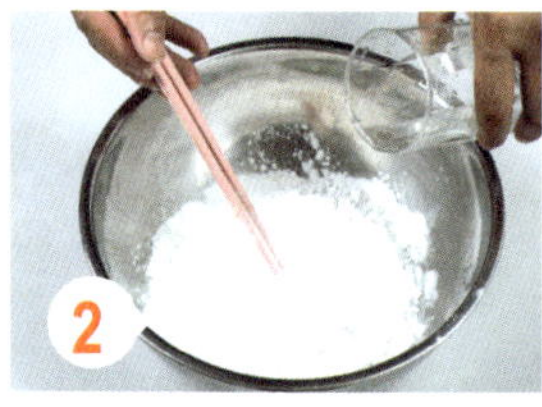
2

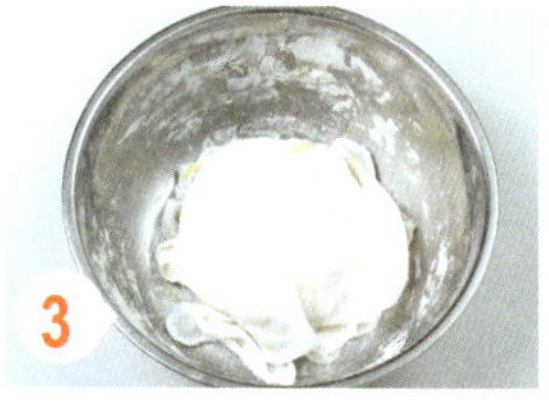
3

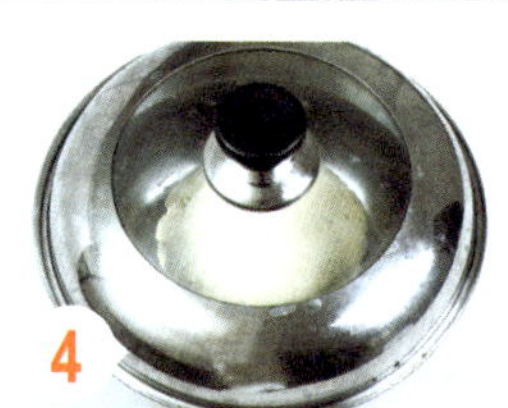
4

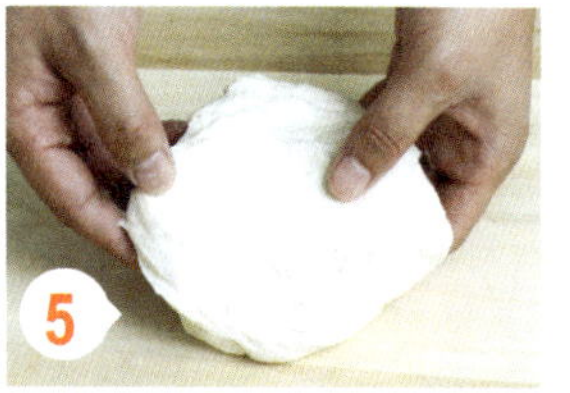
5

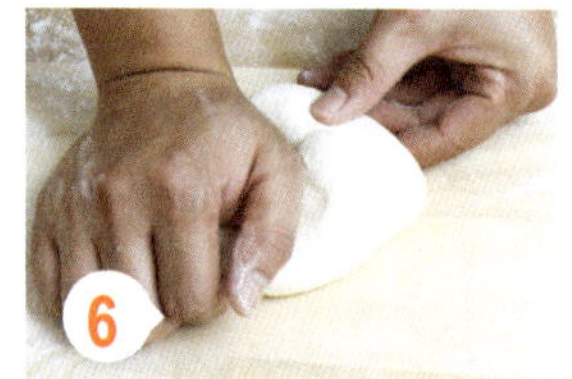
6

7

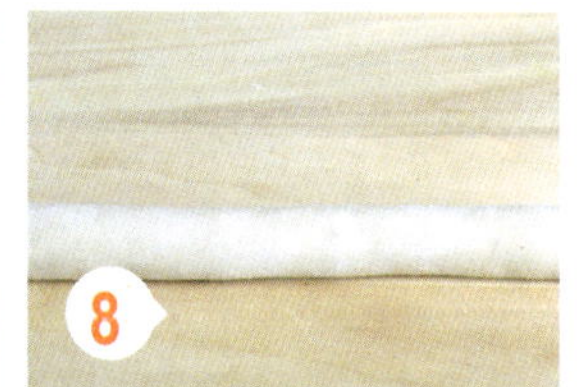
8

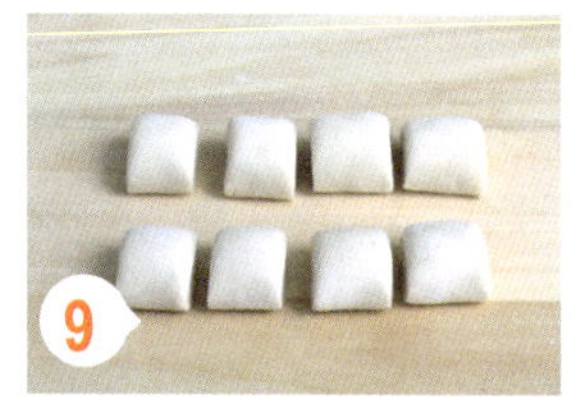
9

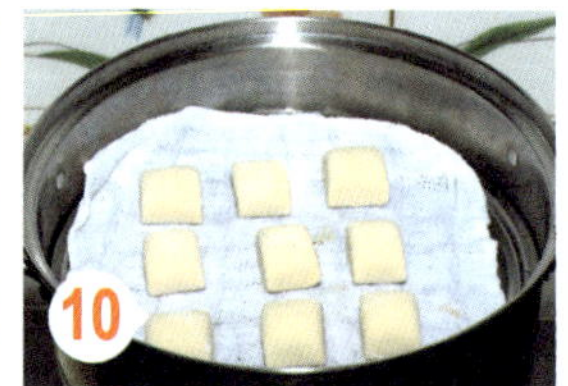
10

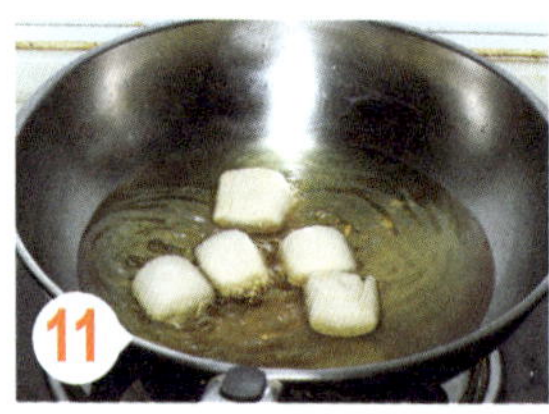
11

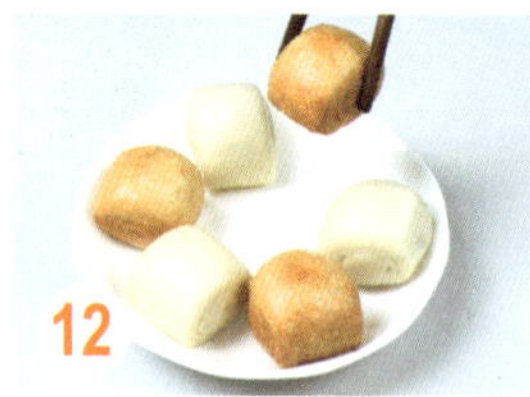
12

10 醒好的花卷生坯放在铺好湿屉布的笼屉上，生坯之间一定要留至少一指的空隙，入凉水蒸锅，加盖，大火烧开后转小火蒸 10 分钟，关火 3 分钟以后再开盖，立即取出放在帘子上。

11 锅内放入足量的油烧至六成热，分次放入一半蒸好的花卷。

12 炸至花卷表皮呈金黄色时捞出，放厨房用纸上吸去多余的油，与刚蒸好的剩下的花卷一起装盘。将原味炼乳挤入小碟中，随金银卷一起上桌即可。

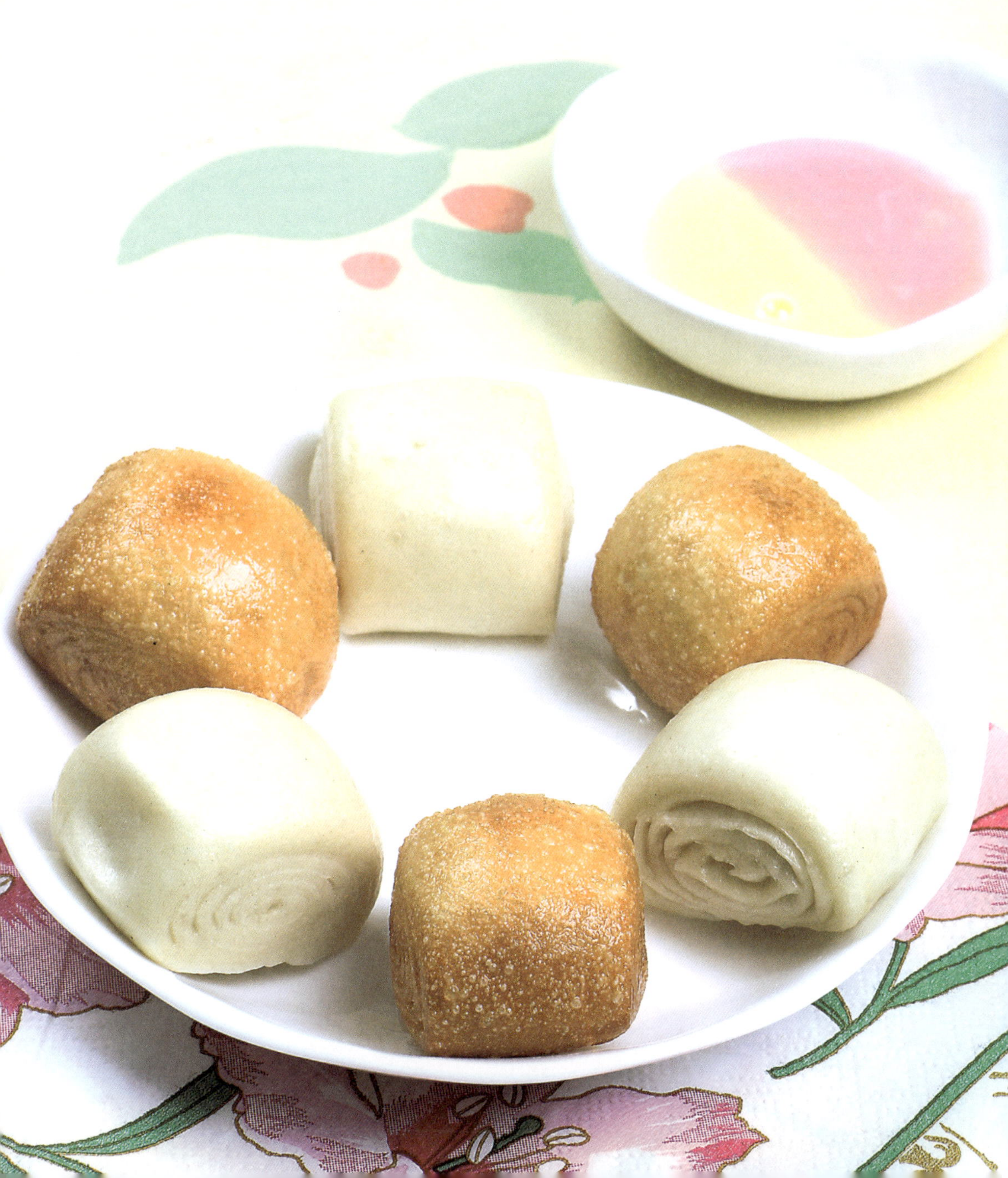

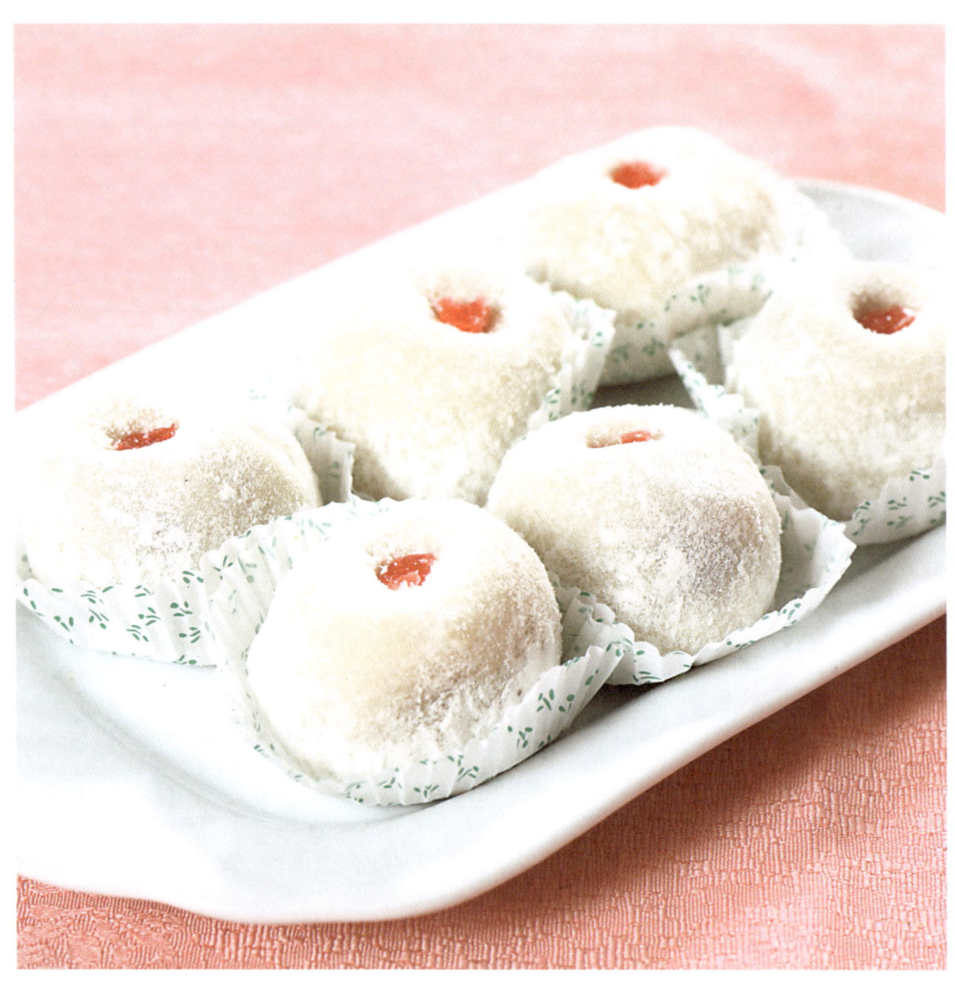

艾窝窝

调理脾胃

材料 糯米300克，面粉100克，果脯200克，山楂糕50克，核桃仁碎、瓜子仁各适量，枸杞5克。

调料 蜂蜜适量。

做法

1. 糯米洗净，浸泡2小时，入蒸锅蒸熟后，取出，放入干净的豆包布中，待稍晾后，用手搓烂。
2. 蒸锅放屉布，放面粉蒸熟盛出。
3. 果脯切成绿豆大的丁，用蜂蜜拌匀；山楂糕切小丁；枸杞用温水泡一下备用。
4. 将揉过的糯米团制成数个小剂子，每个剂子用手压扁包入果脯丁、山楂丁、核桃仁碎、瓜子仁，收口后，攥成圆形，滚上一层熟面，上面放上枸杞点缀即可。

家常手擀面

补充能量

材料 面粉500克。

调料 韭菜鸡蛋卤适量。

做法

1. 把面粉倒入盆中，加水和好，揉成面团，用湿布盖上，饧30分钟。
2. 案板上撒些干面粉，把饧好的面取出来，充分揉透，压扁，用擀面杖擀到2~3毫米厚。
3. 把擀好的面皮像折扇子一样折叠起来，左手按住面皮，右手持刀切成均匀的细条，然后撒上干面粉，把面条抖开。
4. 锅中加适量清水煮开，将面条煮熟即可。吃时放入韭菜鸡蛋卤。

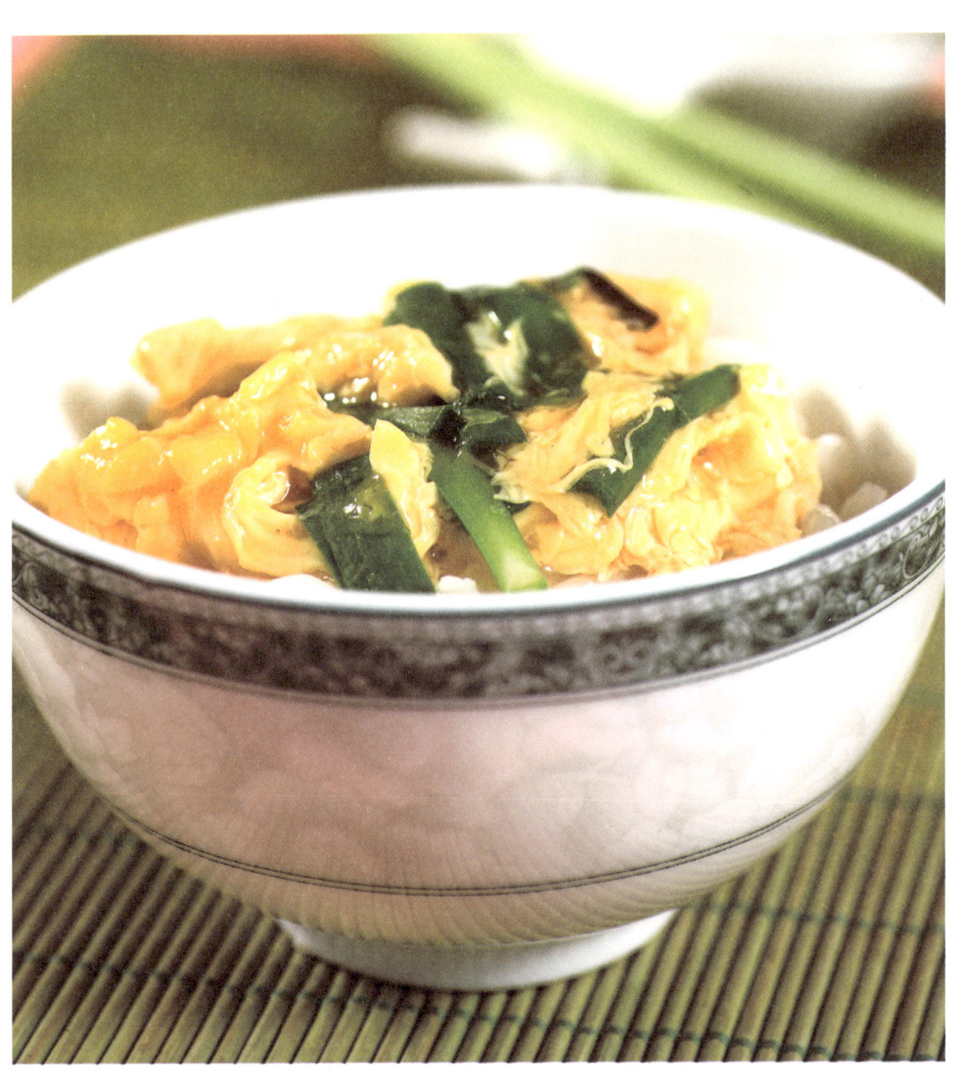

养生点心

电饭锅蛋糕

补充能量及蛋白

材料 面粉300克，鸡蛋2个。

调料 白糖、酵母、植物油各适量。

做法

1. 鸡蛋洗净，磕入碗内成蛋液，用打蛋器搅打15~20分钟。
2. 面粉、白糖、酵母搅拌，倒入蛋液，从底部顺着一个方向往上搅打几分钟，盖上保鲜膜饧发40分钟。
3. 电饭锅内涂一层植物油，将面浆倒进锅中，按下电饭锅的煮饭键，因为面浆中没有加水，电饭锅很快会显示煮熟，只要重复按煮饭键两次就可以了。最后用保温键再焖30分钟即可。

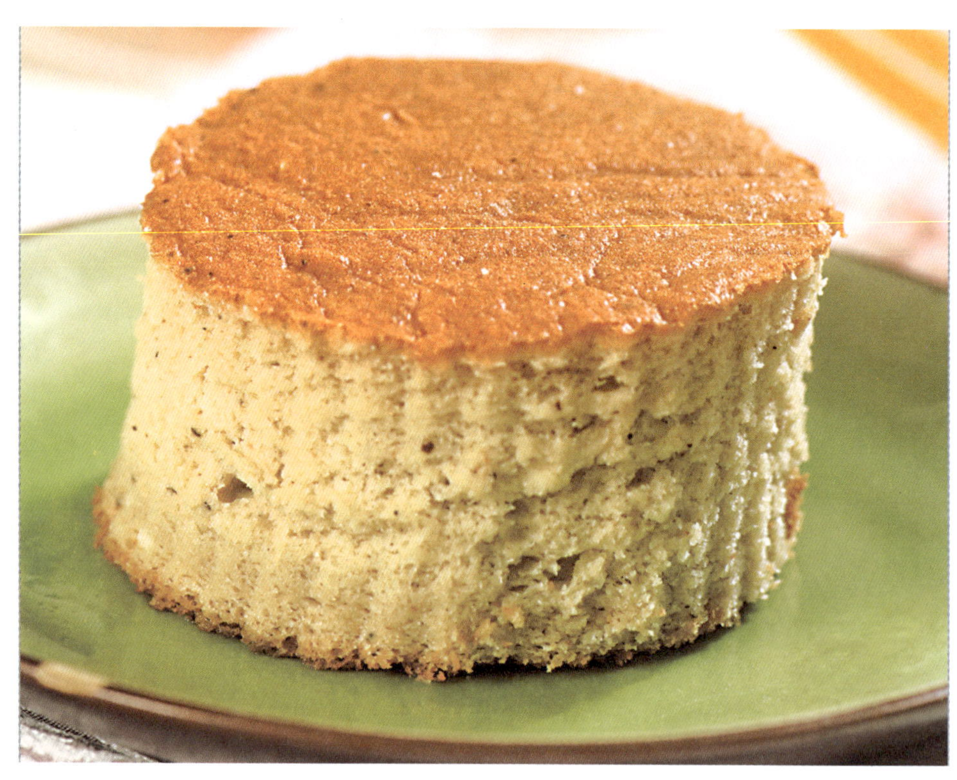

桂花红豆糕

补养气血

材料 糯米粉、大米粉各500克，红豆、白糖各100克。

调料 糖桂花15克。

做法

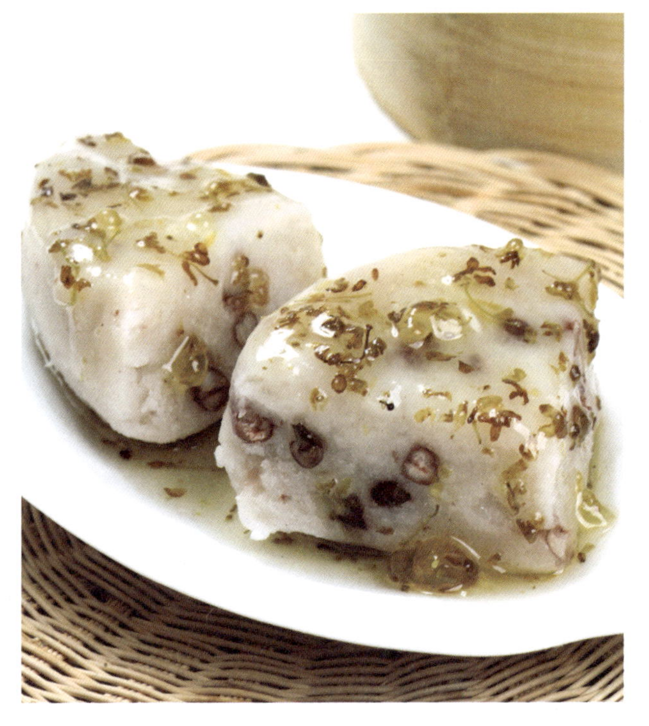

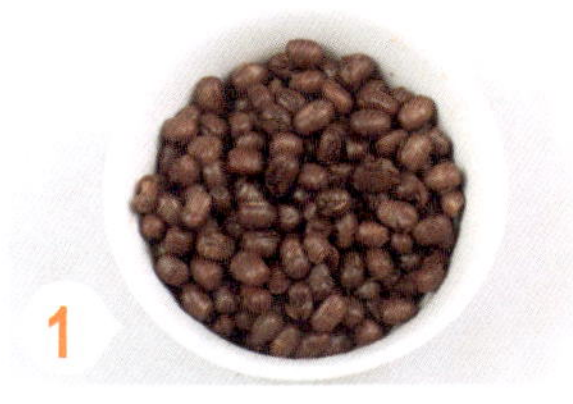

1 红豆洗净，煮烂备用。

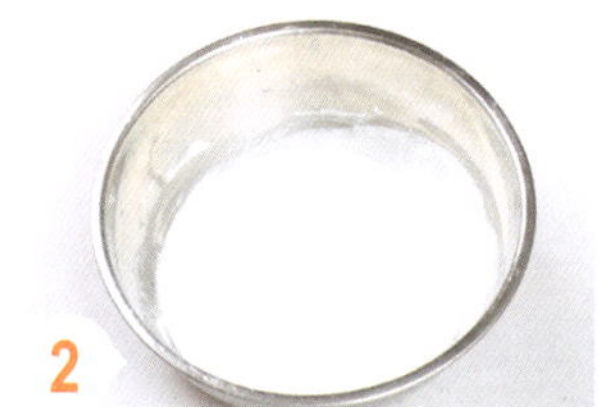

2 将糯米粉、大米粉、白糖倒入盆中，拌匀。

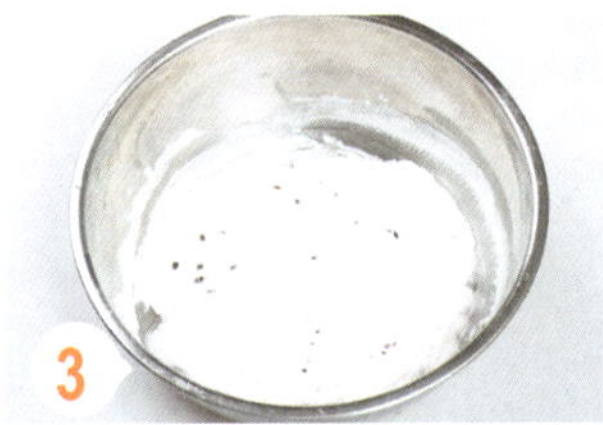

3 分次倒入清水，用双手拌揉至水全部吃进。把煮烂的红豆倒入，拌匀。

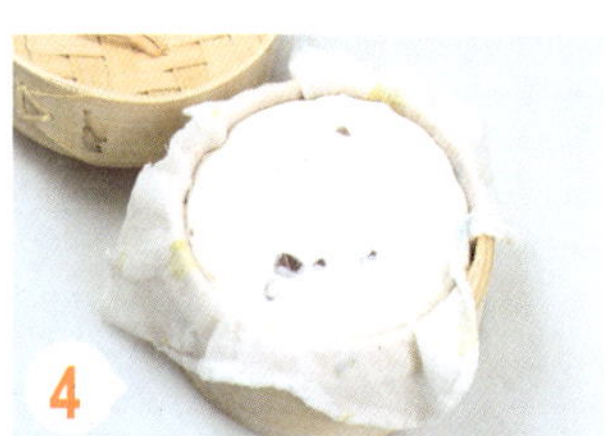

4 在蒸笼中垫上蒸布，倒入拌匀的糕料。

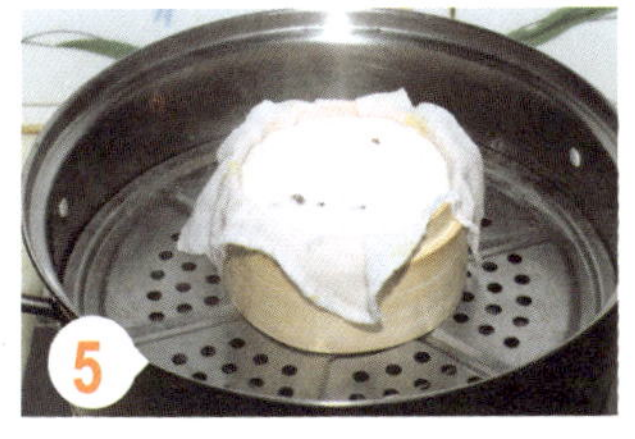

5 将蒸笼放入蒸锅上，不加盖用大火蒸20分钟左右。

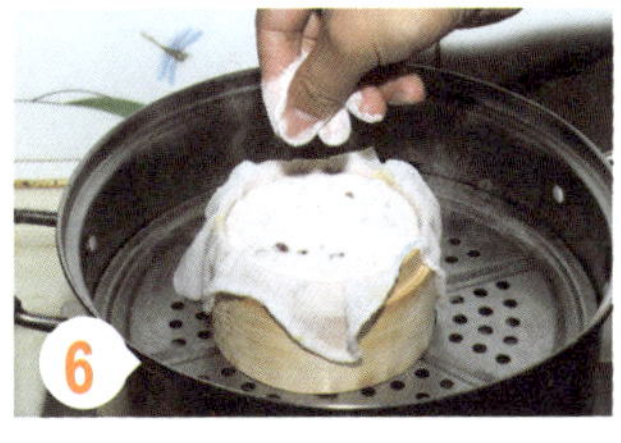

6 待蒸汽直冒、糕料表面呈淡红色时，均匀撒上糕粉，加盖略蒸片刻出锅。

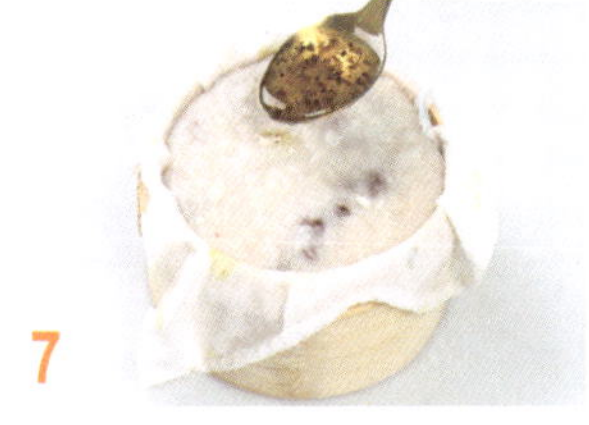

7 撒上糖桂花，切块即可食用。

蒸豆沙圆子

有益心脏健康

材料 糯米粉200克，豆沙馅50克，巧克力碎适量。

做法

1. 糯米粉加适量清水合成面团，制成剂子。
2. 糯米粉剂子中包入豆沙馅，制成球形。
3. 将糯米粉剂子上笼蒸熟。
4. 待稍凉，取出，撒上巧克力碎即可。

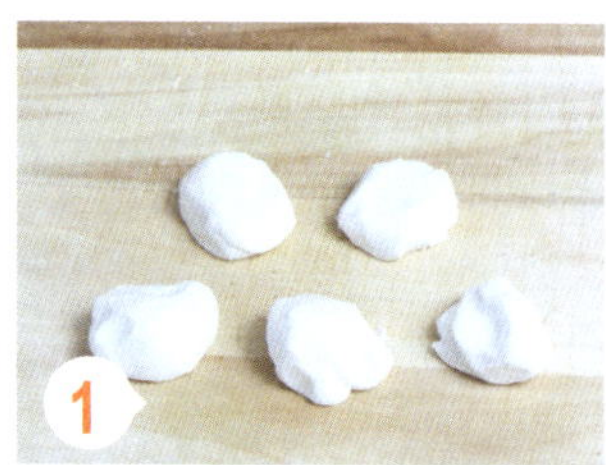

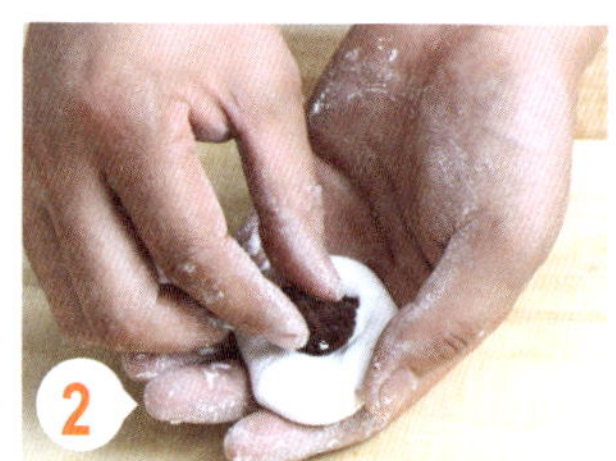

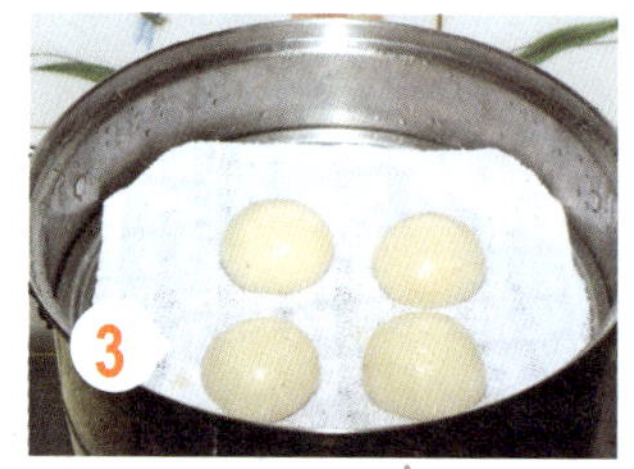

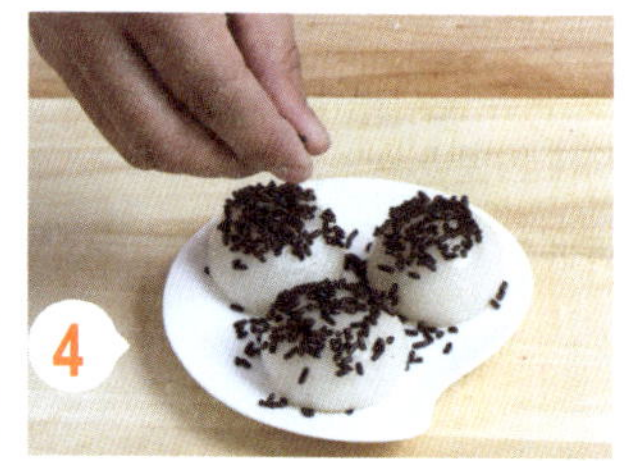

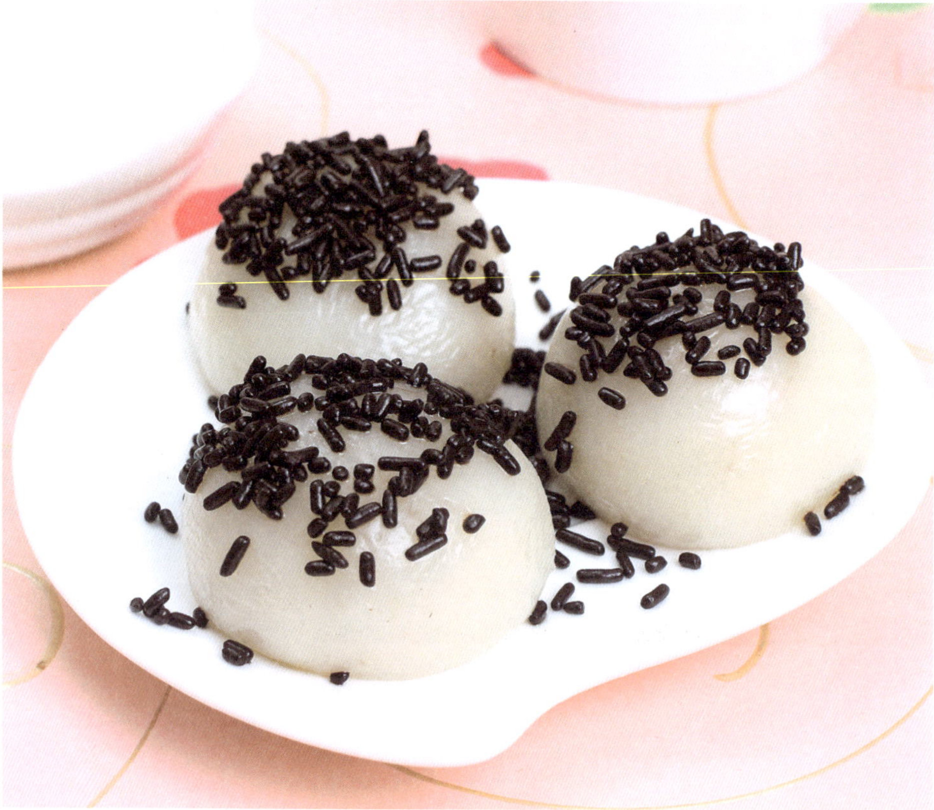

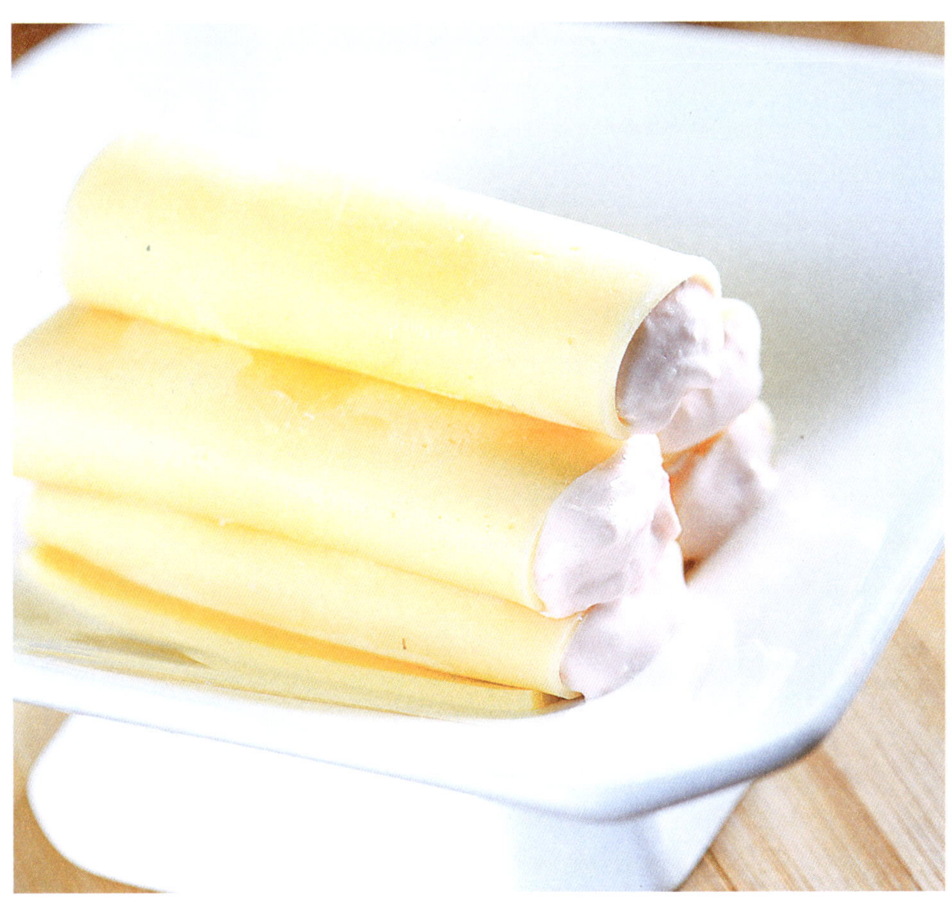

美味奶酪卷

补充能量

材料 草莓5颗，里科塔奶酪125克，奶酪片10片。

调料 柠檬汁5毫升，细砂糖8克，盐1克。

做法

1. 草莓逐个清洗干净，去蒂，切丁；奶酪片卷成空心圆筒状，竖着摆放在盘中。
2. 汤锅内放入草莓、细砂糖、盐后置火上，淋入柠檬汁和15毫升清水加热至细砂糖融化，离火凉至温热，放入料理机中搅打成泥状，用网筛过滤，自然冷却。
3. 冷却好的草莓泥倒入大碗中，加入里科塔奶酪搅拌均匀，取适量装进裱花袋中，用剪刀在裱花袋带有尖角形的一端剪一个小口，把袋中的草莓奶酪泥挤入奶酪片卷成的空心圆筒中即可。

绿豆糕

凉血清热

材料 绿豆100克。

调料 白糖、香油、蜂蜜、饴糖各适量。

做法

1. 绿豆洗净，浸泡4小时。
2. 锅内加适量清水，放入绿豆熬煮至熟。
3. 盛出绿豆，摊开晾干，脱去豆皮，碾成绿豆粉。
4. 将白糖掺入绿豆粉中拌匀。
5. 在拌匀的绿豆粉中间挖一坑，加入香油、蜂蜜和饴糖拌匀成胚。
6. 倒入模具中按平，磕出即可。

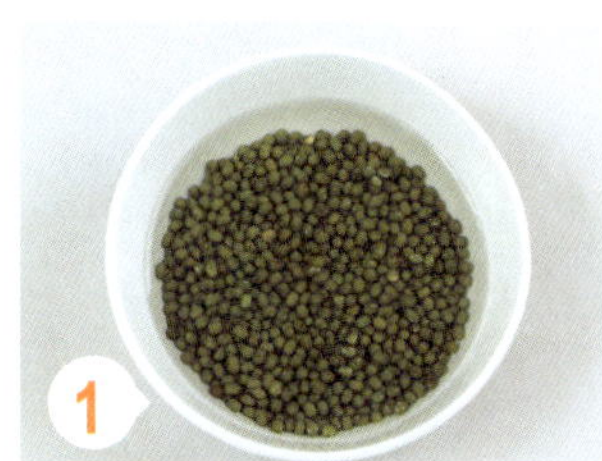
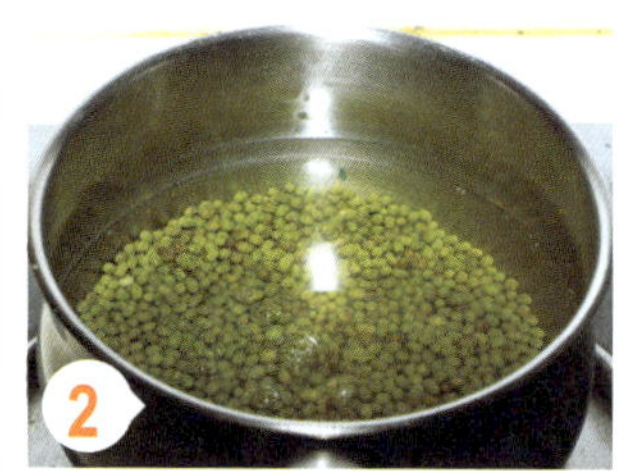
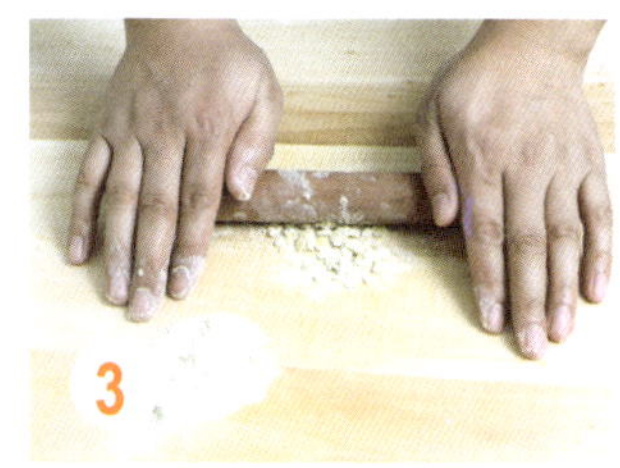
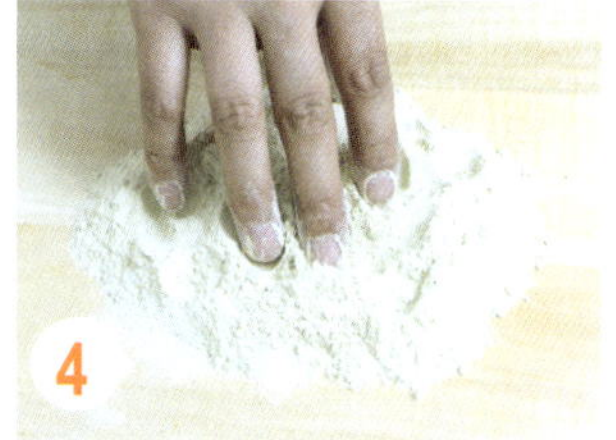
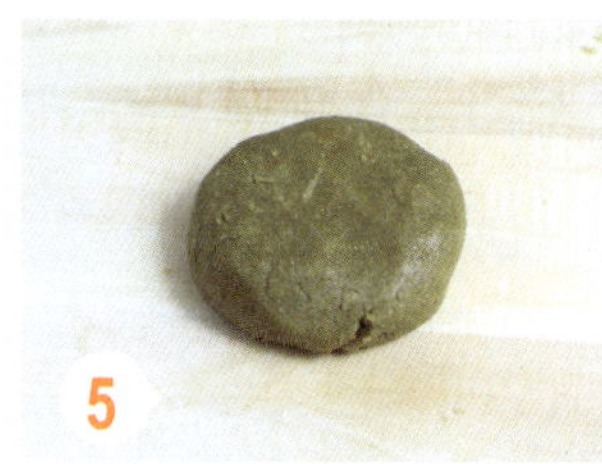
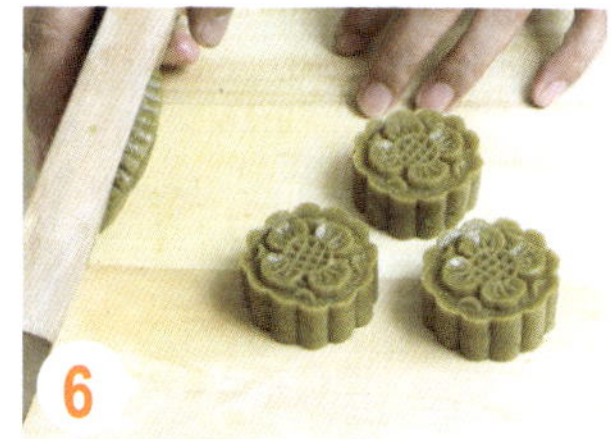
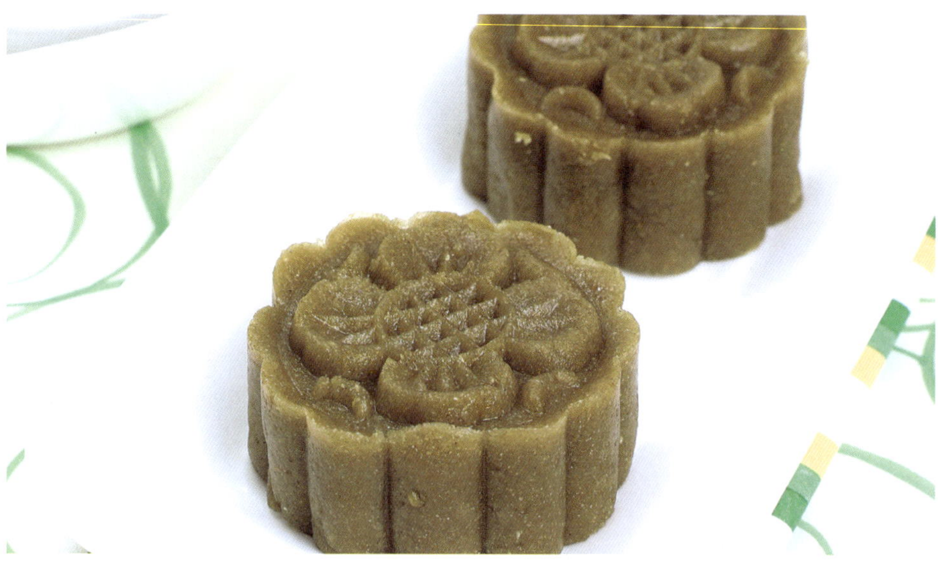

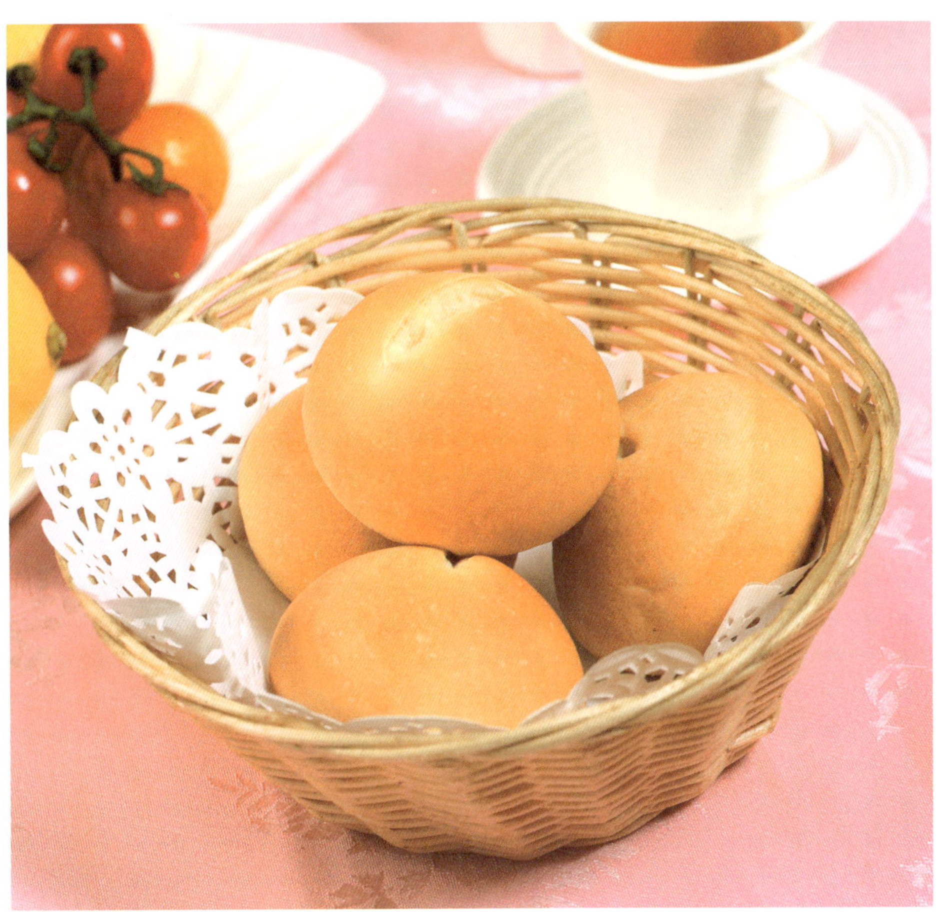

雪球小面包

补充体力

材料 高筋面粉150克，鸡蛋液15克，细砂糖25克，黄油15克，干酵母3克，盐2克。

做法

1. 黄油提前从冰箱中拿出放软，切碎。
2. 取面盆，倒入所有材料搅拌均匀，揉成表面光滑、用手小心地抻开可以将面拉成薄膜的面团（扩展阶段），盖上湿布，放在室温下醒发至原面团体积的2倍大。
3. 将醒发好的面团拍扁排气，等分为每个30克的小面团，揉圆制成面包生坯，彼此留有约2厘米的空隙摆放在烤盘中，放在室温下醒发15分钟，在醒发好的面包生坯表面划上一刀。
4. 烤箱预热至180℃，将烤盘放在烤箱中层，烤10~12分钟即可。

蛋黄饼干

补充蛋白质

材料 低筋面粉100克，细砂糖50克，黄油40克，蛋黄3个，香草粉3克，盐1克。

做法

1. 蛋黄打散；低筋面粉、香草粉过筛后备用。
2. 黄油提前从冰箱中拿出放软，切碎，用蛋抽打散，加细砂糖搅打至体积膨大且呈浓稠状，分3次加入打散的蛋黄搅拌均匀。
3. 放入盐及过筛后的低筋面粉和香草粉，用橡皮刮刀搅拌成面糊。
4. 将圆口形的裱花嘴放进裱花袋中，再装入搅拌好的面糊，在铺上油纸的烤盘中挤成若干小圆饼形，制成蛋黄饼干生坯，码入烤盘。
5. 烤箱预热至220℃，放入烤盘，放在烤箱的上层，烘烤5分钟即可出炉。

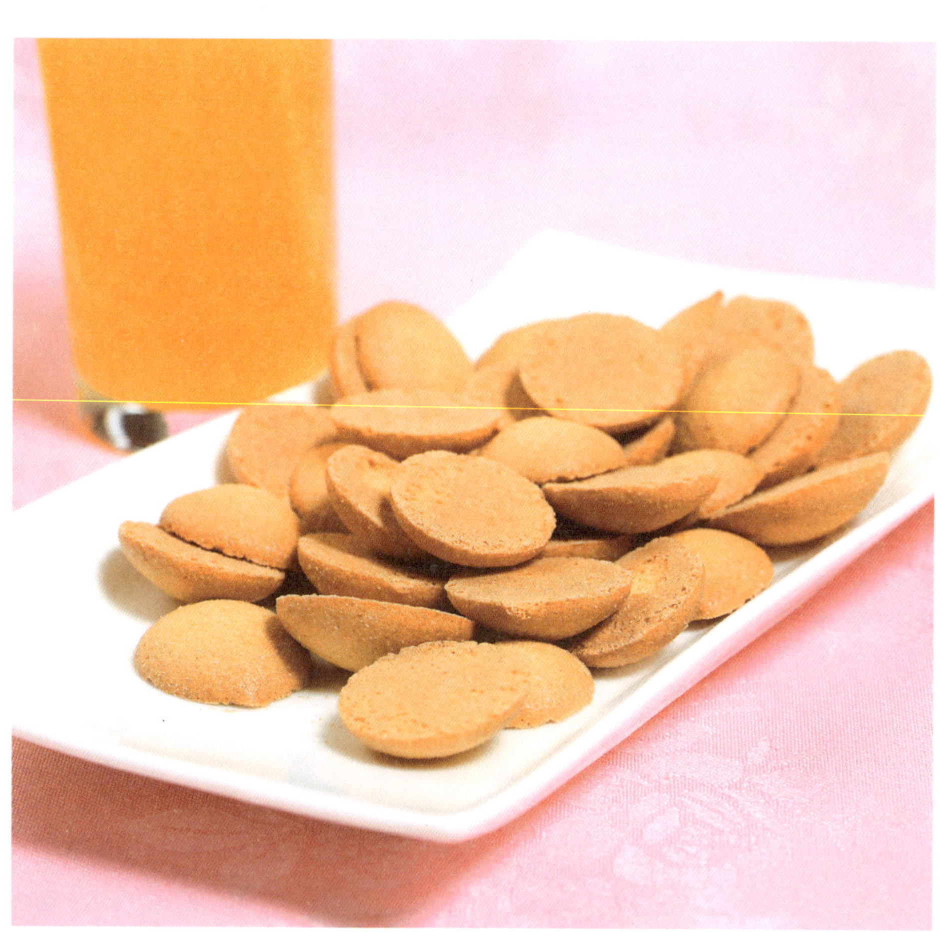

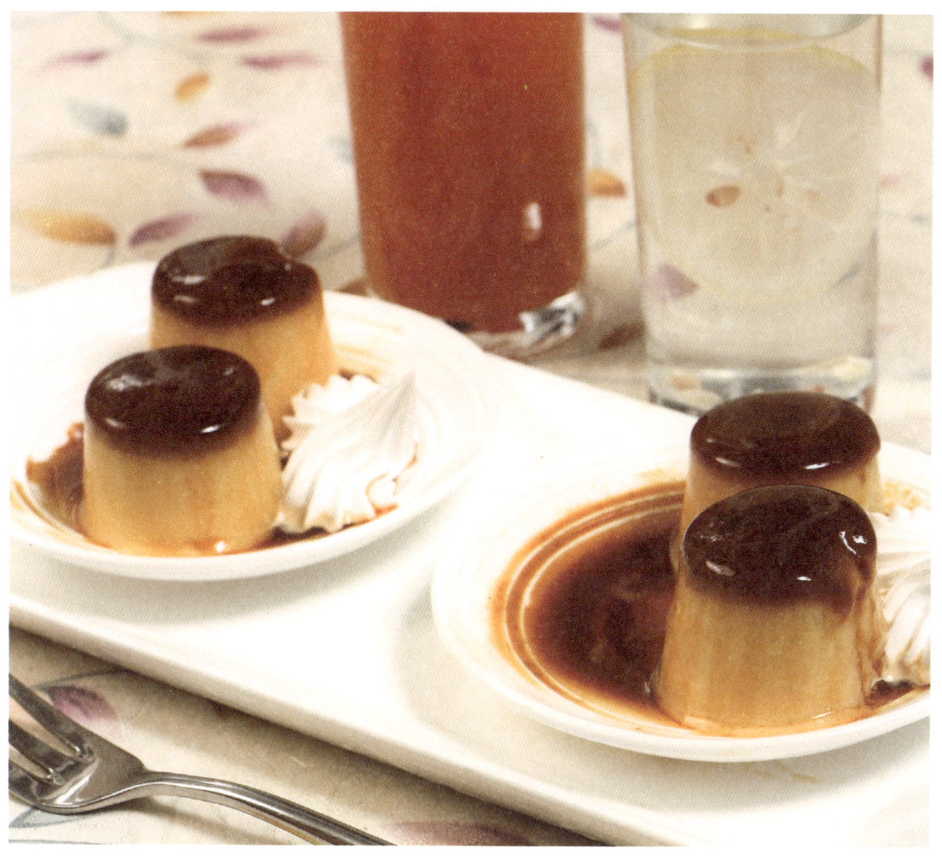

芒果布丁

补钙

材料 芒果1个（约500克），牛奶130毫升，淡奶油125毫升，精制白糖60克，吉利丁片15克，香草粉5克。

做法

1. 吉利丁片放入碗中，倒入50毫升牛奶泡软。
2. 芒果洗净，去皮除核，取1/2果肉切大块，取1/2果肉切小丁。
3. 把切成小丁的芒果肉倒入搅拌机中，加入淡奶油搅打成芒果泥。
4. 汤锅置火上，放入白糖和剩下的牛奶小火煮至白糖溶化，倒入泡软的吉利丁片和浸泡它的牛奶，煮至吉利丁片溶化，离火，加香草粉搅拌均匀。
5. 晾至温热后加芒果泥搅拌均匀，倒入切成大块的芒果果肉搅拌均匀，制成芒果布丁液，倒入布丁模具内。
6. 将模具在桌面上轻磕掉芒果布丁液中的气泡，在布丁液表面罩上保鲜膜，放入冰箱冷藏3~4小时至布丁液凝固即可。

异国情调素食餐

美式炸洋葱圈

补充体力

材料 洋葱1个，鸡蛋1个，低筋面粉150克，泡打粉1克，面包屑100克。

调料 盐2克，白胡椒粉1克，番茄酱、黑胡椒粉、色拉油各适量。

做法

1. 洋葱撕去老膜，去蒂，洗净，垂直洋葱肉表面的纹路切成厚约1厘米的圆片，将其分成一个一个的洋葱圈，加盐和白胡椒粉拌匀，腌渍10分钟。
2. 鸡蛋洗净，磕入面盆中，打散，倒入低筋面粉和泡打粉，淋入适量清水搅拌成稠面糊；腌渍好的洋葱圈裹匀面糊，再裹上一层面包屑。
3. 炒锅置中火上，倒入色拉油烧至六七成热，放入洋葱圈用小火炸2~3分钟至色泽呈金黄色，捞出沥油，装盘，蘸番茄酱或撒上盐和黑胡椒粉即可。

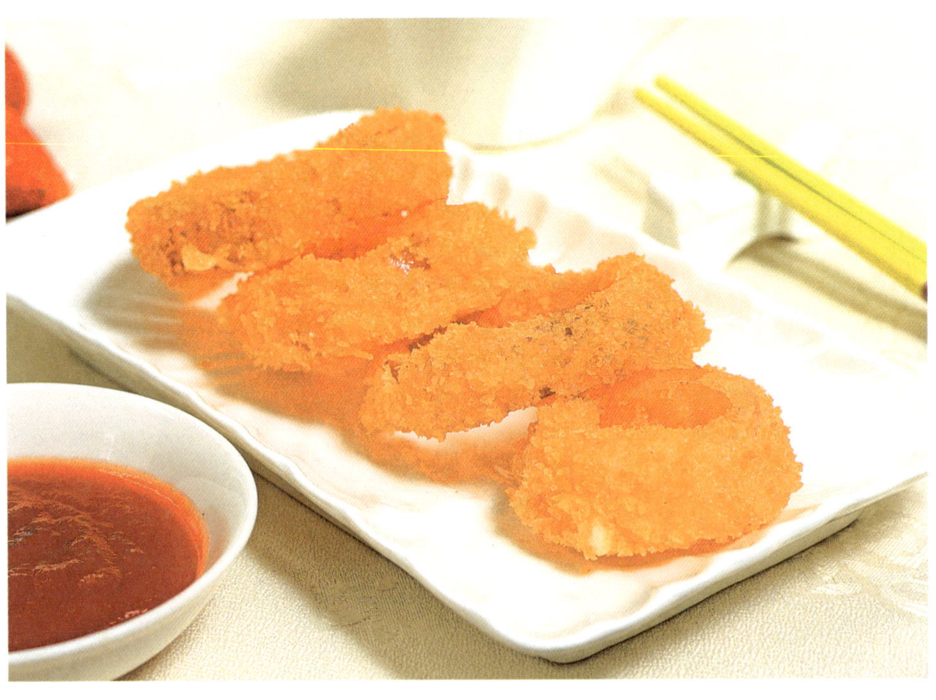

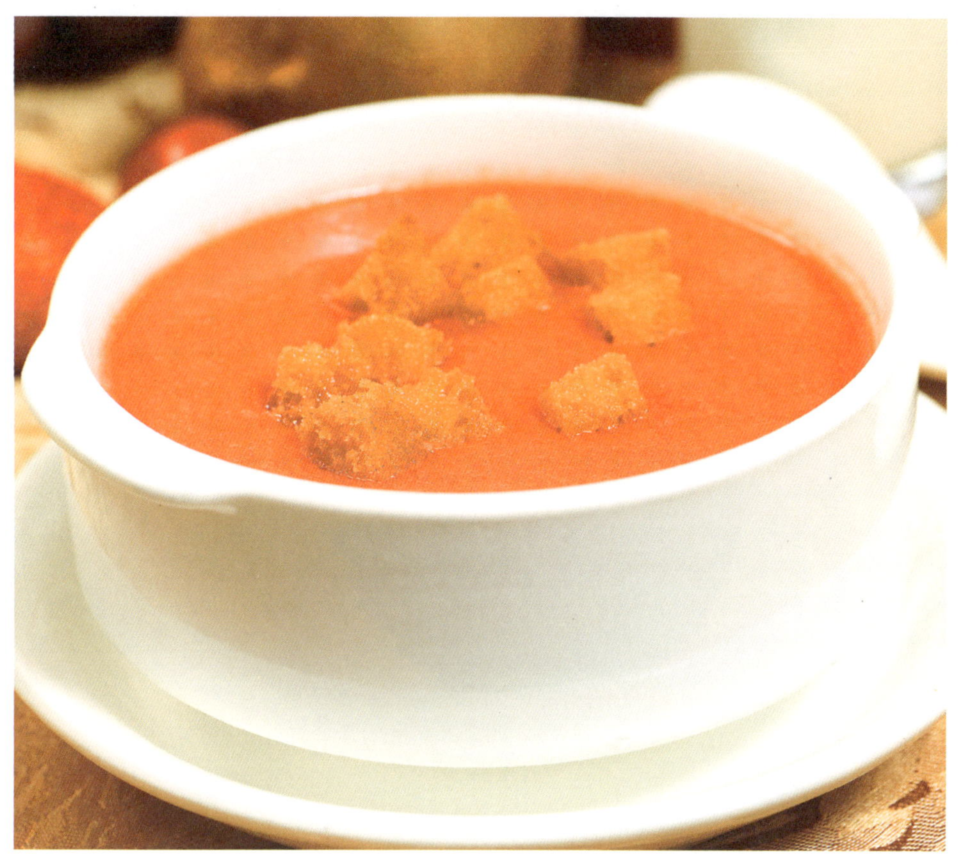

西红柿凉汤

提高食欲

材料 西红柿2个，黄瓜1根，洋葱1个，吐司面包1片。

调料 番茄酱50毫升，橄榄油10毫升，白葡萄酒醋15毫升，辣椒汁20毫升，蒜、盐、黑胡椒粉各少许。

做法

1. 西红柿洗净，去皮和蒂，切丁；黄瓜洗净，去皮和蒂，切丁；洋葱撕去老膜，去蒂，洗净，切丁；面包片切丁；蒜瓣去皮，洗净，一瓣切末，一瓣切片。
2. 煎锅置火上，用蒜片在锅的内壁涂抹上一层大蒜汁，倒入部分橄榄油烧至五六成热，放入面包丁煎至金黄酥脆，盛出。
3. 取一半西红柿丁、黄瓜丁、洋葱丁放入料理机中，倒入番茄酱，一起搅打成糊，倒入汤碗中，加盐、胡椒粉、白葡萄酒醋、辣椒汁和剩下的橄榄油搅拌均匀，把碗口罩上保鲜膜，送进冰箱冷藏20~30分钟。
4. 从冰箱取出冷藏好的凉汤，放上蒜末和剩下的西红柿丁、黄瓜丁、洋葱丁，最上面放上煎好的面包丁即可。

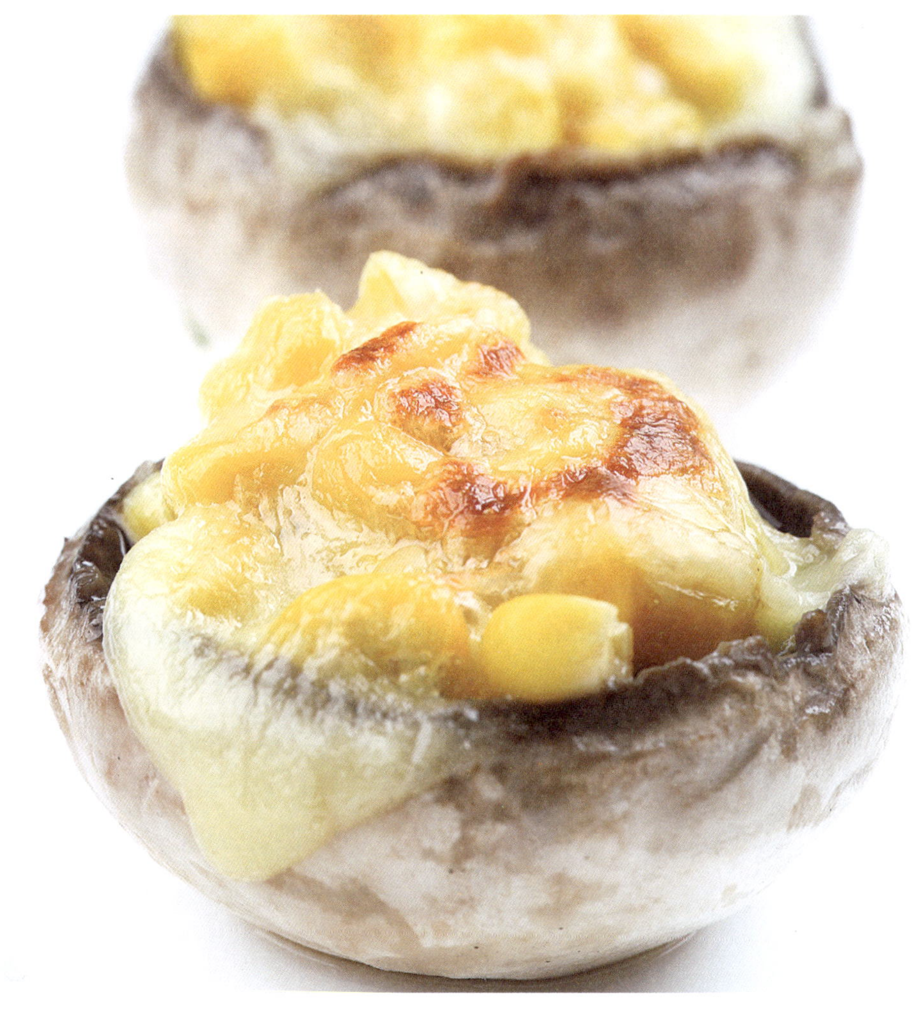

奶酪焗蘑菇

温中补脾、增强食欲

材料 口蘑500克，玉米粒、胡萝卜各50克。

调料 盐2克，胡椒粉、白兰地各5克，奶酪碎50克，橄榄油10克。

做法

1. 口蘑去蒂洗净，胡萝卜洗净切丁。
2. 锅置火上，将口蘑和胡萝卜丁分别焯水后捞出。
3. 将不粘锅倒入橄榄油，烧热后将玉米粒、胡萝卜丁倒入锅内炒香，加盐、胡椒粉、白兰地炒匀。
4. 将炒好的玉米粒和胡萝卜丁放入口蘑中，上面放奶酪碎。将烤箱调至上火220℃、下火160℃，放入蘑菇，烤至表面金黄色即可。

番茄马苏里拉沙拉

开胃健脾

材料 番茄2个，马苏里拉奶酪150克，九层塔叶5~6片。

调料 盐1克，胡椒粉1克，意大利香醋5毫升，橄榄油10毫升。

做法

1. 番茄洗净，去蒂，切圆片；马苏里拉奶酪切片；九层塔叶洗净。
2. 取小碗，加入盐、胡椒粉、橄榄油和意大利香醋搅拌均匀，制成沙拉汁。
3. 取盘，铺上九层塔叶，将一片马苏里拉奶酪、一片番茄交错地摆放在九层塔叶上，均匀地淋上沙拉汁即可。

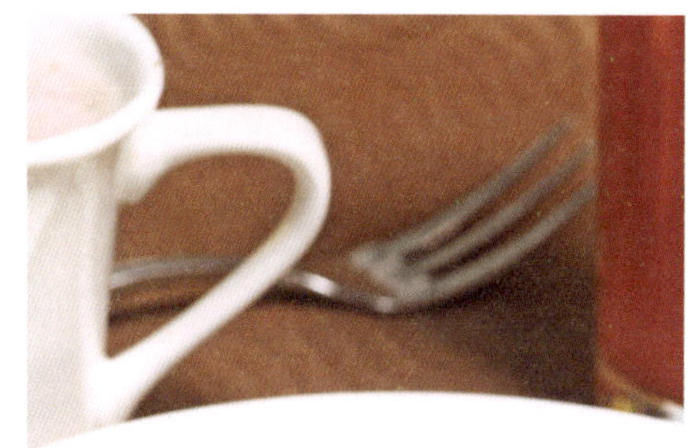

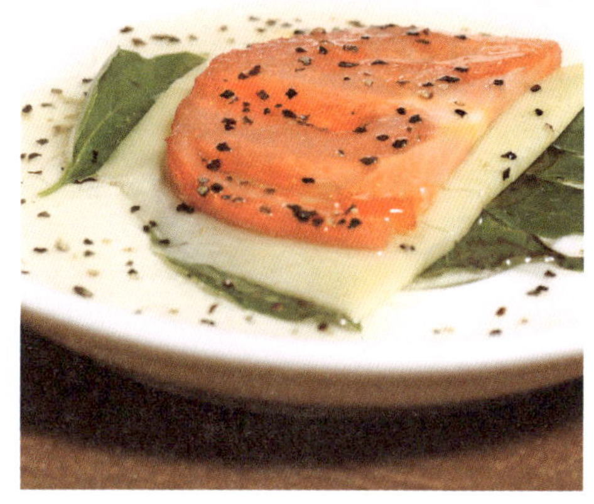

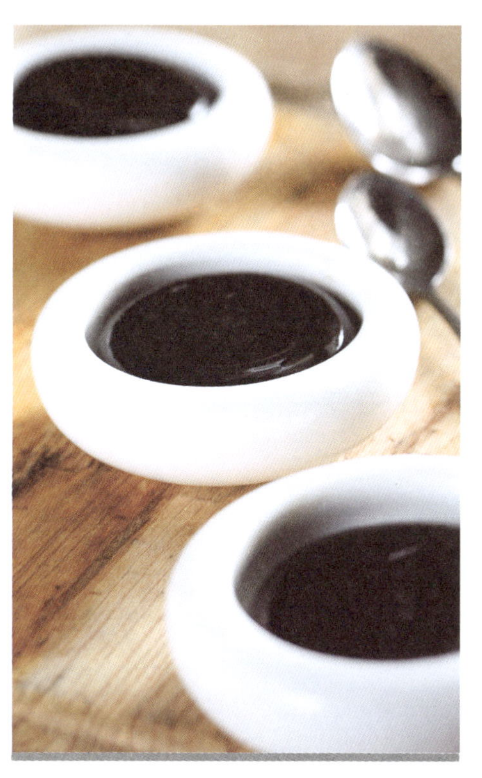

柠檬咖啡冻

帮助恢复精力

材料 细砂糖、速溶咖啡各30克，柠檬汁100毫升，鱼胶粉5克，鲜奶油15毫升。

做法

1. 汤锅置火上，放入速溶咖啡、细砂糖、柠檬汁、鱼胶粉和清水煮沸且鱼胶粉溶化，离火晾至温热。
2. 倒入果冻模具中，罩上保鲜膜，送入冰箱冷藏至完全凝固，取出脱模，装盘，淋上鲜奶油即可。

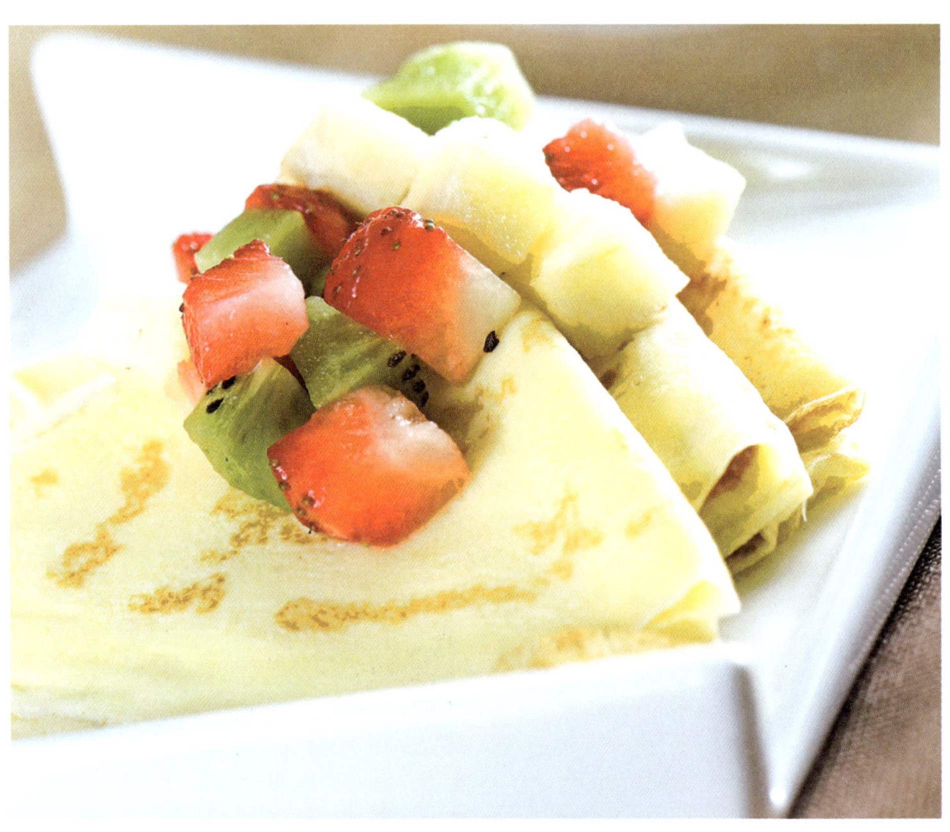

水果甜薄饼

抗衰老，提高免疫力

材料 低筋面粉100克，鸡蛋3个，牛奶250毫升，草莓4个，绿皮柠檬1个，猕猴桃1个，苹果半个。

调料 细砂糖30克，奶油20克。

做法

1. 奶油放入小碗中，让碗漂浮在装有热水的盆中隔水融化备用；柠檬洗净，用磨皮器将绿色的外皮擦成碎末，取柠檬肉放入料理机中榨汁；鸡蛋洗净，打散成鸡蛋液。
2. 取面盆，倒入低筋面粉、细砂糖、柠檬皮碎，分少量多次地淋入牛奶、奶油、鸡蛋液和100毫升柠檬汁搅拌成均匀的稀面糊，用网筛过滤。
3. 平底锅置火上，在锅内均匀地刷上少量奶油，舀入面糊，晃动锅使面糊均匀地摊在锅中呈圆形薄饼，小火煎至一面上色后翻面将另一面煎至上色，盛出，对折两次折成扇形，装盘。
4. 草莓洗净，去蒂，切块；猕猴桃洗净，去皮，切块；苹果洗净，去蒂和皮，除核，切块；将水果块放在薄饼上即可。

煎蔬菜串

增加食欲

材料 茄子、胡萝卜、黄甜椒各半个，菜花100克，黄瓜半根，洋葱1/4个。

调料 白葡萄酒醋、色拉油、蒜、干百里香草末、盐、胡椒粉各适量。

做法

1. 茄子去蒂，洗净，切厚片；胡萝卜择洗干净，切厚片；菜花择洗干净，掰成小朵；黄甜椒洗净，去蒂，除子，切块；黄瓜洗净，去蒂，切小方丁；蒜瓣去皮，洗净，切末；洋葱撕去老膜，去蒂，洗净，切小块。
2. 汤锅置火上，倒入适量清水烧开，逐一放入各种蔬菜快速焯水，捞出过凉后沥干水分；取盆，放入除色拉油外的所有调料搅拌均匀，制成腌渍汁，加入焯过的蔬菜搅拌均匀，腌渍30～40分钟。
3. 竹签消毒、洗净，交替穿上腌渍好的蔬菜；煎锅置火上烧热，涂上一层色拉油，放入蔬菜串小火煎至表面焦黄即可。

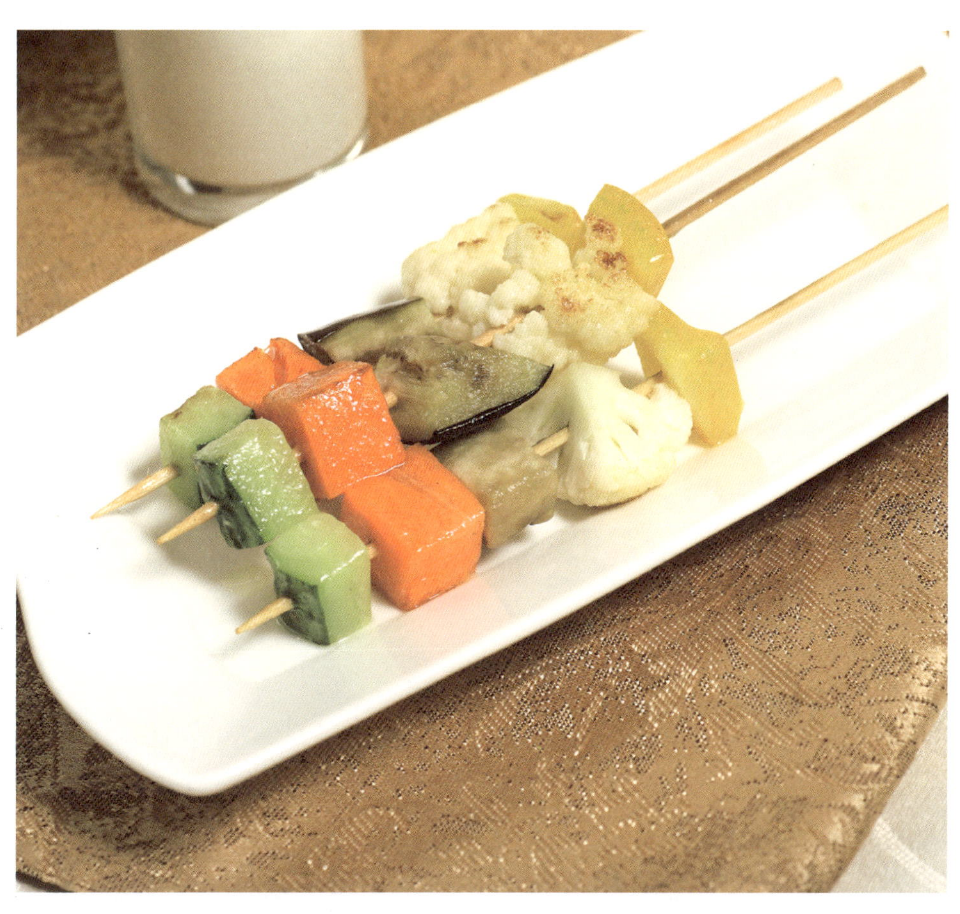

第五章 养生保健要"素"行

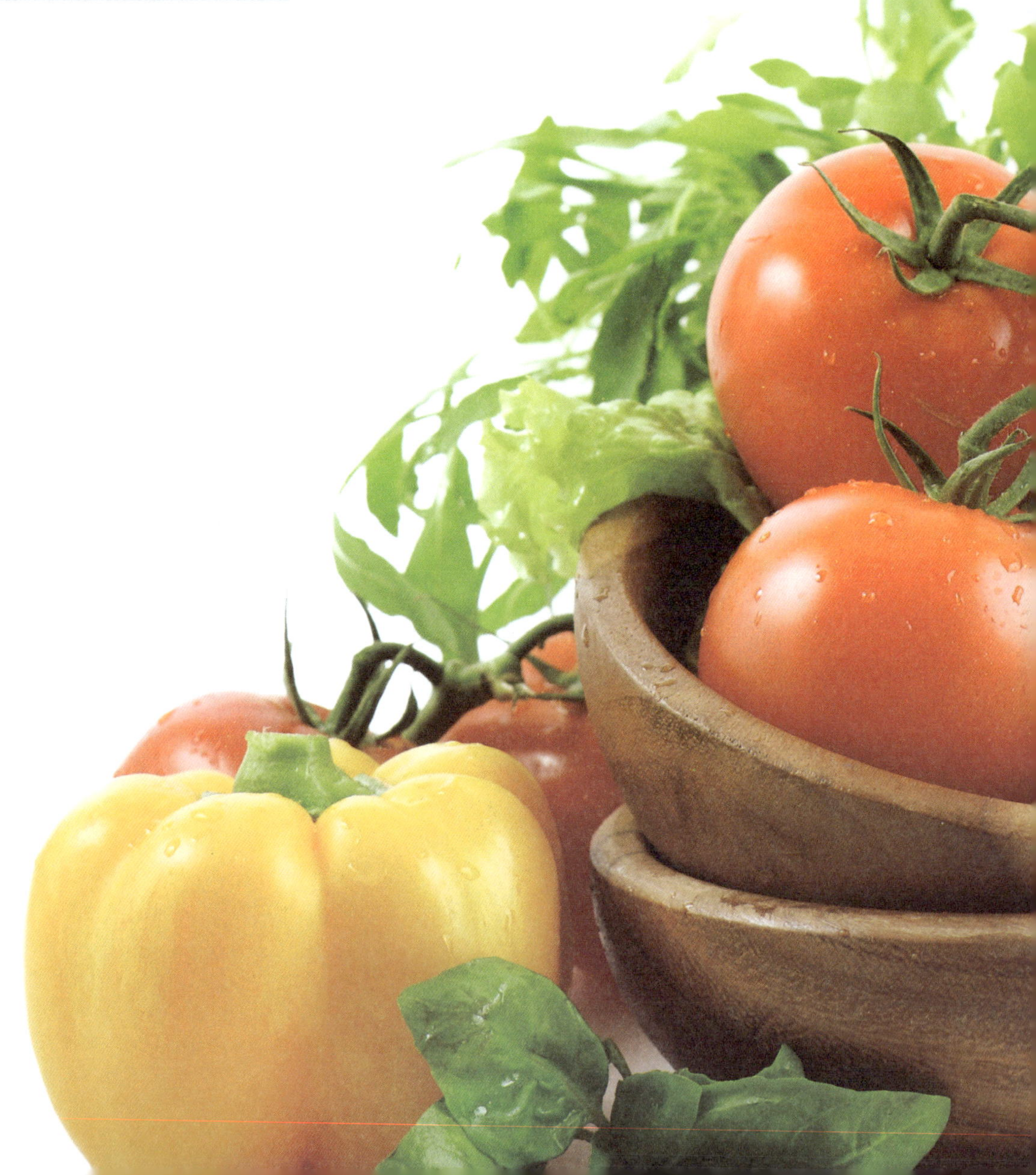

《本草纲目》中说山楂“化饮食，消肉积症瘕……”；香蕉中含有特殊的成分 5- 羟色胺，能够让人产生愉悦的情绪，起到调节情绪、记忆力的作用；西蓝花含有萝卜硫素，它具有提高致癌物解毒酶活性的作用，有助于癌变的细胞恢复正常；杏仁富含维生素 E，能够帮助疏通血管，防止血小板凝结，降低心脏病发生风险……

素食有强大的养生保健功效，正确选择素食，能够给健康带来不少的惊喜！

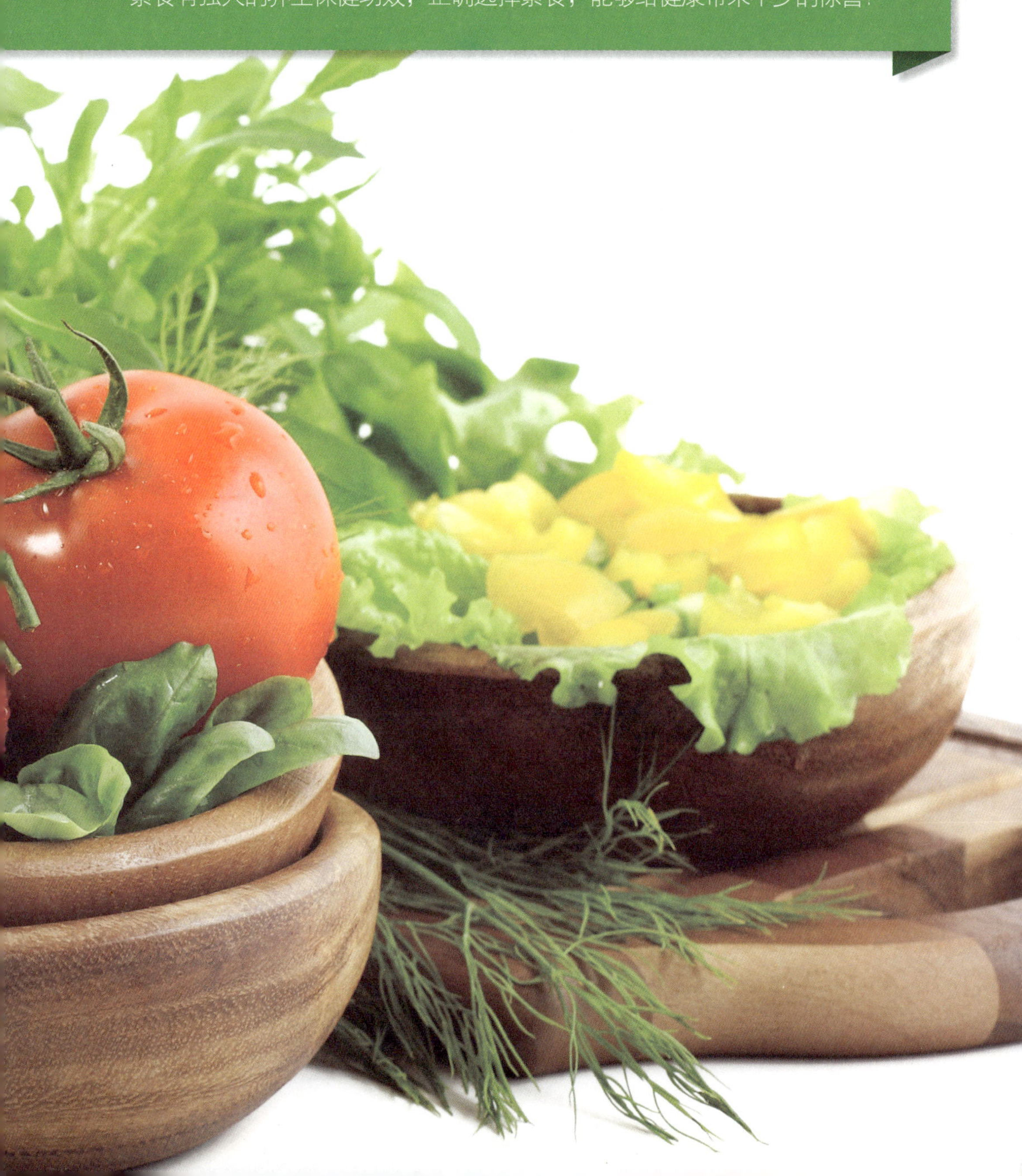

增进食欲

必需营养素

维生素 B_{12}、镁、锌。

饮食对策

多吃富含膳食纤维的食物；饮食宜温和、无刺激；少量多餐，进餐时不要饮水；少吃或不吃垃圾食品。

增强食欲小偏方

山楂陈皮茶

山楂、陈皮各10克，乌龙茶5克。山楂和陈皮分别洗净，一同放入锅内，加入适量的清水，煎煮30分钟，去渣取汁，用其冲泡乌龙茶，加盖闷15分钟。每天1次。

增强食欲食物推荐

山楂：消食化积

推荐理由： 山楂含山楂酸等多种有机酸，能健胃、消积，中药中有名的焦三仙，是助消化的常用药，山楂即是其中的“一仙”。中药中的消食健脾药各有特点，有的消面食，有的消油腻肉食，山楂是消肉食积滞的上品。

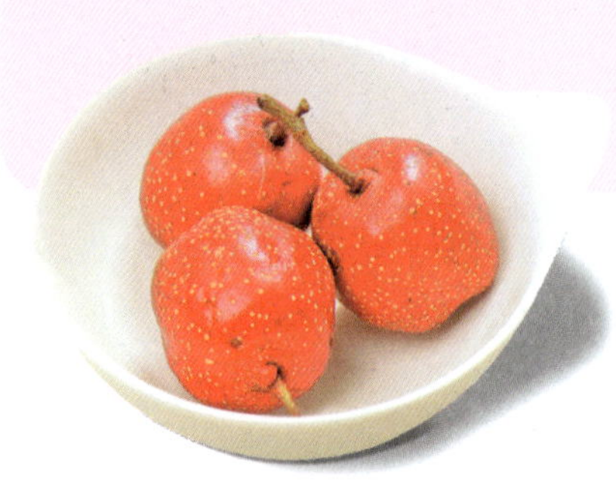

橙子：刺激味觉

推荐理由： 作为芸香科植物的果实，橙子气味芳香，能生津止渴、和胃健脾，从而刺激人的食欲，还能“止呕恶，宽胸膈”，对食欲缺乏、胃口不好的人来说是不错的选择。

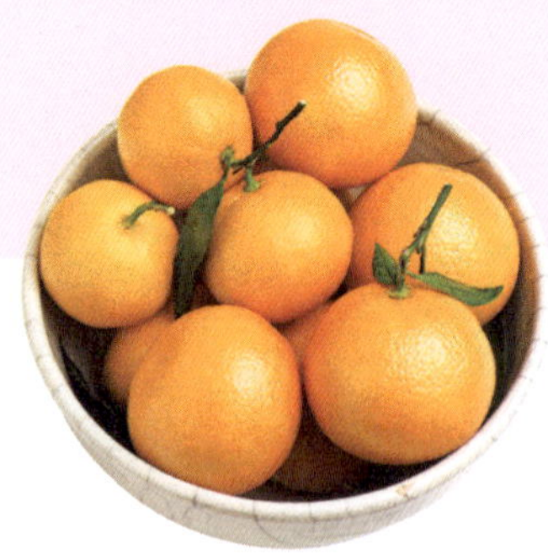

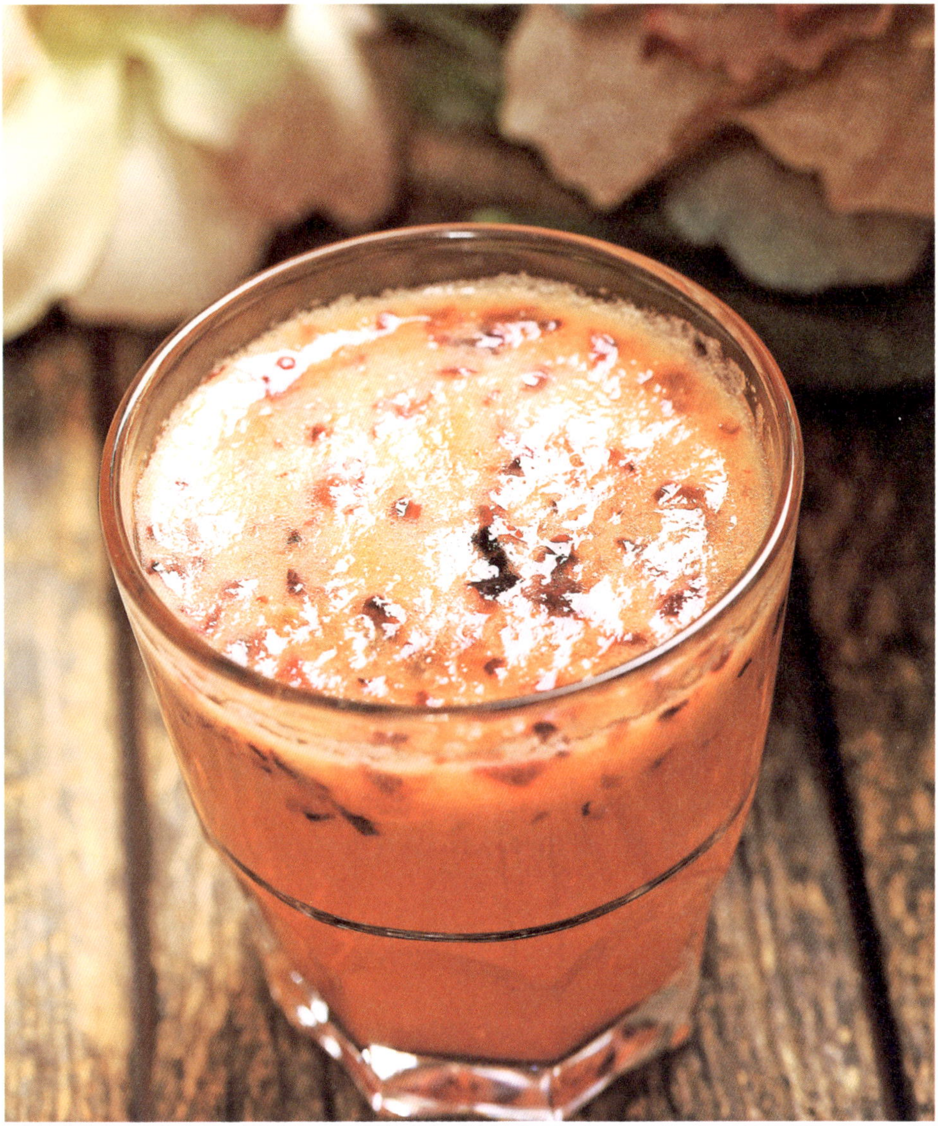

葡萄鲜橙汁

材料 葡萄 100 克，鲜橙子 50 克。

调料 蜂蜜适量。

做法

❶ 葡萄洗净切碎；橙子去皮，切丁。

❷ 将备好的食材放入果汁机中，加适量水搅打，打好后加入蜂蜜调匀即可。

厨房妙招

橙子皮下面的白色丝络不要丢掉，因为对健康有益处。

薏米山楂粥

材料 薏米30克，山楂20克，大米50克。

调料 白糖5克。

做法

1. 将山楂洗净，放入锅内，加适量清水煎煮半小时，去渣取汁。
2. 将薏米、大米淘洗干净，一同放入山楂汁中，煮至米熟烂，加白糖调味即可。

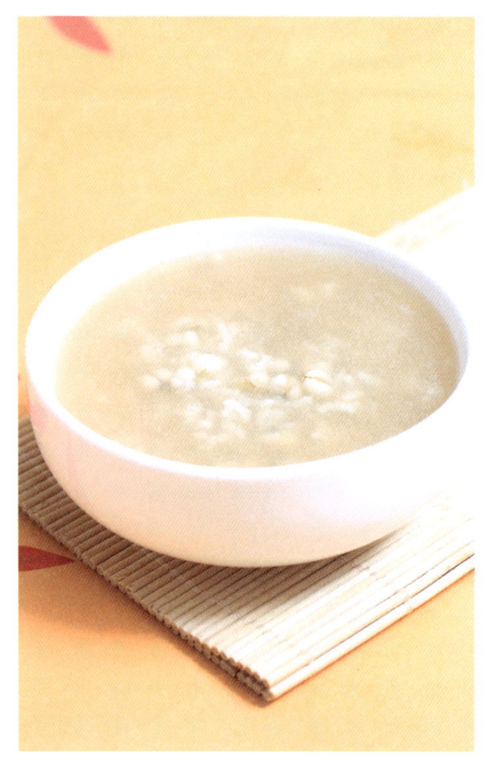

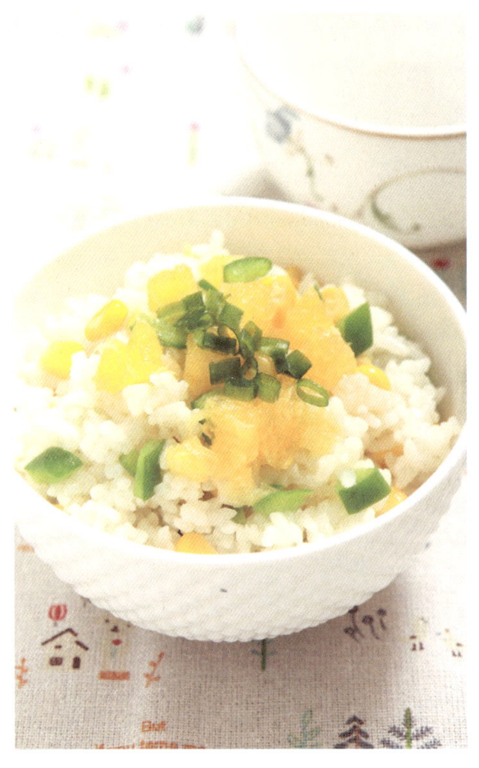

橙子炒饭

材料 橙子、鲜玉米粒各50克，青椒30克，米饭200克。

调料 葱末、姜末、蒜末各5克，植物油10克，盐2克。

做法

1. 将橙子去皮取果肉切成小块；青椒洗净切丁；鲜玉米粒洗净。
2. 锅置火上，倒入植物油烧至六成热，放入葱末、姜末、蒜末爆香，再将除米饭外的各种食材一起放入锅内，翻炒均匀，再倒入米饭同炒，最后加盐调味即可。

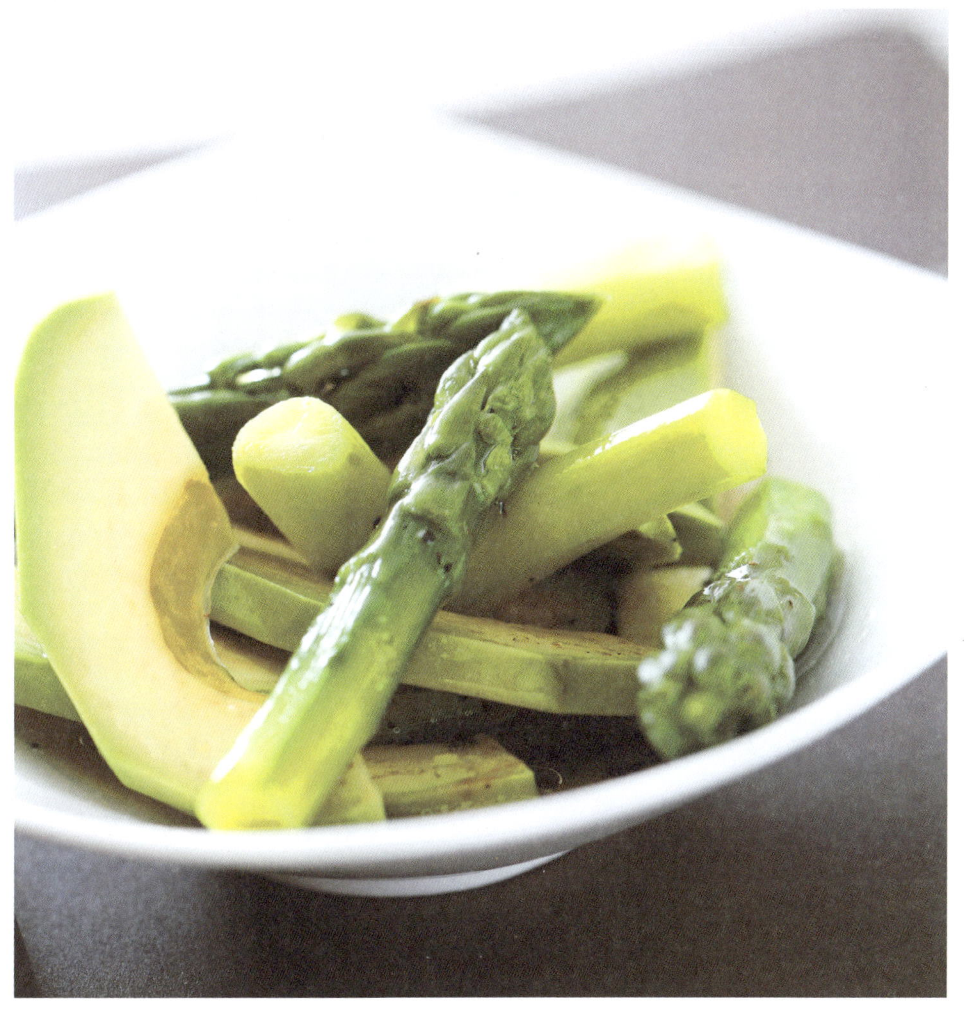

芦笋沙拉

材料 青芦笋2根，牛油果1个，橄榄油15 毫升。

调料 白葡萄酒醋10毫升，盐2克，黑胡椒粉1克。

做法

1. 从冰箱中取出芦笋和牛油果，牛油果去皮除核，切片。
2. 取小碗，加白葡萄酒醋、橄榄油、盐、黑胡椒粉拌匀，制成沙拉汁。
3. 汤锅置火上，倒入适量水烧开，加盐，放入芦笋快速焯烫，捞出泡入冰水或凉开水中过凉，捞出沥干水分，切段。
4. 取盘，放入芦笋段和牛油果，淋上沙拉汁拌匀即可。

提高免疫力

必需营养素

维生素C、维生素A、铁、胡萝卜素。

饮食对策

常吃菌藻类食物，少吃油炸、熏烤食物，摄入充足的水，少吃甜食，少油，少喝酒。

提高免疫力小偏方

鸡蛋蒜泥

取1~2个鸡蛋煮熟去皮捣碎，适量大蒜捣成蒜泥，把鸡蛋和蒜泥搅拌，淋上香油拌匀即可食用。作为酱汁佐餐或者直接食用，可逐渐增强抗菌能力，提高免疫力。

提高免疫力食物推荐

西蓝花：增强解毒能力

推荐理由：西蓝花中含丰富的维生素C、胡萝卜素、硒等多种具有生物活性的物质，可增强肝脏解毒能力，清除体内有害的自由基，提高机体抗病能力。

大蒜：抗菌消炎

推荐理由：大蒜具有抗菌消炎、抗感染的作用，不但能提高人体抗病能力，还能维护肝脏及心血管的正常功能、预防动脉粥样硬化、高血压等。

胡萝卜：对抗自由基

推荐理由：胡萝卜中富含胡萝卜素，能有效对抗自由基，有助于身体免受自由基的伤害；β-胡萝卜素在小肠酶的作用下能够转化为维生素A，因此，适当进食胡萝卜是增强免疫力的良好途径。

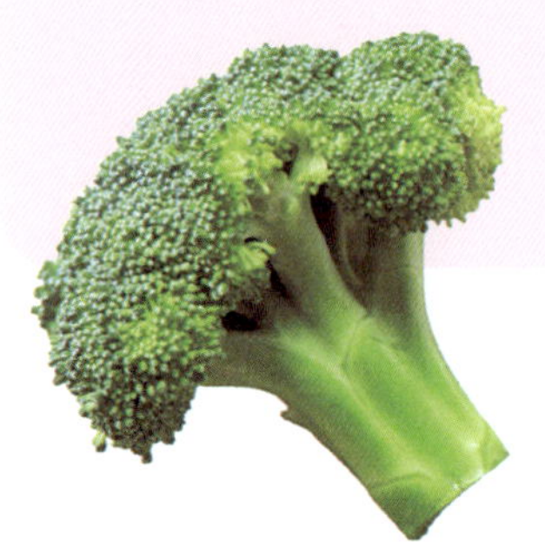

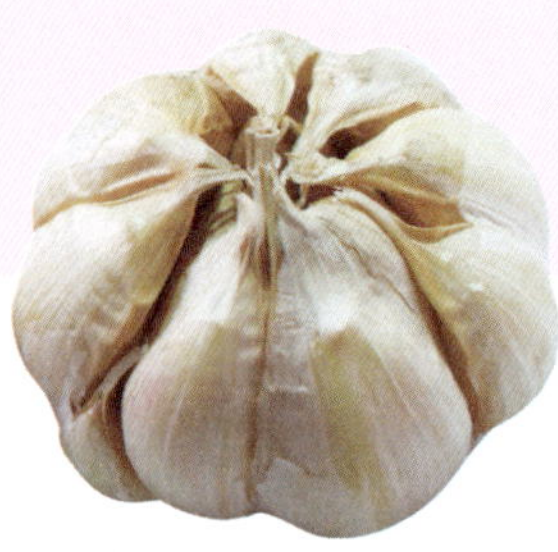

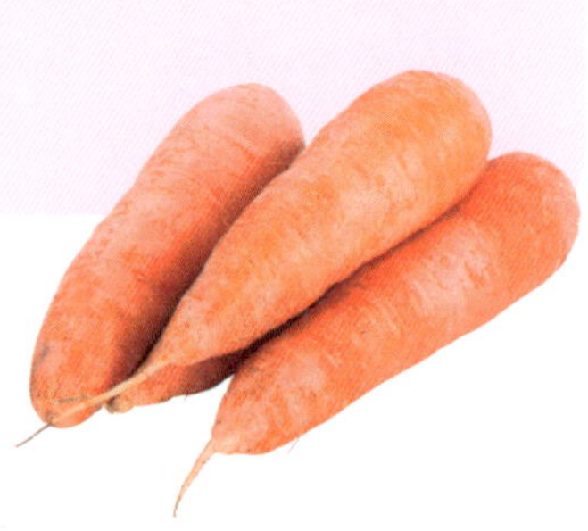

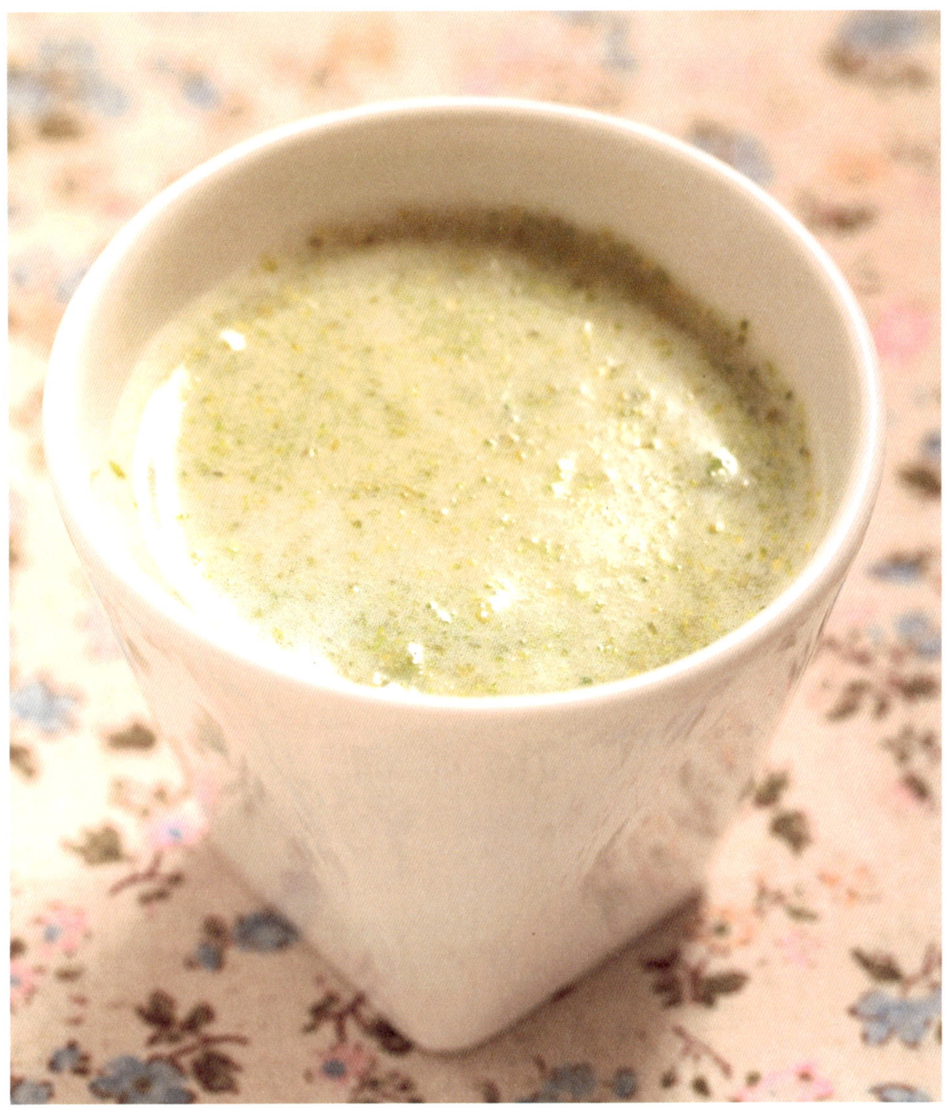

西蓝花豆浆

材料 黄豆 80 克，西蓝花 80 克。

做法

❶ 黄豆用清水浸泡 8~12 小时，洗净；西蓝花择洗干净，掰成小朵入沸水中煮熟。

❷ 将黄豆倒入全自动豆浆机中，加水至上、下水位线之间，按下“豆浆”键，煮至豆浆机提示豆浆做好，过滤后晾至温热，与煮熟的西蓝花一同倒入榨汁机中搅打均匀即可。

蒜蓉菜花

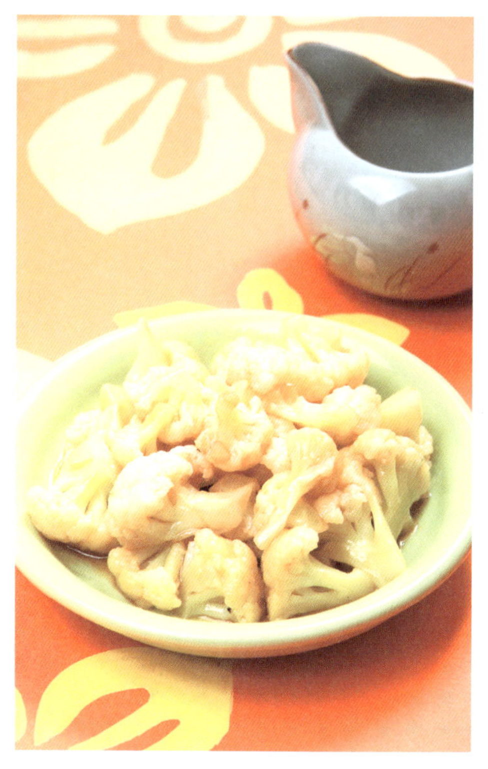

材料 菜花 200 克，蒜末 20 克。

调料 鸡精、蚝油各适量。

做法

1. 菜花洗净掰成小朵，把小朵的菜花焯水，焯好水的菜花直接放入冷水中，待凉后控干水分。
2. 锅中加入油，待油热后加入蒜末爆香，放入菜花翻炒片刻，再加入蚝油翻炒至熟，加入鸡精调味即可。

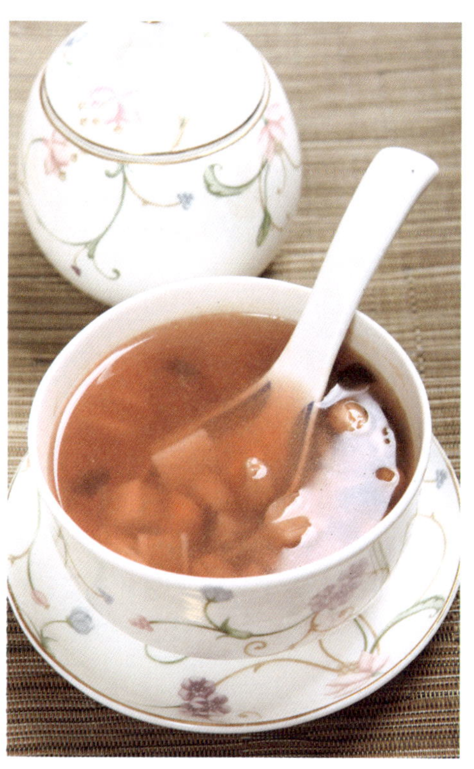

莲藕胡萝卜汤

材料 鲜藕 400 克，胡萝卜半根，花生仁 20 粒，香菇 3 朵。

调料 清汤、盐各适量。

做法

1. 将鲜藕洗净切块，用刀拍松；胡萝卜洗净，切块；花生仁用温水泡开；香菇用温水发好，洗净，去蒂，切块备用。
2. 锅置火上，倒入植物油烧至六成热，放入香菇块煸香，再放入胡萝卜块煸炒片刻。
3. 砂锅加清汤，大火煮沸后放入莲藕块、花生仁、煸炒过的香菇块和胡萝卜块，小火煲 1 小时，放入盐调味即可。

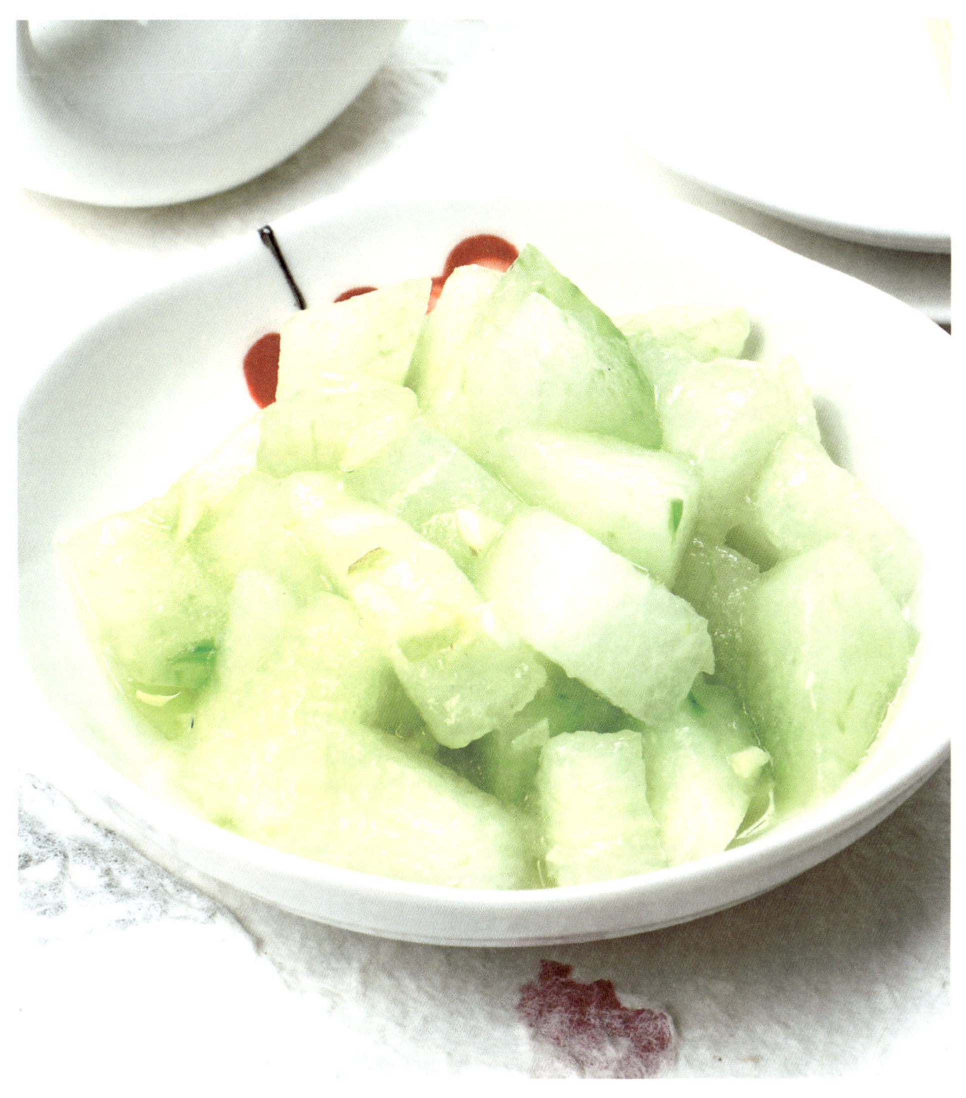

蒜末冬瓜

材料 冬瓜 300 克，大蒜 10 克。

调料 水淀粉 10 克，盐 4 克，味精适量。

做法

1. 冬瓜洗净，切块；大蒜去皮，拍碎，剁成末备用。
2. 将冬瓜放入沸水锅中焯一下，捞出沥干。
3. 锅置火上，放油烧至六成热，放入冬瓜块炒熟。放盐炒匀，出锅前放味精，用水淀粉勾芡，放入蒜末拌匀即可。

乌发养发

必需营养素

蛋白质、维生素B_2、维生素E、钙、铁。

饮食对策

多吃些能补血、补肾的食物，适量多吃些坚果类食物，少吃甜食和油腻的食物。

乌发养发小偏方

黑芝麻糊

炒锅洗净，晾干，用小火将黑芝麻和糯米粉一起反复翻炒，直到闻到香味，糯米粉颜色变黄，关火，盛出放凉，打成细末。加入糖打匀，倒出晾凉，放入密封罐保存即可。食用时取出适量用开水冲入，边冲水边搅拌成细腻糊状即可。

乌发养发食物推荐

黑芝麻： 促进黑色素形成

推荐理由： 黑芝麻性平，味甘，归肝、肾、大肠经。黑芝麻含有棕榈酸，能够促使酪氨酸酶表达，从而提高黑色素的合成，达到乌发的效果。

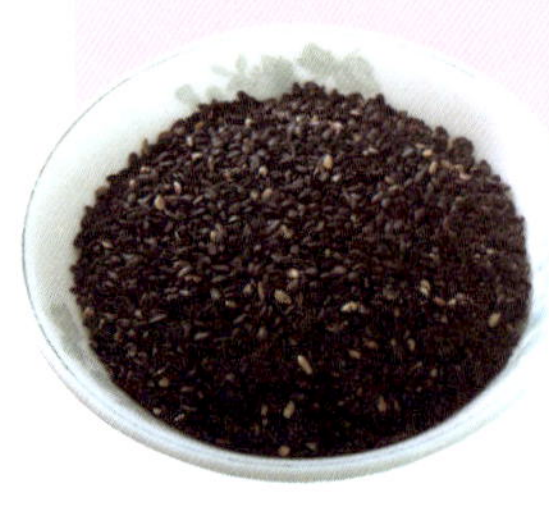

猕猴桃： 养发

推荐理由： 猕猴桃含有丰富的维生素C、ALA酸等营养素，能够全面改善头发营养，使头发变得黑亮，更健康。

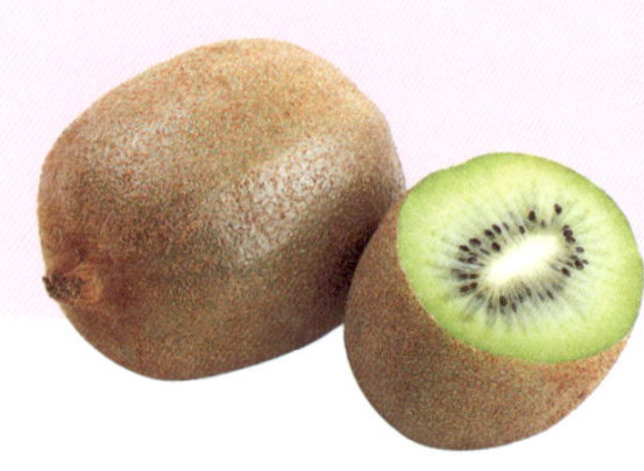

核桃： 乌须发

推荐理由： 核桃含有丰富的亚麻酸及钙、磷、铁等，经常食用有补气血、润肌肤、乌须发及防治头发脱落的功能。

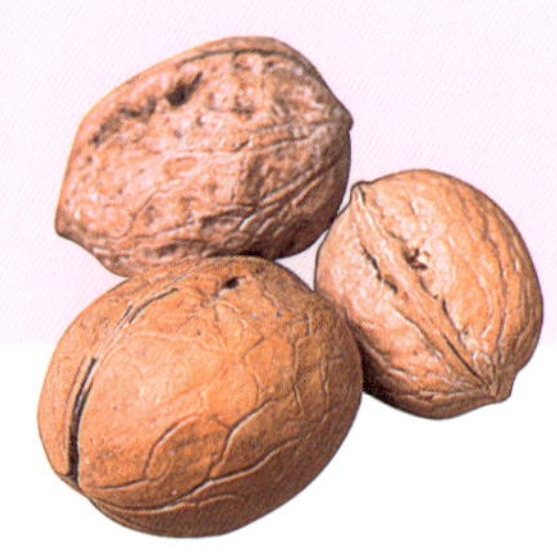

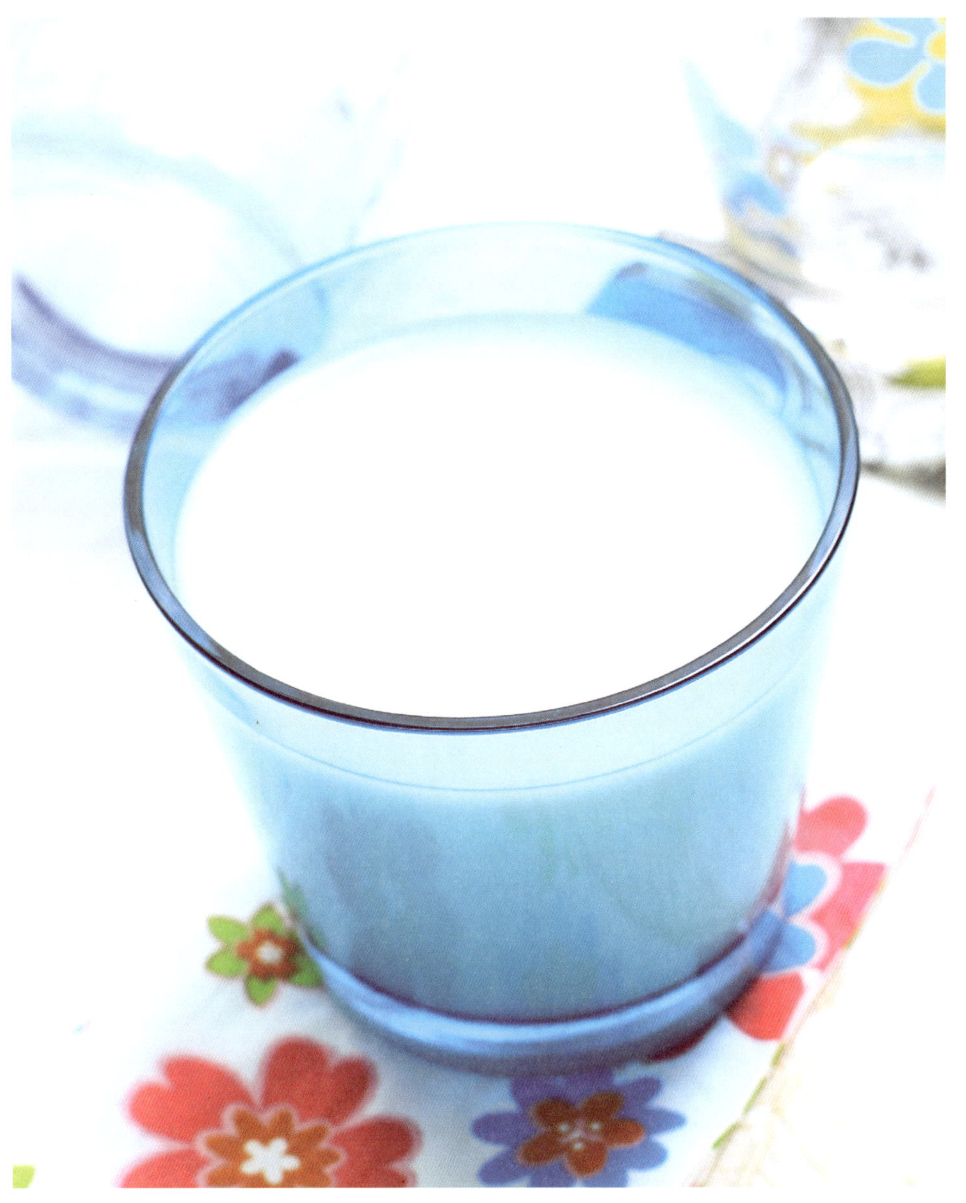

核桃杏仁豆浆

材料 黄豆 80 克，核桃仁 20 克，杏仁 10 克，冰糖 15 克。

做法

❶ 黄豆用清水浸泡 8～12 小时，洗净；核桃仁和杏仁碾碎。

❷ 将上述食材倒入全自动豆浆机中，加水至上、下水位线之间，按下“豆浆”键，煮至豆浆机提示豆浆做好，加冰糖搅拌至化开即可。

橙汁猕猴桃果盘

材料 猕猴桃、菠萝肉、红樱桃各50克，橙汁100毫升。

做法

❶ 猕猴桃洗净，去皮，切小块；菠萝肉切小块；红樱桃洗净。

❷ 取盘，放入猕猴桃块、菠萝块和红樱桃，淋入橙汁搅拌均匀即可。

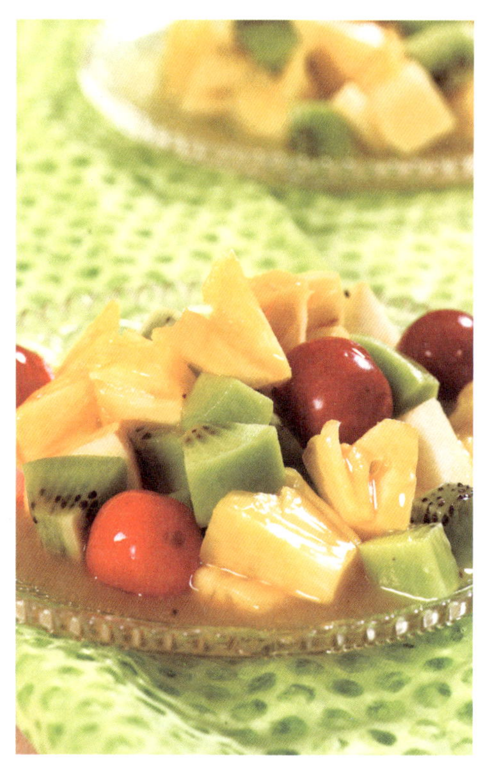

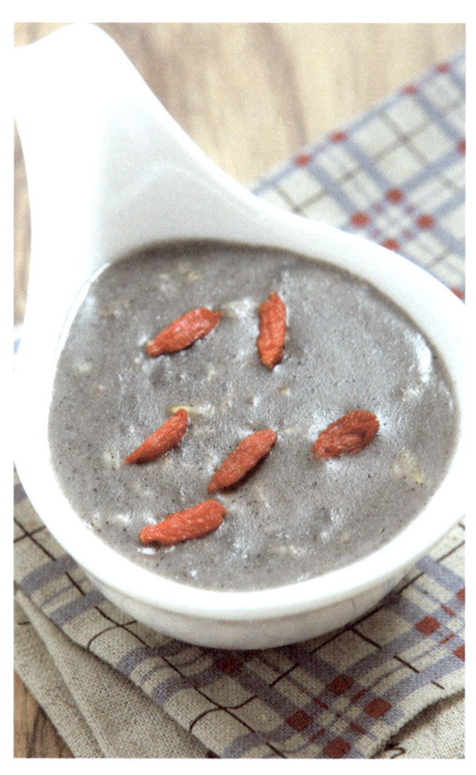

黑芝麻燕麦枸杞粥

材料 黑芝麻糊粉25克，燕麦片50克，枸杞子10克。

调料 白糖10克。

做法

❶ 将黑芝麻糊粉放入碗中，加入适量的开水调匀成芝麻糊。

❷ 芝麻糊中加入燕麦片，加适量清水熬煮，最后加入枸杞子、白糖调匀即可。

美容养颜

必需营养素

维生素 C、维生素 E、铁、胡萝卜素。

饮食对策

常吃柑橘、樱桃等水果以及菜花、番茄等蔬菜，多补充水分，少吃或不吃油炸食品，少喝咖啡、酒精等。

美容养颜小偏方

五仁茶

取花生仁、核桃仁、松子仁、栗子仁、薏苡仁（均为熟品）各适量，然后用粉碎机磨成粉，用开水冲泡，代茶饮用。

美容养颜食物推荐

番茄： 防衰抗皱

推荐理由： 番茄富含番茄红素、维生素 E、维生素 C，可降低皮肤晒伤的危险度，从而能有效延缓细胞衰老，保持皮肤弹性，使皮肤白皙细致。

薏米： 排毒补水

推荐理由： 薏米富含水溶性膳食纤维，可以促进体内血液和水分的新陈代谢，有利尿、消水肿等作用，并可帮助排便，有助于排毒，从而起到美容的功效。

樱桃： 让皮肤更细腻

推荐理由： 樱桃含有丰富的β－胡萝卜素，而且是含铁最丰富的水果之一，能够起到美容养颜的效果，可美白肌肤，让肌肤细腻、有弹性。

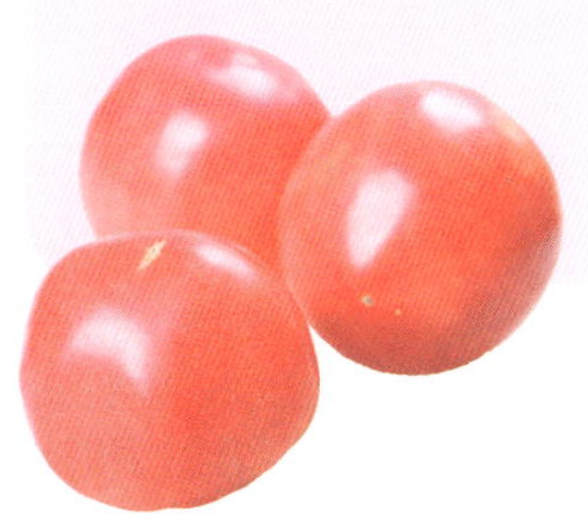

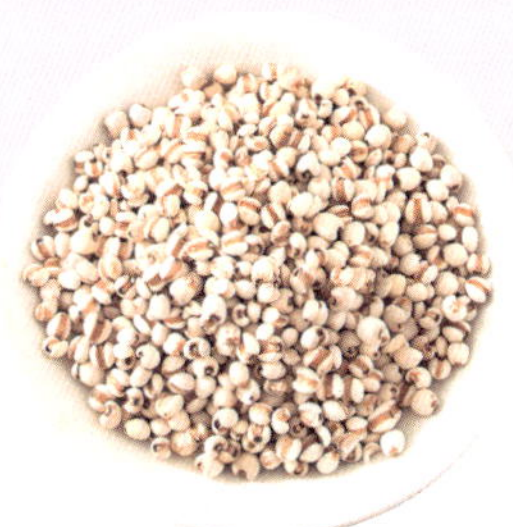

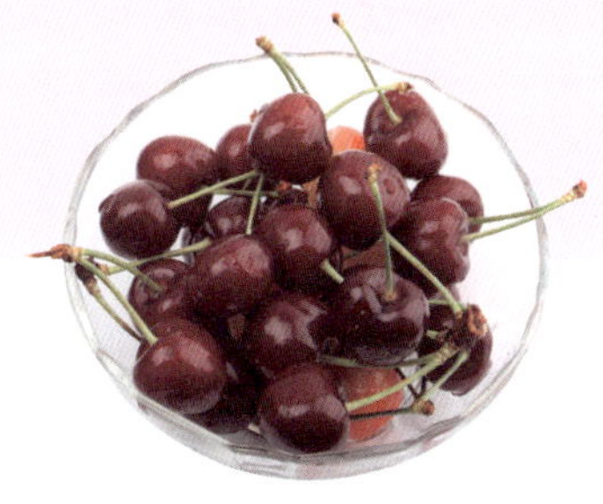

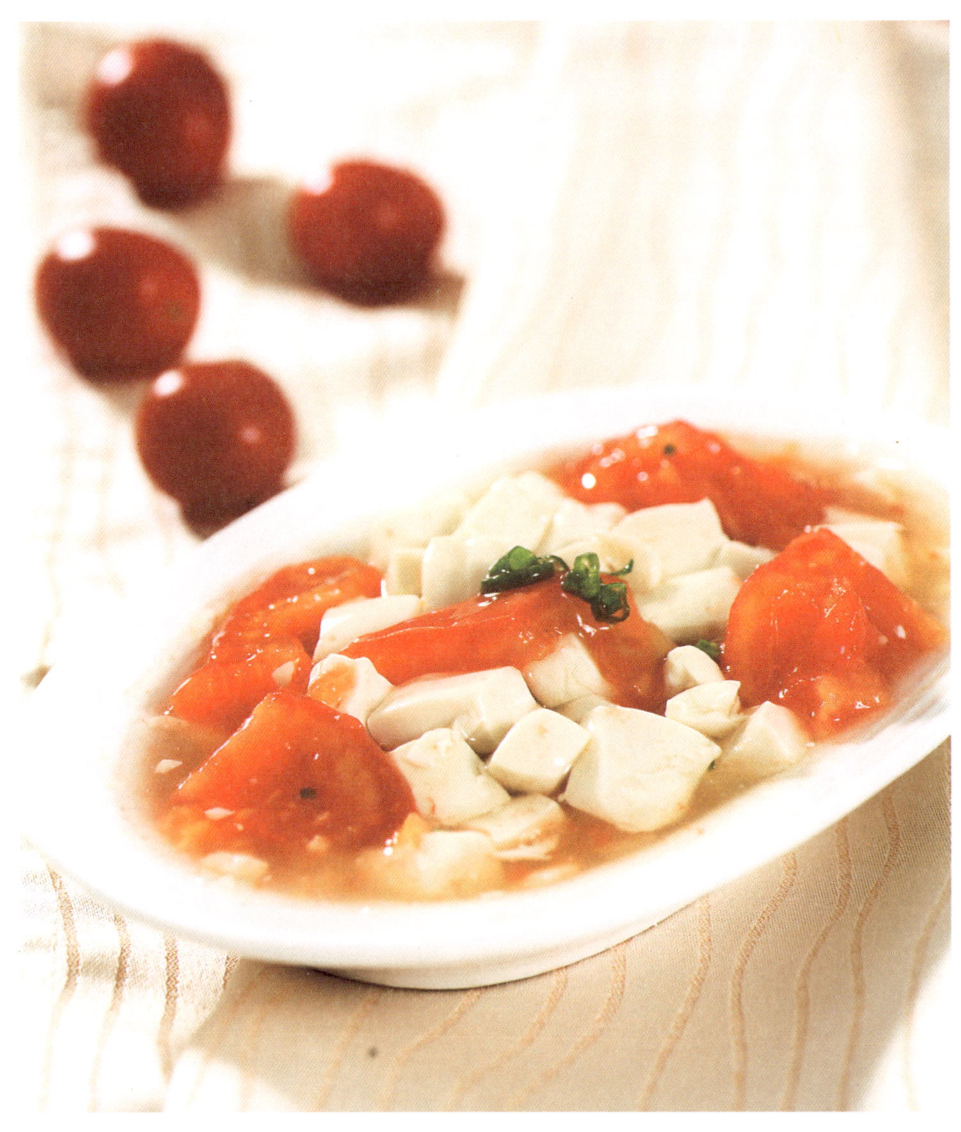

番茄豆腐

材料 南豆腐250克，番茄50克。

调料 葱花、麻油、盐、鸡精、水淀粉、植物油各适量。

做法

1. 南豆腐洗净，切块；番茄洗净，去蒂，切月牙瓣。
2. 炒锅置火上，倒入适量植物油，待油烧至七成热，放入葱花，倒入豆腐和番茄翻炒均匀，倒入适量水，盖上锅盖焖3分钟，用盐和鸡精调味，水淀粉勾芡，起锅时放入麻油即可。

蜜枣樱桃扒山药

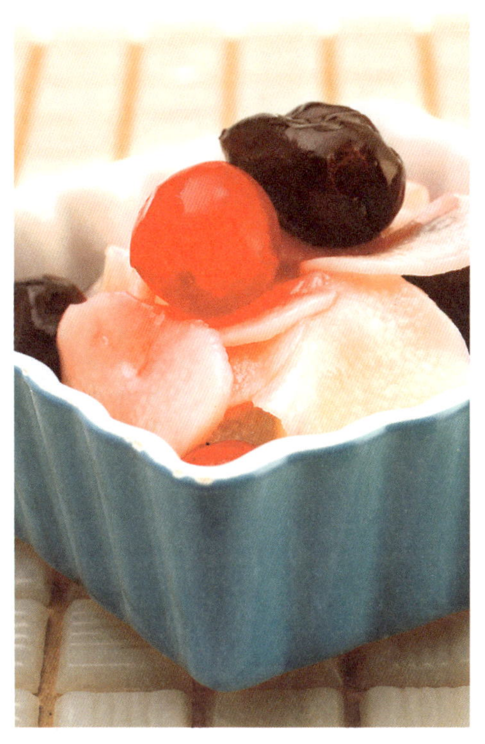

材料 山药300克，蜜枣150克，樱桃10粒。

调料 白糖、水淀粉各适量。

做法

1. 山药洗净煮熟，冷后剥去皮，切片；蜜枣用热水洗净，切成两半，去核；樱桃去核备用。
2. 在扣碗内抹上植物油，放上樱桃，蜜枣围在樱桃周围，码入山药片，撒少许白糖，上锅蒸熟后，取出扣入盘内。
3. 锅置火上，加入适量清水，加白糖烧至化开，淋入水淀粉勾薄芡，倒入盘内即可。

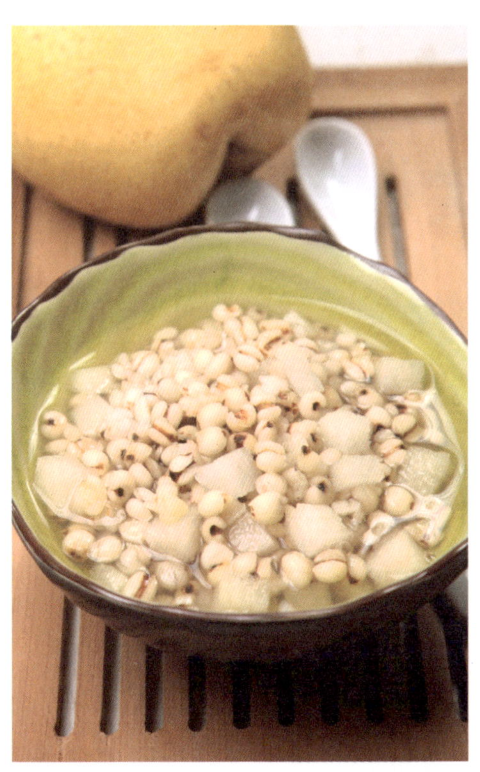

薏米梨粥

材料 薏米、大米各50克，梨1个。

做法

1. 薏米淘洗干净，用清水浸泡4小时；大米淘洗干净；梨洗净，去皮和蒂，除核，切丁。
2. 锅置火上，放入薏米、大米和适量清水大火煮沸，转小火煮成米粒熟烂的稀粥，放入梨丁煮沸即可。

保护视力

必需营养素

维生素 A，β－胡萝卜素，维生素 B_1，维生素 B_2，钙。

饮食对策

常吃新鲜的黄绿色蔬菜，如豌豆、甜玉米和圆白菜等，少吃甜食，少喝酒，少吃辛辣刺激性食物。

保护视力小偏方

菊花茶

选择朵小且颜色泛黄的干菊花，泡水或煮来喝就可以，冬天可以选择热饮，夏天凉饮。每次菊花的用量以 5 克左右为宜。常喝菊花茶能有效缓解眼睛疲劳。

保护视力食物推荐

胡萝卜：保护视力

推荐理由： 胡萝卜富含β－胡萝卜素、维生素 B_1、维生素 B_2 等，能够保护眼底的黄斑，防止其发生退行性病变，避免视力衰退。

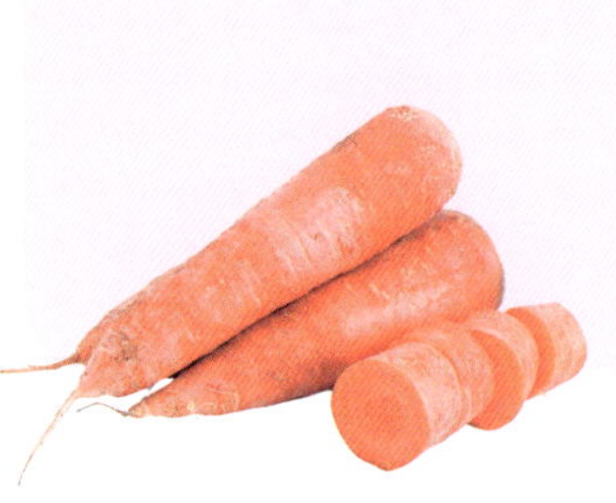

桑葚：防治视力减弱

推荐理由：《本草纲目》记载，桑葚有补血、益肾、明目、乌发的作用，能滋养肝肾，适用于肝肾亏虚引起的头晕目眩、视力下降。

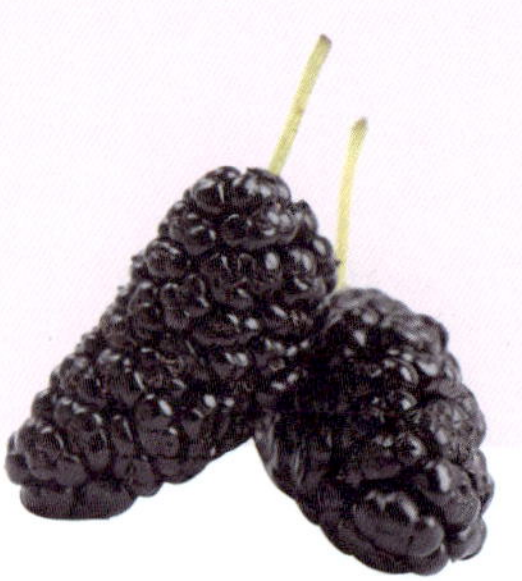

枸杞：养肝明目

推荐理由： 枸杞富含β－胡萝卜素、维生素 B_1、维生素 B_2 等营养素，有益眼睛健康。中医认为，枸杞性味甘平，归肝、肾两经，有滋补肝肾、益精明目、养血的功效。

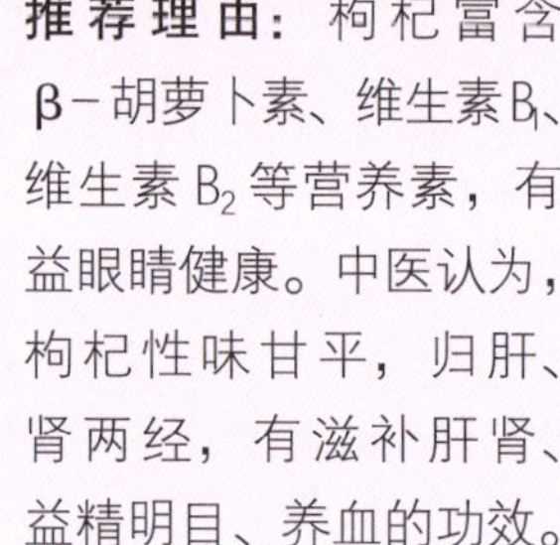

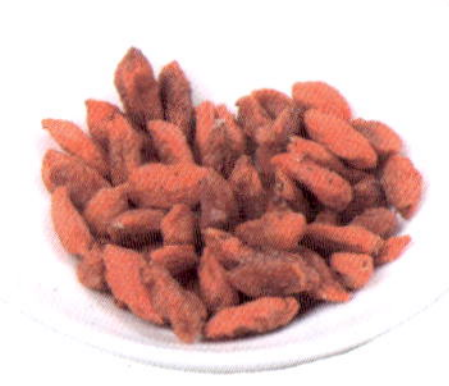

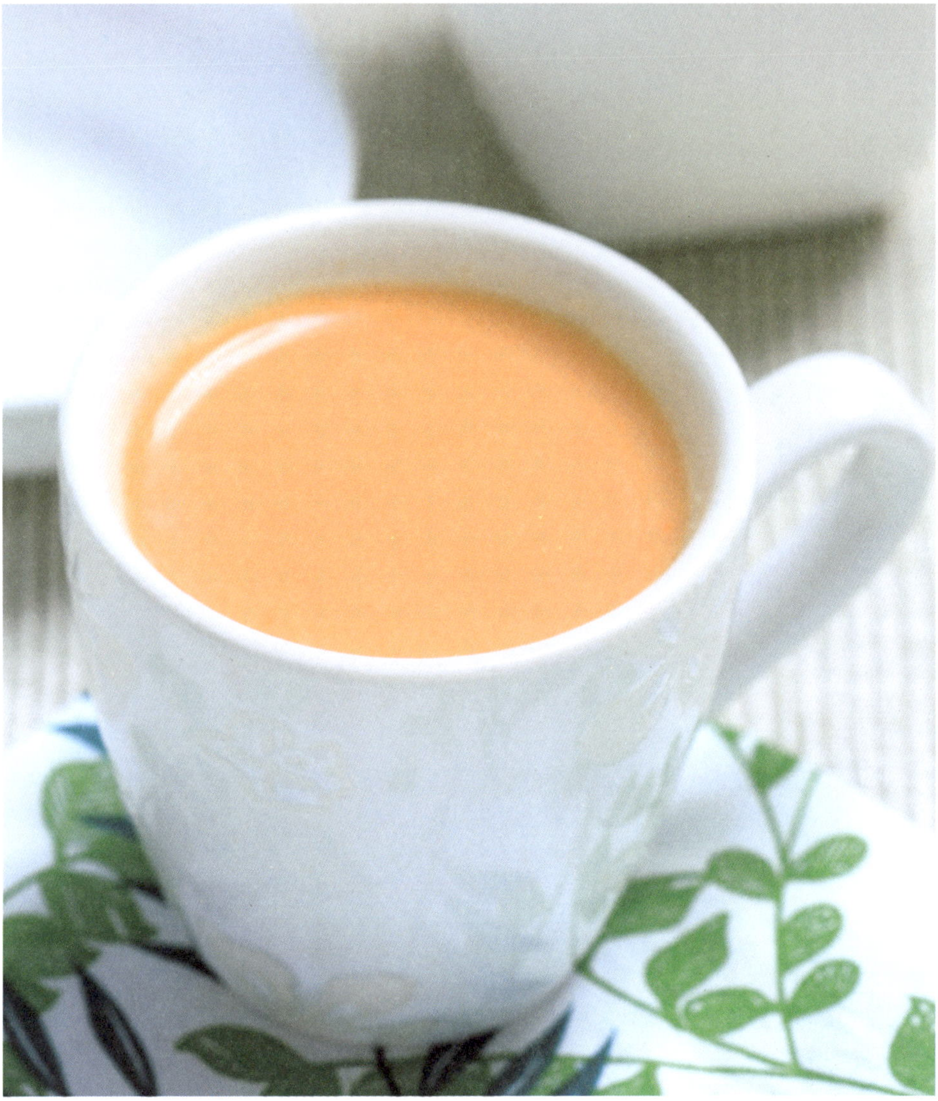

胡萝卜枸杞豆浆

材料 黄豆50克，冰糖10克，胡萝卜80克，枸杞子15克。

做法

❶ 黄豆用清水浸泡8~12小时，洗净；胡萝卜择洗干净，切块；枸杞子洗净。

❷ 将上述食材倒入全自动豆浆机中，加水至上、下水位线之间，按下“豆浆”键，煮至豆浆机提示豆浆做好，过滤后加冰糖搅拌至化开即可。

厨房妙招

胡萝卜洗净后，直接切小块，不要去皮，因为皮中的胡萝卜素含量比胡萝卜肉更丰富。

枸杞黑芝麻粥

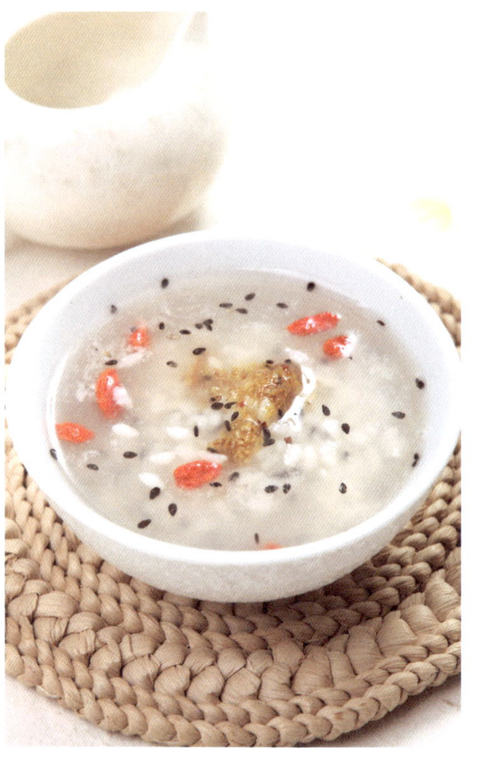

材料 黑芝麻30克，枸杞10克，大米100克。

调料 糖桂花、冰糖各适量。

做法

1. 枸杞泡软，洗净。
2. 锅中加适量水，煮开后，放入大米、黑芝麻。
3. 用小火将粥煮得黏稠后，放入冰糖和枸杞，再煮15分钟即可。
4. 食用时，浇上1勺糖桂花。

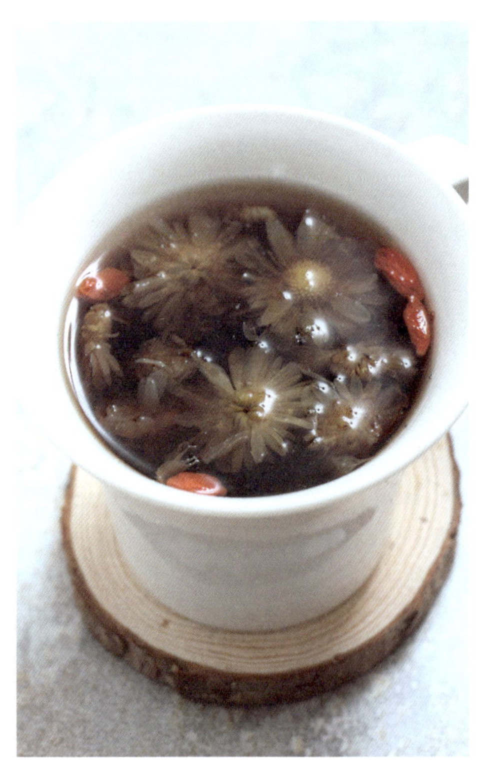

菊花枸杞桑葚饮

材料 菊花10克，枸杞15克，桑葚30克。

做法

将上述材料洗净后，用水煎汁饮用即可，每日1杯。

健脑益智

必需营养素

卵磷脂，DHA，叶酸，B 族维生素，维生素 E。

饮食对策

不吃松花蛋以及膨化食品，常吃些坚果类食物，少吃粉丝，少喝易拉罐饮料，不要吃得太咸、太甜、过饱。

健脑益智小偏方

蛋黄菜碗蒸

取 3~4 个蛋黄打散，与适量的清汤混合，调稀入蒸笼中，用略小的中火蒸 3 分钟左右；菠菜取其嫩尖，与胡萝卜分别汆烫至软后磨成碎末，置于蛋黄粥上即可。

健脑益智食物推荐

金针菇：提高智商

推荐理由：金针菇中赖氨酸的含量明显高于其他食物，能够帮助加强记忆、开发智力。经常食用金针菇，可补充体内所需的赖氨酸，对增加大脑营养，提高智商和智力，增强思维力大有裨益。

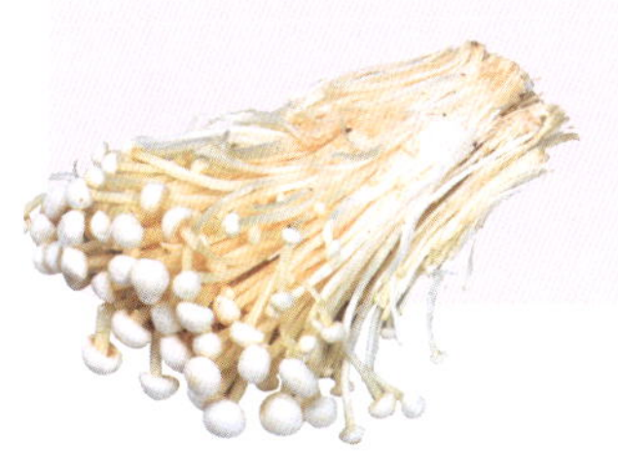

核桃：补充大脑营养

推荐理由：核桃含磷脂、不饱和脂肪酸、维生素 E 较多，可维护细胞正常代谢，增强细胞活力，防止脑细胞的衰退，是良好的健脑食品。常食核桃有益于补充大脑营养，有健脑益智的作用。

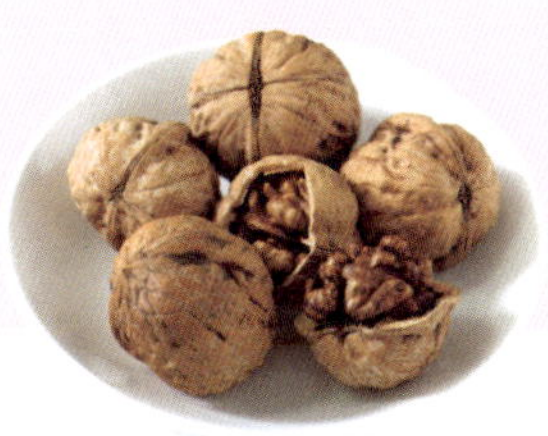

谷类：补充能量

推荐理由：谷类是是人体能量的主要来源，也是脑力劳动者健脑的重要食物来源。

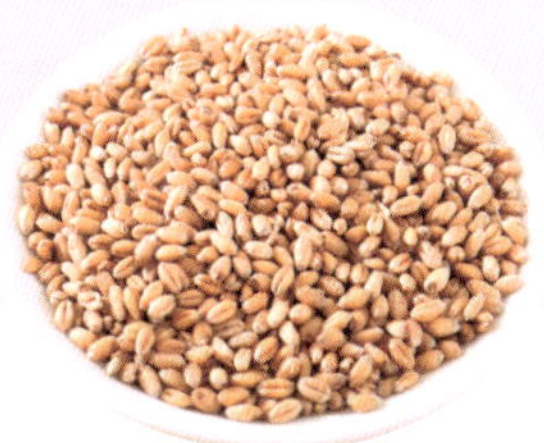

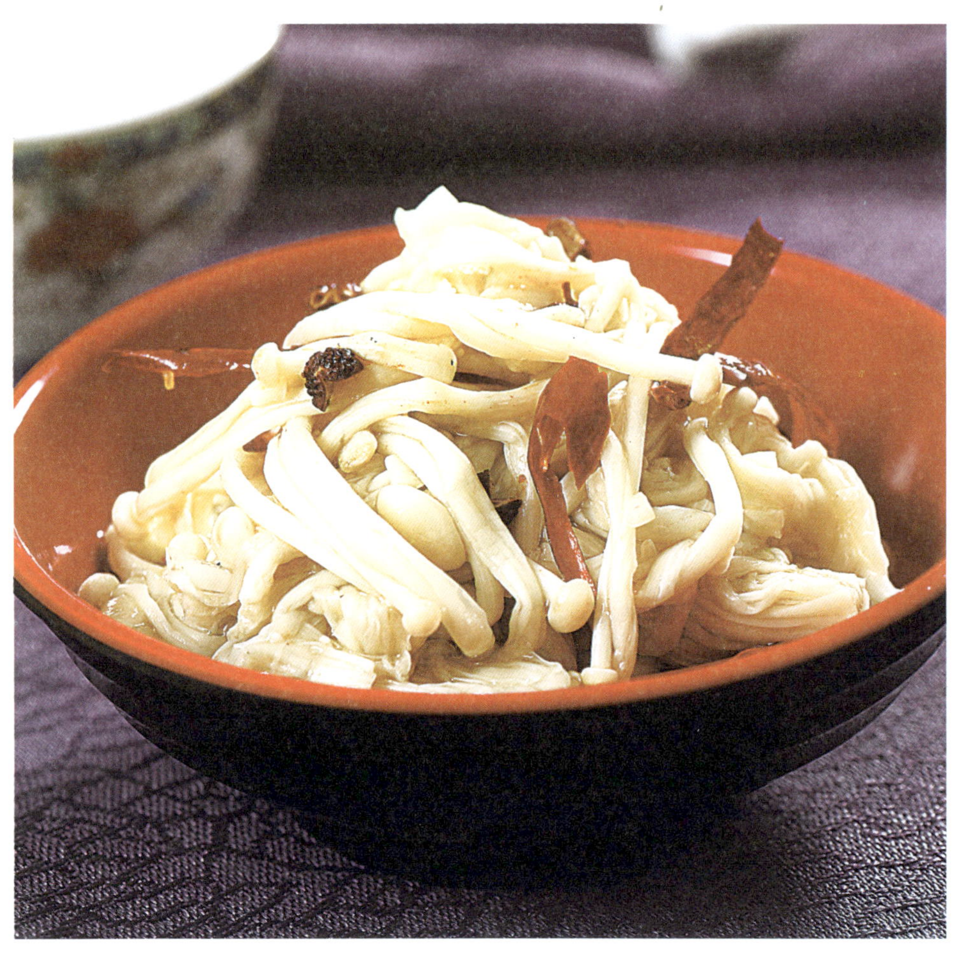

香辣金针菇

材料 金针菇400克，鸡蛋清2个，花生碎少许，淀粉10克，面粉50克。

调料 蒜末、姜丝、葱末各5克，红尖椒、花椒、盐、鸡精、香油、辣椒油各适量。

做法

1. 鸡蛋清加入淀粉、面粉及适量清水调成面糊；金针菇去根，洗净，在盐水中焯烫，捞出沥干待用。
2. 炒锅置火上，倒油烧热，将金针菇挂蛋糊，然后下锅炸熟，捞出沥油待用。
3. 底油烧热，放入红尖椒、花椒、姜丝、蒜末煸香，然后倒入炸好的金针菇翻炒均匀，调入盐、鸡精、香油、辣椒油调味，撒上花生碎及葱末即可。

凉拌金针菇

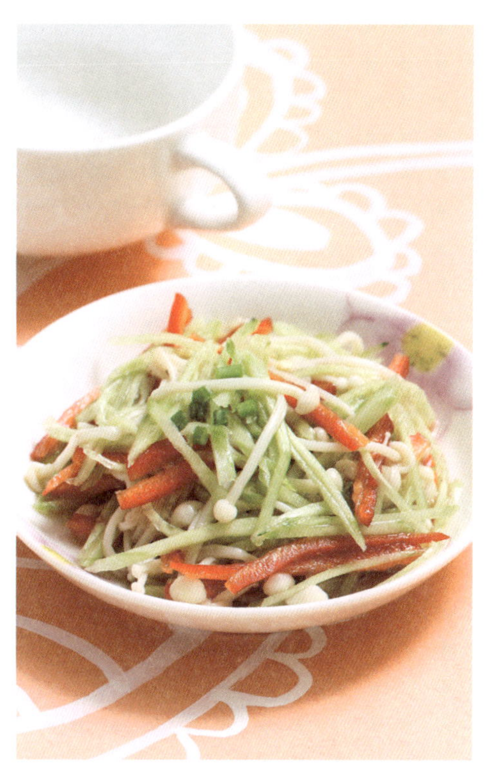

材料 金针菇 200 克、黄瓜 50 克、红椒 30 克。

调料 蒜、小葱、橄榄油、醋、糖各适量，盐 2 克。

做法

1. 将金针菇洗净；红椒洗净去子，切细丝；黄瓜洗净去皮，切丝。分别将金针菇和红椒丝焯熟，捞出，晾凉。
2. 蒜和葱切末，加 1 勺醋、1 勺橄榄油、少许糖和盐拌均匀，制成味汁。
3. 将金针菇、红椒丝、黄瓜丝用调好的味汁拌均匀即可。

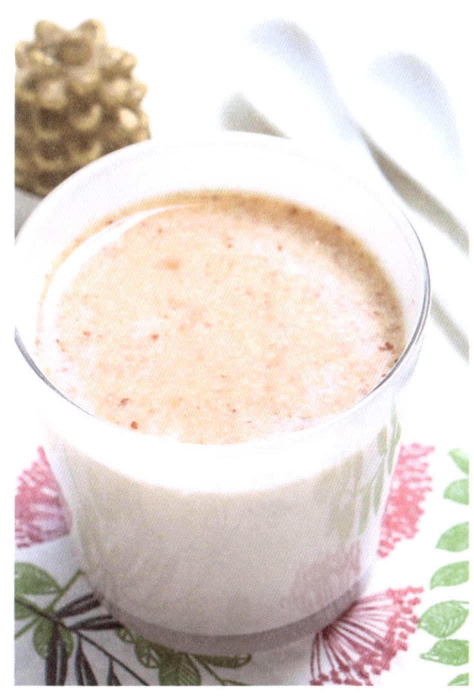

小麦核桃红枣豆浆

材料 黄豆 50 克，小麦仁 20 克，核桃 2 个，红枣 4 枚。

做法

1. 黄豆用清水浸泡 10~12 小时，洗净；小麦仁淘洗干净，用清水浸泡 2 小时；核桃去皮，取核桃仁碾碎；红枣洗净，去核，切碎。
2. 将上述食材一同倒入豆浆机中，加水至上、下水位线之间，煮至豆浆机提示豆浆做好即可。

强健骨骼

必需营养素

维生素 D、钙、磷、铁、镁。

饮食对策

坚持喝牛奶，吃菠菜等含植酸较多的蔬菜前最好焯水，低脂、低盐饮食。

强健骨骼小偏方

山楂酱

取鲜山楂 300 克，洗净，然后加水煮 1 小时，再加 150 克白糖，用小火熬成稀粥状。每次食用 20~30 克，每天 1 次。

强健骨骼食物推荐

豆腐：钙的优质来源

推荐理由： 大豆本身就富含钙质，要做成豆腐，还要加入石膏（硫酸钙）或卤水（氯化钙和氯化镁），这两种凝固剂都是很好的钙质来源，能使豆腐中的钙含量明显增加，使其补钙的效果更加显著。

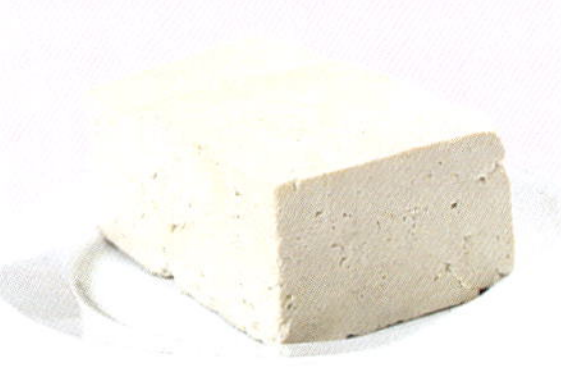

卷心菜：补骨髓

推荐理由：《本草纲目拾遗》中讲到卷心菜，说它"……补骨髓，利五脏六腑，利关节……"；卷心菜中钙、磷、叶酸含量较丰富，能够促进骨骼健康。

牛奶：防止骨质疏松

推荐理由： 牛奶是人体钙质的最好来源，不仅钙含量高，而且容易吸收。另外，牛奶也富含维生素 D，还含有丰富的促进钙吸收的乳糖，所以多喝牛奶可以防止骨质疏松。

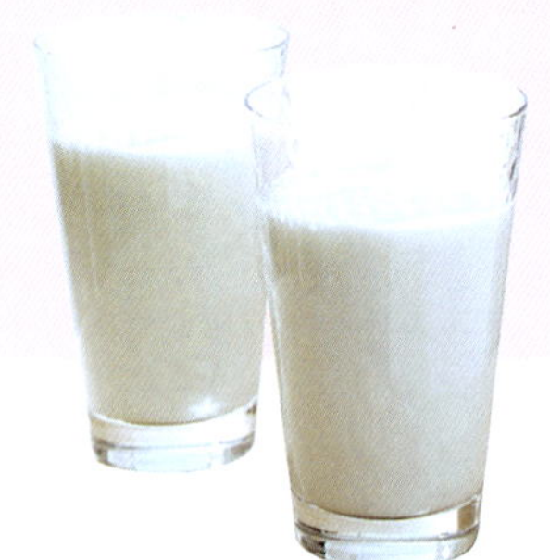

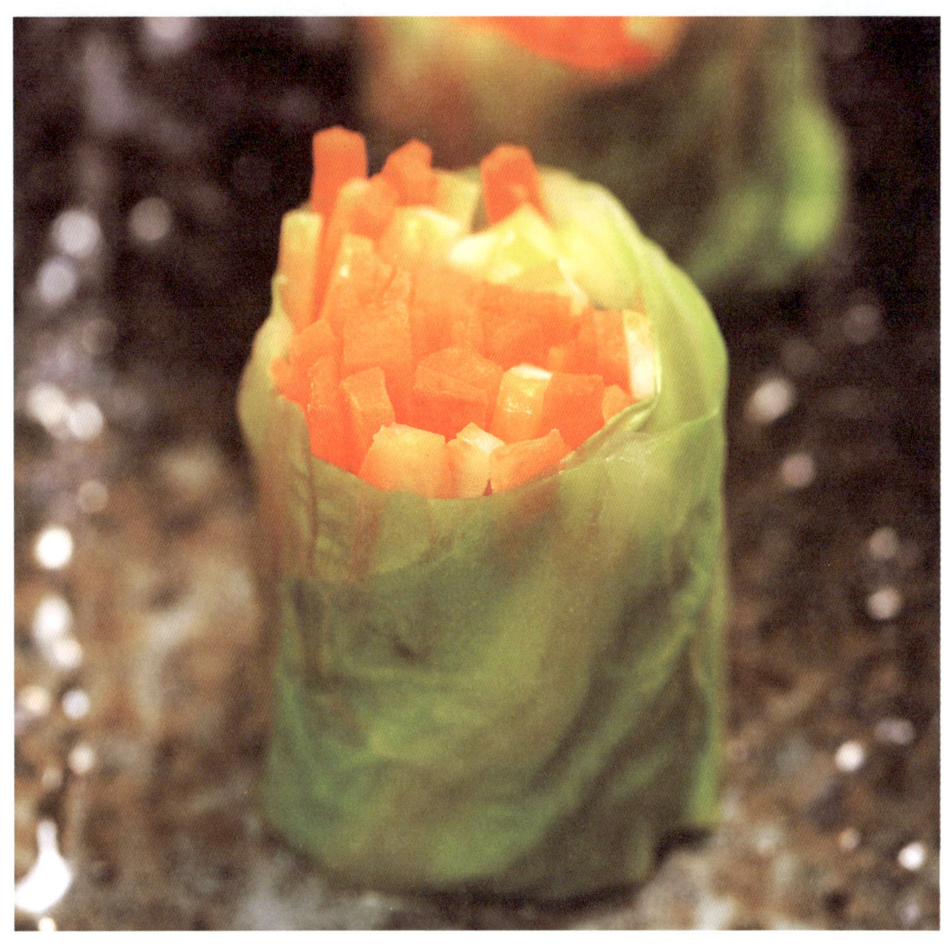

柠檬菜卷

材料 卷心菜叶50克，胡萝卜100克，柠檬50克。

调料 盐、柠檬汁各少许。

做法

1. 卷心菜洗净，胡萝卜洗净切细丝，将菜叶、胡萝卜焯一下，柠檬去皮切丝。
2. 将胡萝卜丝、柠檬丝放入盘中，加盐和柠檬汁拌匀，放入冰箱冷藏。
3. 将胡萝卜丝、柠檬丝，卷入卷心菜中，用刀改成数段，垂直竖放于盘中即可。

养肝护肝

必需营养素

维生素 A，B 族维生素，维生素 E，钙，碳水化合物。

饮食对策

常吃绿色以及酸味的食物，如绿叶蔬菜、柑橘类等，少吃油腻食物，忌吃辛辣食物，不喝酒。

养肝护肝小偏方

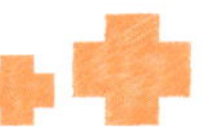

枸杞银耳羹

取银耳 15 克、枸杞子 25 克，加适量水用小火煎成浓汁，加入蜂蜜 20 克，再煎 5 分钟即可。隔日 1 次，温开水兑服。能够增强肝脏功能，维护肝脏健康。

养肝食物推荐

香瓜：缓解慢性肝损伤

推荐理由：香瓜中的 B 族维生素有利于人体肝脏以及肠道系统的活动，能够缓解慢性肝损伤，还能促进内分泌和造血功能。

杨桃：保护肝脏

推荐理由：杨桃能减少机体对脂肪的吸收，可保护肝脏，防止脂肪肝的形成。

绿豆：保护肝脏

推荐理由：绿豆是绿色食物，含丰富胰蛋白酶抑制剂，可以保护肝脏，还可促进体内胆固醇在肝脏中分解，减少对肝脏的损害。

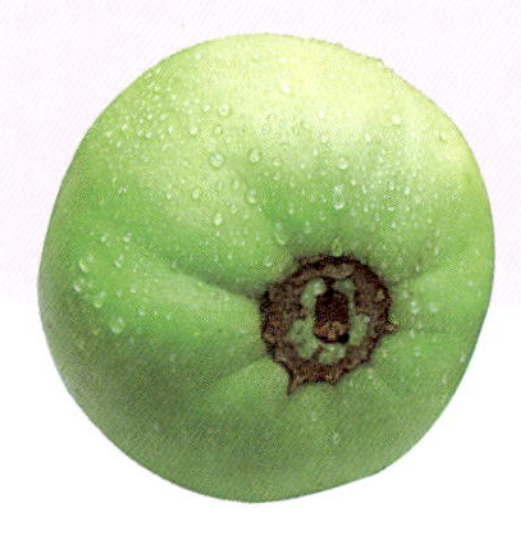

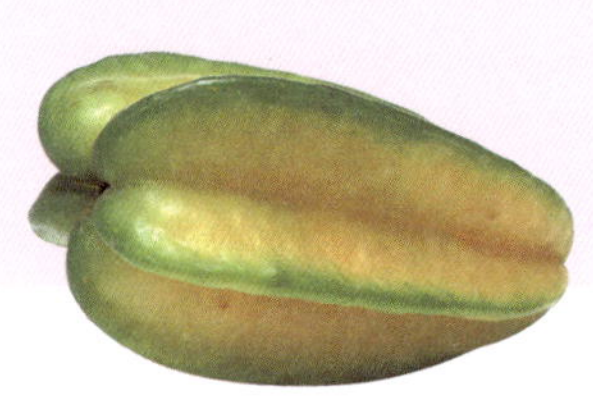

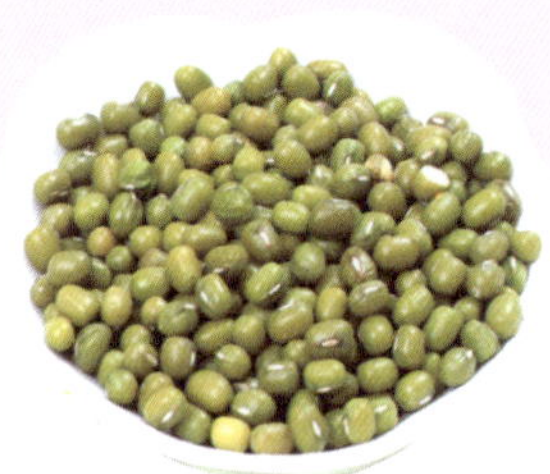

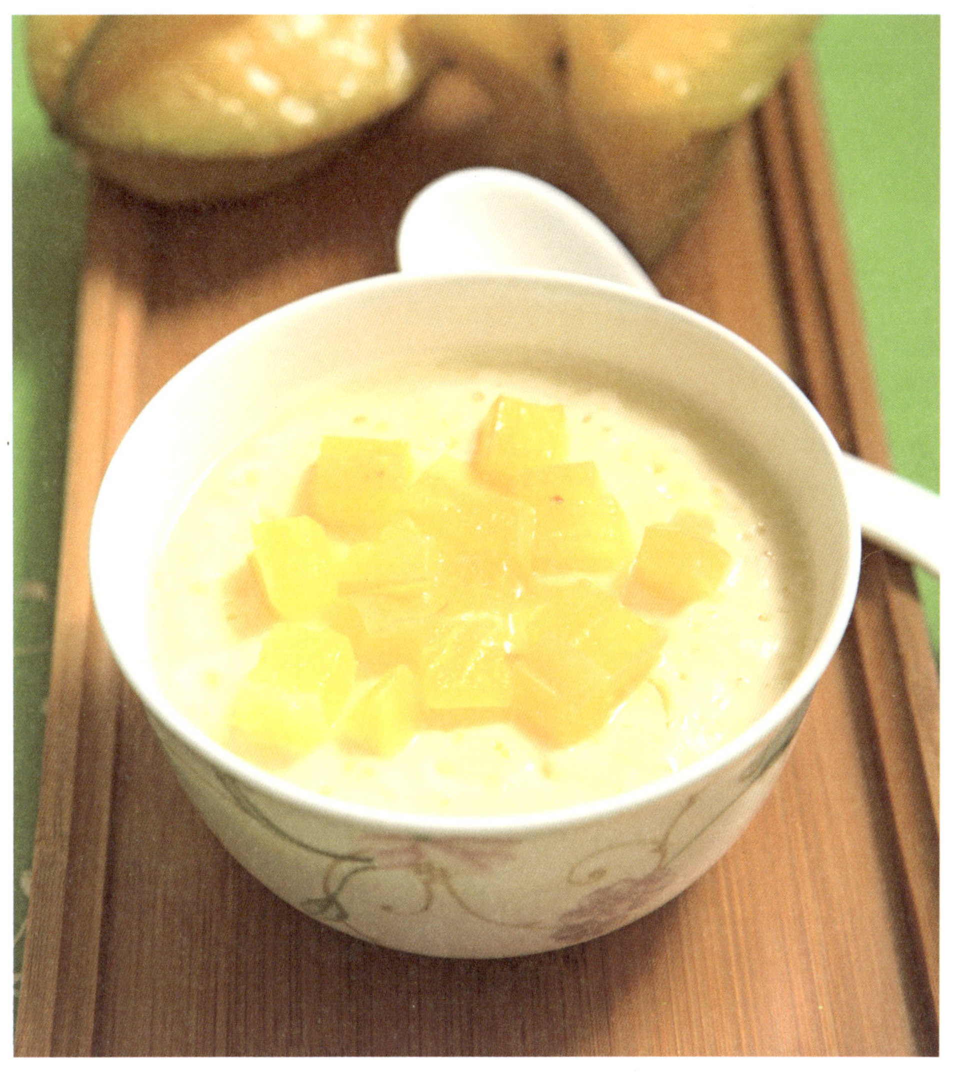

杨桃蛋奶品

材料 杨桃 150 克，鸡蛋 100 克，牛奶 250 毫升。

调料 糖适量。

做法

1. 杨桃去边、去核、切块；鸡蛋打散。
2. 将杨桃块、牛奶、糖放入锅中，小火煮至糖溶化，熄火晾凉。
3. 滤出奶液，加鸡蛋液拌匀过筛，最后加入杨桃块后盖碟，大火蒸至凝固，即可。

滋润肺脏

必需营养素

维生素 B_2，维生素 C。

饮食对策

适量吃些山楂等带酸味的食物，吃些白色食物，适量多饮水，少吃或不吃油炸、烧烤食物，不吃辛辣食物。

润肺小偏方

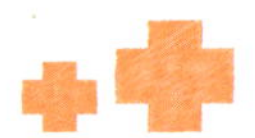

绿豆鲜藕汤

取莲藕 150 克、绿豆 30 克，莲藕去皮，洗净，切丁；绿豆淘洗干净，用清水浸泡 4 小时。汤锅置火上，放入绿豆、藕丁和没过食材的清水用大火烧开，转小火煮至绿豆熟软，加冰糖调味即可。

润肺食物推荐

百合： 润肺止咳

推荐理由： 百合性寒，味甘，归心、肺经，含有维生素 B_1、维生素 B_2 等，是一种非常理想的解秋燥、滋润肺阴的食品。《本草纲目》中就有百合可润肺止咳的记载，对肺热干咳、痰中带血、肺弱气虚等不适有良好的疗效。

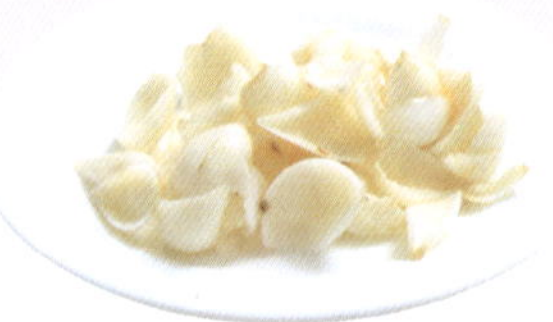

雪梨： 清热化痰

推荐理由： 雪梨肉嫩，颜色白如雪，是很好的白色食物，含苹果酸、柠檬酸、维生素 B_1、维生素 B_2、胡萝卜素等，且雪梨水分大，性略寒，可以生津润燥、清热化痰。

莲藕： 润养肺脏

推荐理由： 莲藕含铁较丰富，还含有多种维生素，能起到清热润肺的效果。秋天燥咳的人，吃莲藕能润肺止咳，而且对呼吸系统尤其是肺起到保护作用。

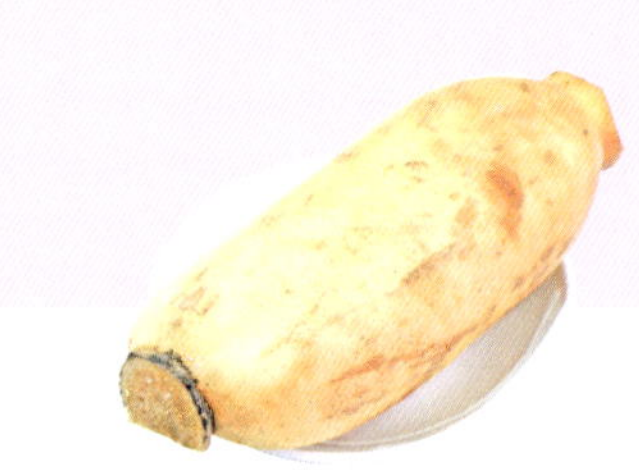

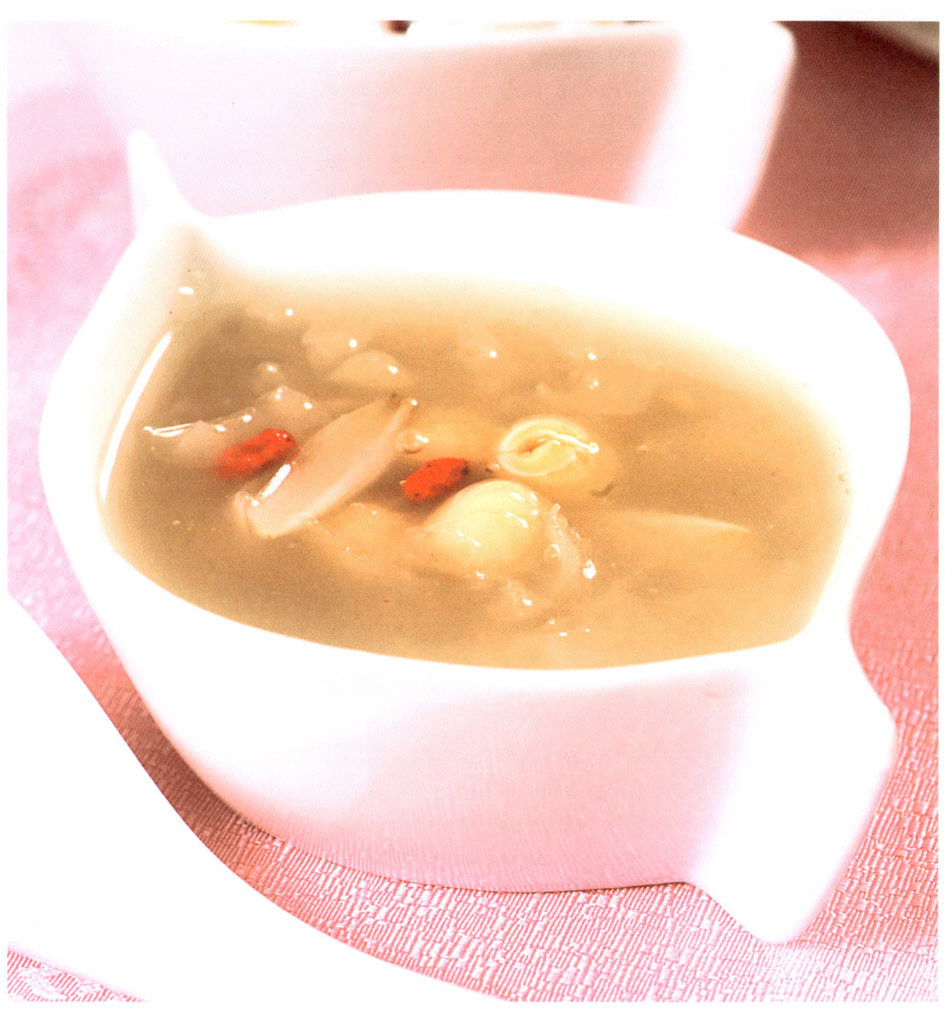

雪梨百合莲子汤

材料 雪梨 2 个，百合 10 克，莲子 50 克，枸杞子少许。

调料 冰糖适量。

做法

1. 将雪梨洗净，去皮除核，切块；将百合、莲子分别洗净，用水泡发，莲子去心；枸杞子洗净，待用。
2. 锅置火上，放适量水烧沸，放入雪梨块、百合、莲子、枸杞子、冰糖，水开后再改小火煲约 1 小时即可。

保护心脏

必需营养素

维生素 B_1，维生素 E，铁，镁，钾。

饮食对策

低盐、低脂、低胆固醇饮食，多吃些红色的食物，如红枣、红豆等，少喝咖啡，少饮酒。

强心小偏方

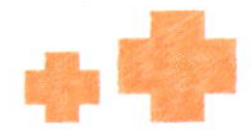

山楂柿叶汤

取柿子叶 10 克，山楂 12 克，茶叶 3 克。将以上材料处理好，一起放入茶杯中用开水冲泡即可。本偏方有强心、增加冠状动脉血流量、改善血流循环等作用。

护心食物推荐

菠菜：预防心脏病

推荐理由：菠菜中含有叶黄素、叶酸、钾和膳食纤维，能够帮助心脏保持一个健康的状态，比营养补充剂更能有效预防心脏病。

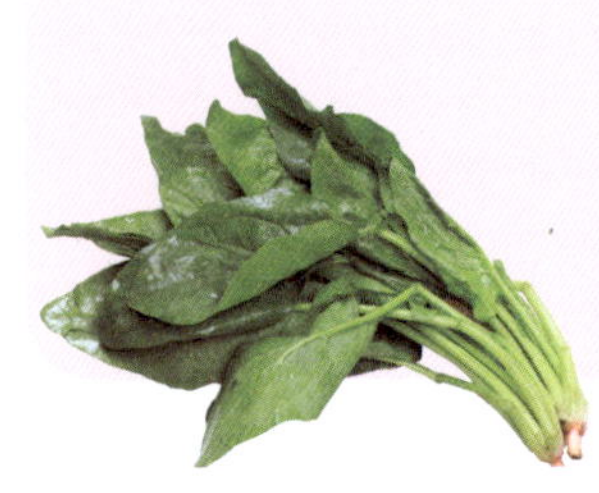

杏仁：降低心脏病风险

推荐理由：杏仁富含维生素 E，能够帮助疏通血管，防止血小板凝结，降低心脏病风险。每周吃一次杏仁，能减少 1/4 罹患心血管疾病的风险。

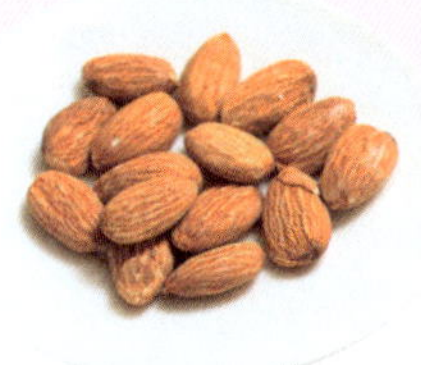

红枣：润养心脏

推荐理由：现代营养研究发现，红枣含有环磷酸腺苷，它能够扩张血管，增强心肌收缩力，提高血中含氧量，使心脏的氧气供给更加充足；红枣可以加速新陈代谢，还能改善心肌营养，对于保养心脏十分有益。

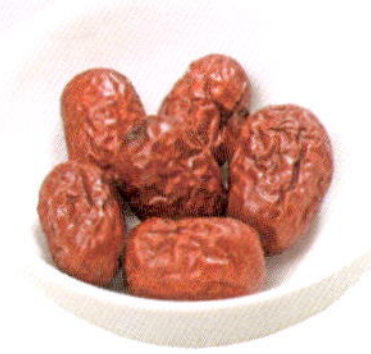

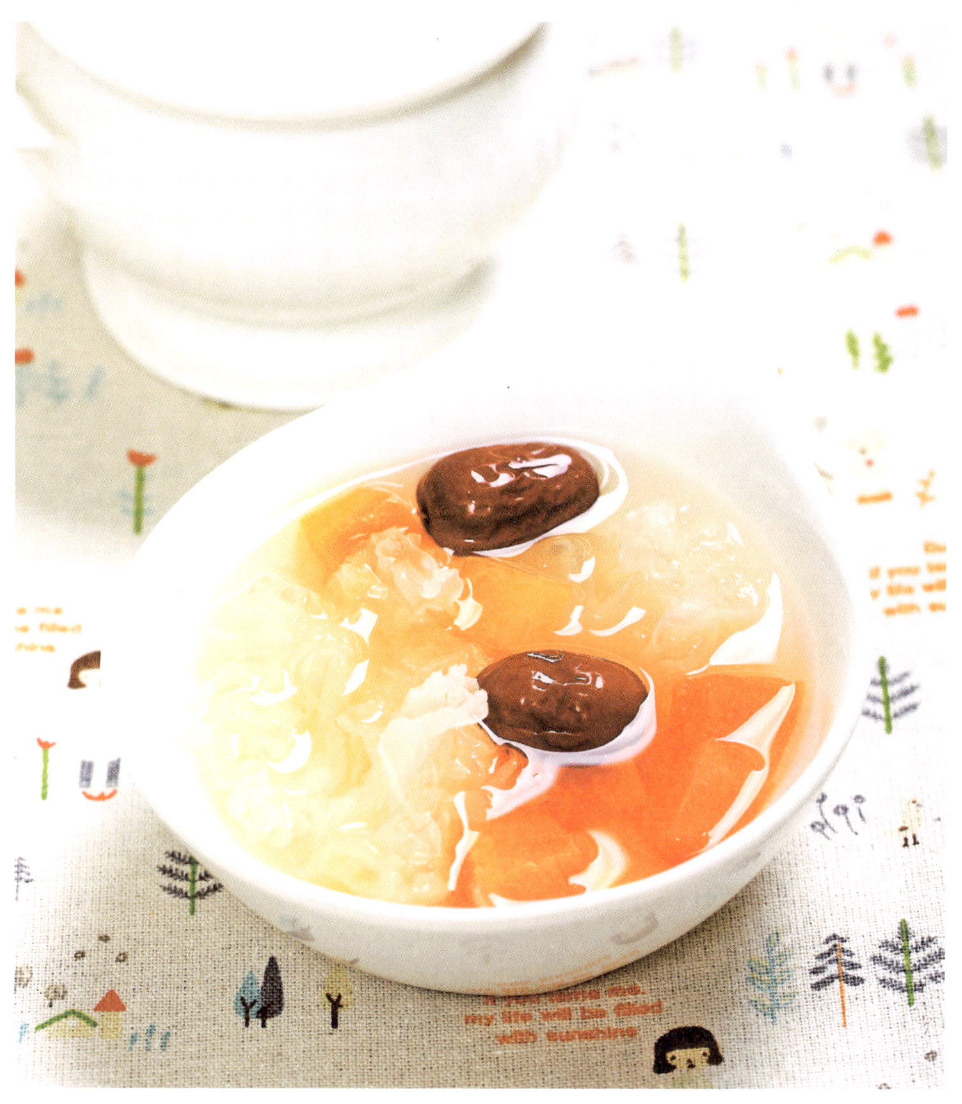

红枣木瓜银耳汤

材料 木瓜200克，水发银耳30克，红枣10克。

调料 冰糖适量。

做法

❶ 水发银耳洗净，撕成小朵；红枣洗净；木瓜洗净，切块。

❷ 将木瓜块、银耳、红枣、冰糖放入锅内，加适量清水，用大火煮开后，换小火炖至闻到木瓜香味时，即可关火。

补肾益肾

必需营养素

蛋白质，B族维生素，维生素C，锌，硒。

饮食对策

不要吃生冷或性偏凉的食物，忌吃辛辣香燥食物，均衡饮食，不偏食挑食，不暴饮暴食，适当多吃些黑色、咸味的食物，如黑米、香菇、海带等。

益肾小偏方

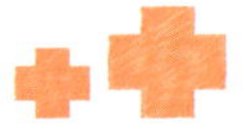

桑葚枸杞汤

取桑葚、枸杞子、红枣（去核）各250克，加水煎成汤，再加白糖500克搅拌至溶化即成。每日服10~15克，温水冲服。可用于肝肾阴虚、腰酸腿软等症的辅助食疗。

益肾食物推荐

山药：有益肾气

推荐理由：《本草纲目》记载，山药“有益肾气”。现代营养研究发现，山药含有薯蓣皂素，有滋阴补阳、增强新陈代谢、促进肾脏排毒的功效。

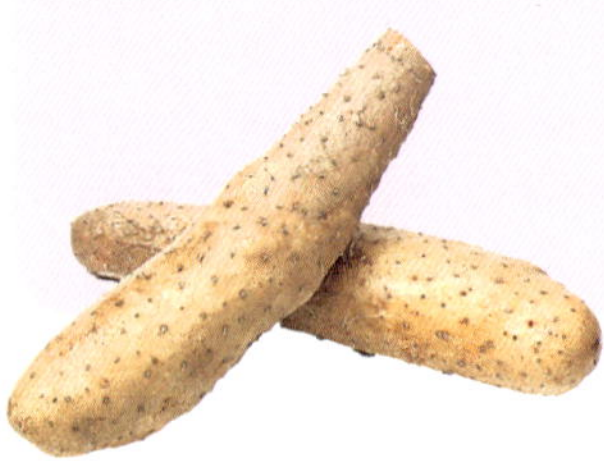

板栗：补肾强筋

推荐理由：板栗含有不饱和脂肪酸、粗纤维、多种维生素及钙、磷、钾等矿物质，可供人体吸收和利用的养分高达98％。中医认为，板栗性温味甘，补中益气，有养胃健脾、补肾强筋的作用。医学家孙思邈就说板栗是“肾之果也，肾病宜食之”。

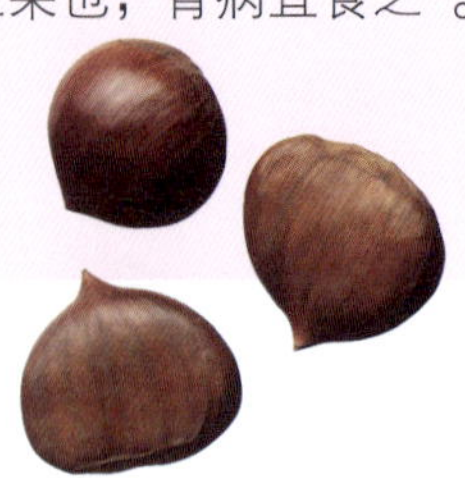

莲子：益肾固精

推荐理由：莲子味甘涩，性平，入心、脾、肾经，具有补脾止泻、益肾固精的功效，还能养心安神。现代药理研究证实，莲子还有镇静、强心、抗衰老、抗肿瘤等多种作用。

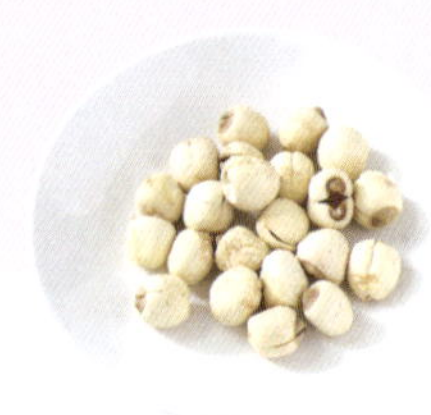

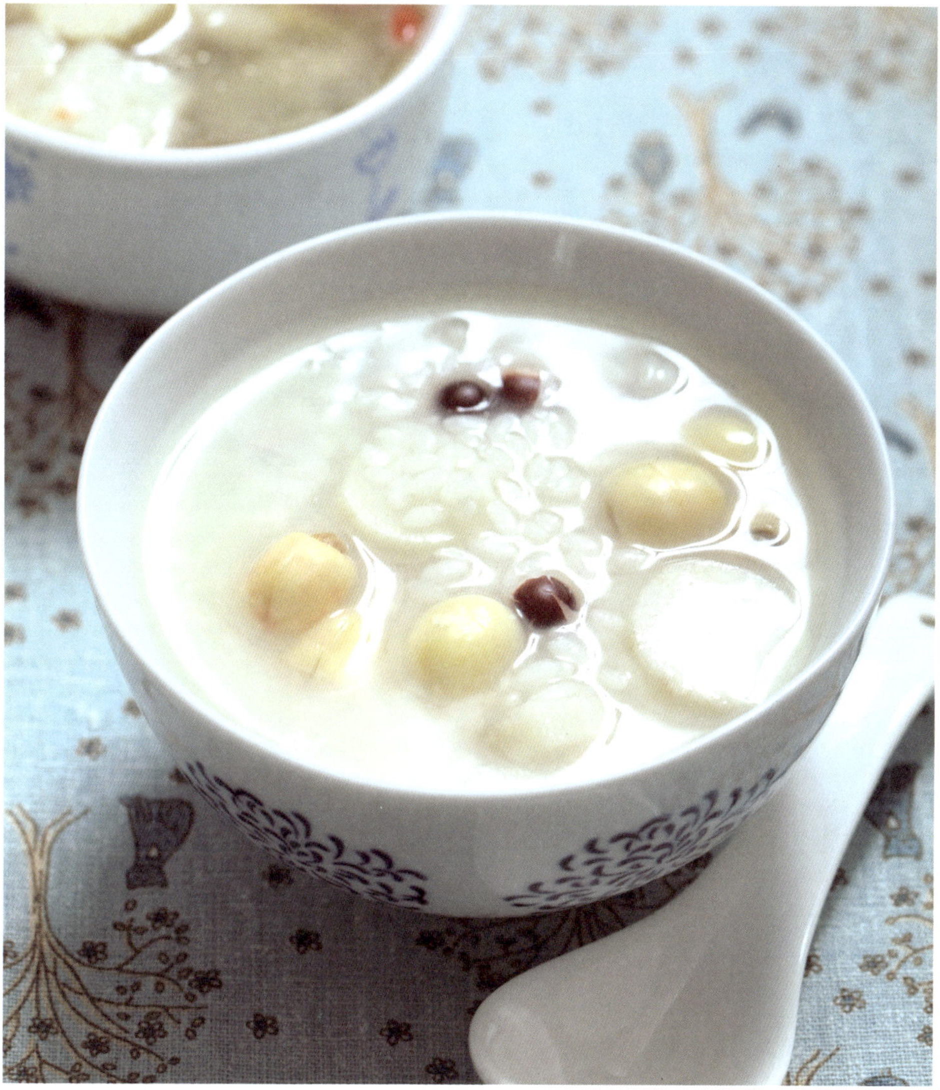

加味道山药粥

材料 干山药片、芡实各30克，莲肉15克，糯米50克。

调料 白糖适量。

❶ 糯米淘洗干净，倒入锅中，加适量水、和山药片、芡实、莲肉，用大火煮开。

❷ 改小火，继续熬煮，待粥煮熟后，加适量白糖调味即可。

厨房妙招

便秘的人群不宜多喝此粥。

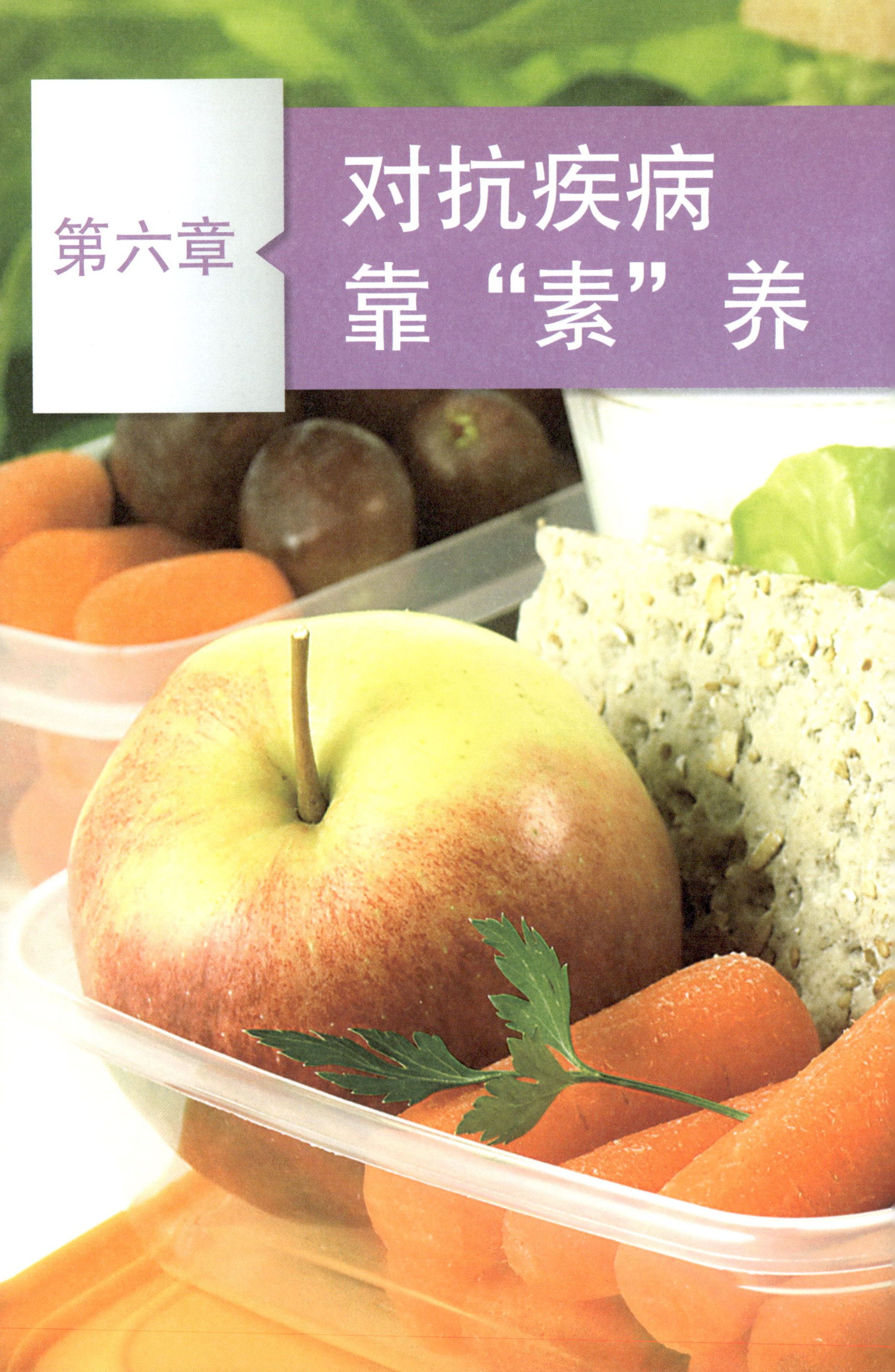

第六章 对抗疾病靠“素”养

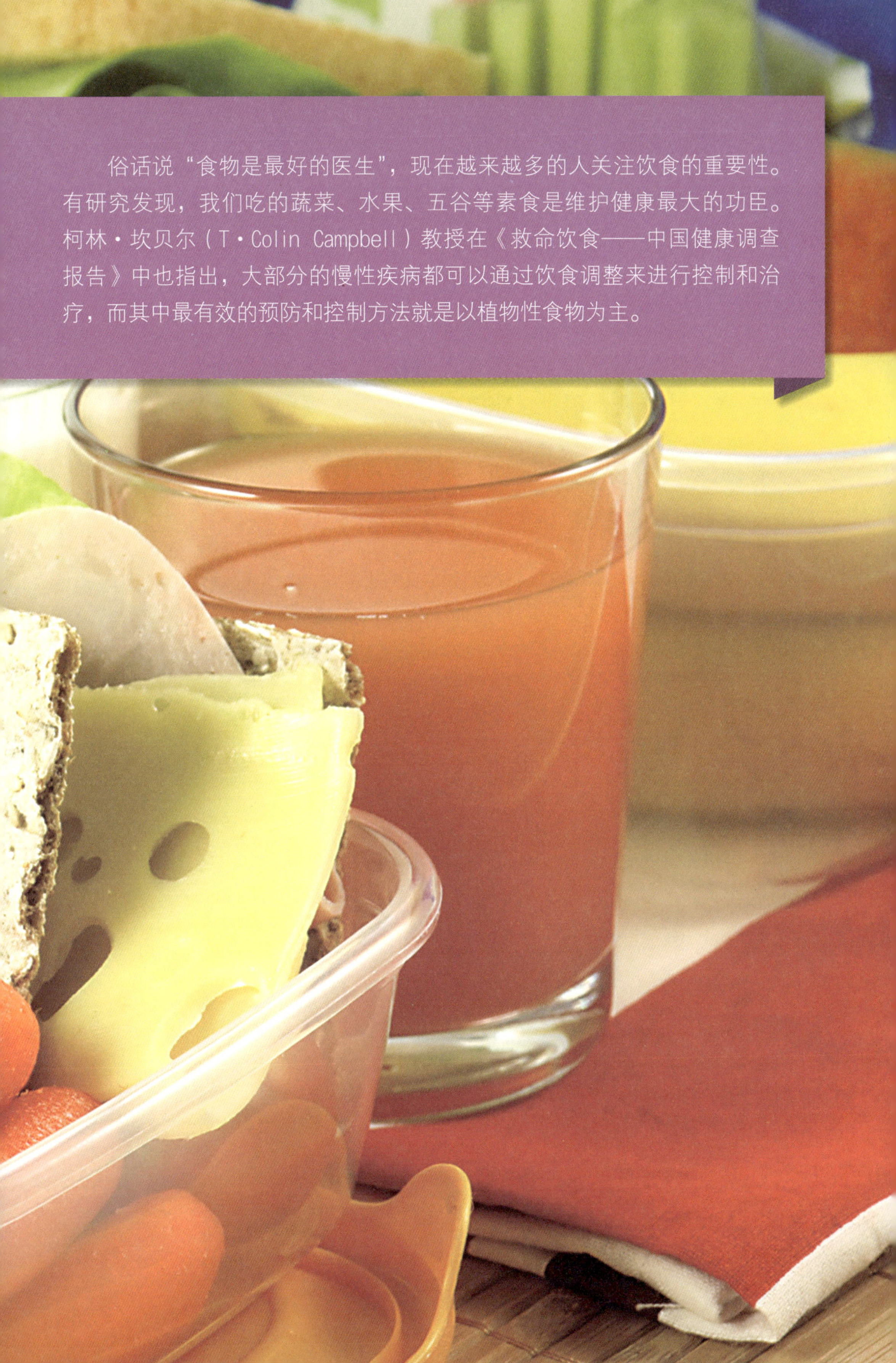

俗话说“食物是最好的医生”，现在越来越多的人关注饮食的重要性。有研究发现，我们吃的蔬菜、水果、五谷等素食是维护健康最大的功臣。柯林·坎贝尔（T·Colin Campbell）教授在《救命饮食——中国健康调查报告》中也指出，大部分的慢性疾病都可以通过饮食调整来进行控制和治疗，而其中最有效的预防和控制方法就是以植物性食物为主。

缓解感冒

感冒分为普通型感冒和流行性感冒，绝大部分是由于病毒感染引起的，少部分是由于细菌感染引起的。很多人一感冒就输液吃药，殊不知到目前为止，没有药物能够治疗病毒性感冒，而生活中的一些素食就有很好的缓解和对抗感冒功效。

对抗感冒的营养素

维生素 C、维生素 E、胡萝卜素、蒜素等。

抵御感冒的秘密

洋葱：硫化丙烯、大蒜素

洋葱中的硫化丙烯属于油脂性挥发物，有辛辣味，能抗寒，抵御流感病毒，还有较强的杀菌作用。

洋葱中的大蒜素有很强的杀菌能力，能够预防感冒引起细菌感染，促进感冒康复。

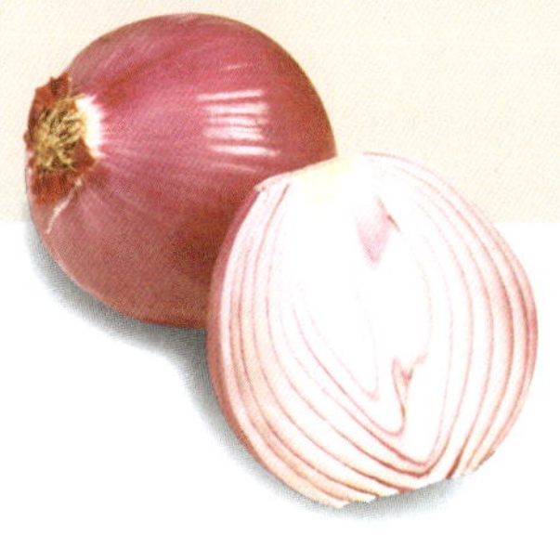

生姜：姜辣素

生姜性味辛温，发散解表，属于中医解表药。生姜中含有姜醇、姜烯、水芹烯、姜辣素等成分，能消炎、散寒、发汗，缓解流鼻涕等感冒症状，更适合风寒感冒患者。

缓解感冒小偏方 1

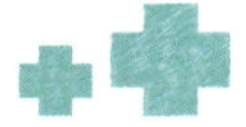

将 100 克洋葱汁和 5 毫升蜂蜜混合，每次滴入鼻孔 2~3 滴，可通鼻塞，并可缓解感冒的其他症状。

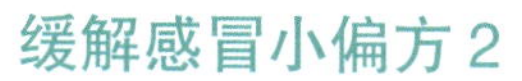

缓解感冒小偏方 2

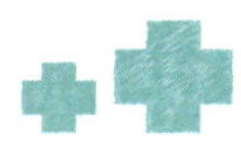

取生姜 25 克，切碎，加红糖适量，开水冲泡，频频饮用，可驱除风寒，适用于受风寒引起的感冒。

番茄洋葱鸡蛋汤

提高抗病能力

材料 番茄、洋葱各50克，鸡蛋1个。

调料 盐、白糖各3克，番茄高汤适量。

做法

1. 将番茄洗净，焯烫后去皮，切块；洋葱洗净，切碎；鸡蛋打散，搅拌均匀。
2. 锅置火上，倒入番茄高汤用大火煮沸，加入洋葱碎、番茄块，转小火煮2分钟。
3. 加入鸡蛋液，搅拌均匀，加盐、白糖调味即可。

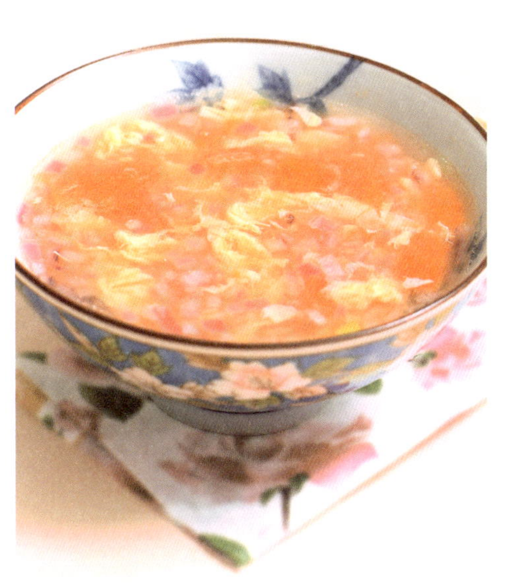

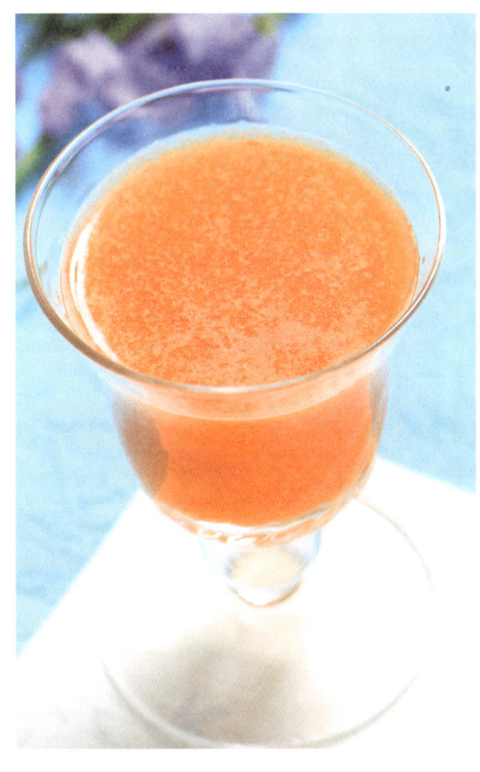

胡萝卜苹果姜汁

改善感冒症状

材料 苹果300克，生姜20克，胡萝卜100克。

做法

1. 苹果削皮、去核，切小丁；胡萝卜削皮洗净，切小丁；生姜切成末。
2. 将上述食材放入果汁机中，加入适量饮用水搅打均匀。

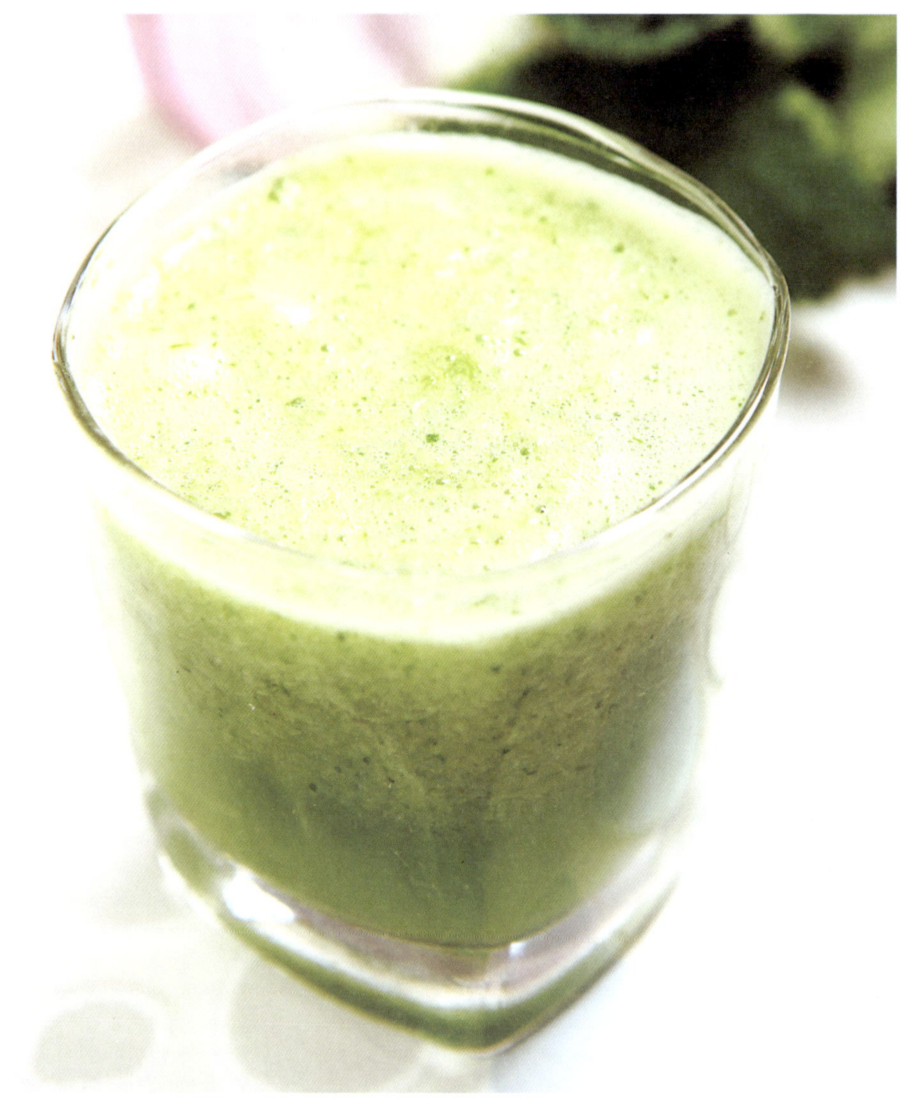

洋葱芹菜菠萝汁

抗菌消炎

材料 芹菜 50 克，菠萝 50 克，洋葱 30 克。

调料 蜂蜜少许。

做法

1. 菠萝、洋葱分别洗净、去皮、切丁；芹菜洗净切段。
2. 将备好的材料放入榨汁机中榨汁。
3. 加入少量蜂蜜，搅拌均匀即可。

减轻咳嗽症状

正常轻微的咳嗽本身是一种保护性的反射动作。人体通过咳嗽把呼吸道中的“垃圾”——痰清理出来。但如果咳得过于剧烈，则是体内出现了异常，如肺部疾病、咽喉不适等，就需要进行调养和治疗了。一些素食食材有助于帮你缓解咳嗽症状。

对抗咳嗽的营养素

维生素 C、维生素 E、胡萝卜素、蒜素等。

蔬果帮助咳嗽痊愈

雪梨：配糖体及鞣酸、有机酸

雪梨所含的配糖体及鞣酸等成分，能祛痰止咳，对咽喉有良好的养护作用，尤其是梨皮，止咳作用更好。雪梨中含有机酸、B 族维生素、维生素 C 及丰富的水分，有清心润肺的功效，对防治咳嗽有不错的作用。

罗汉果：D- 甘露醇

中医药学认为，罗汉果味甘、酸，有生津止咳、润肺化痰等功效，其含有的 D- 甘露醇有止咳作用，常用于痰热咳嗽、咽喉肿痛、消渴烦躁等症的辅助食疗。

缓解咳嗽小偏方 1

取梨 1 个洗净，连皮切碎，放入碗内，加入适量冰糖。蒸锅置火上，加适量清水，将梨碗放在锅上蒸熟，每日 2 次。连服数日，由感冒引起的咳嗽、痰多就会逐渐减轻直至消失。

缓解咳嗽小偏方 2

在罗汉果两头各钻一小洞，放入茶杯中，冲入开水，闷泡约 15 分钟，即可饮用，一般可冲泡四五次。也可以将罗汉果捏碎，每次取约 1/3，泡水当茶饮用。

银耳枸杞雪梨汤

止咳润肺

材料 银耳10克，莲子30克，枸杞子8克，雪梨200克。

调料 冰糖10克。

做法

1. 银耳泡发，去根蒂，撕成小朵；莲子洗净；枸杞子洗净；雪梨洗净，去核，连皮切块。
2. 将银耳、莲子放进砂锅，加足量水，大火烧开，转小火慢慢熬至发黏，放入雪梨、枸杞子、冰糖，继续熬至银耳胶化即可。

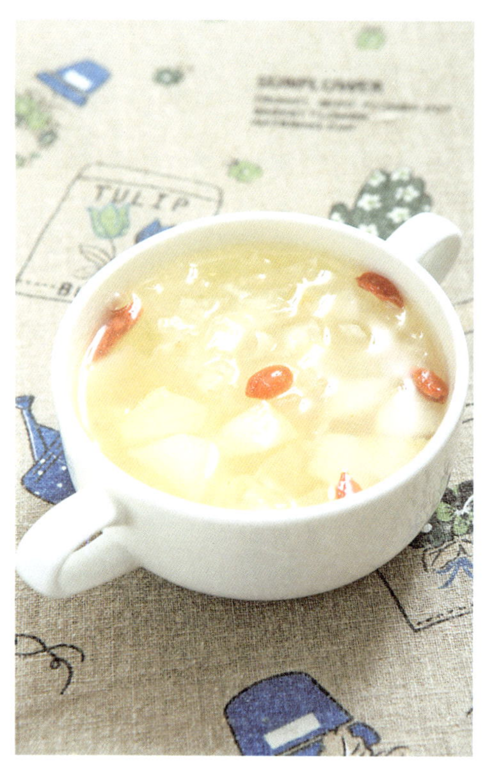

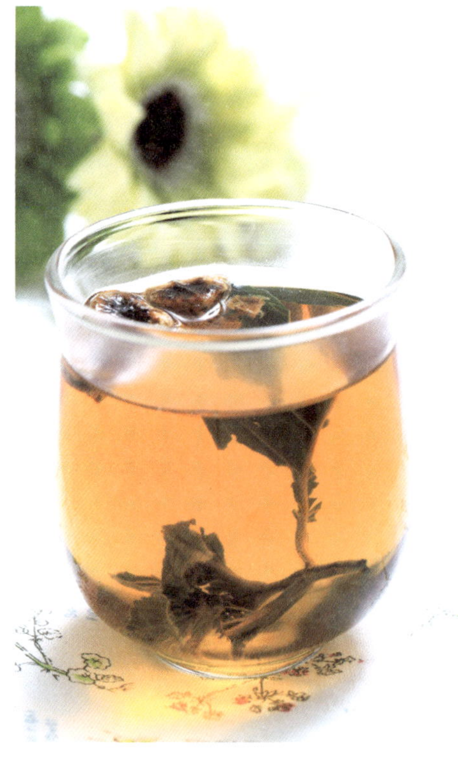

罗汉果薄荷凉茶

缓解咳嗽症状

材料 罗汉果1/4个，薄荷干品3克。

做法

1. 将罗汉果的壳去掉，取瓤，拍碎。
2. 将罗汉果、薄荷一起放入杯中，倒入沸水，盖盖闷泡约5分钟即可饮用。

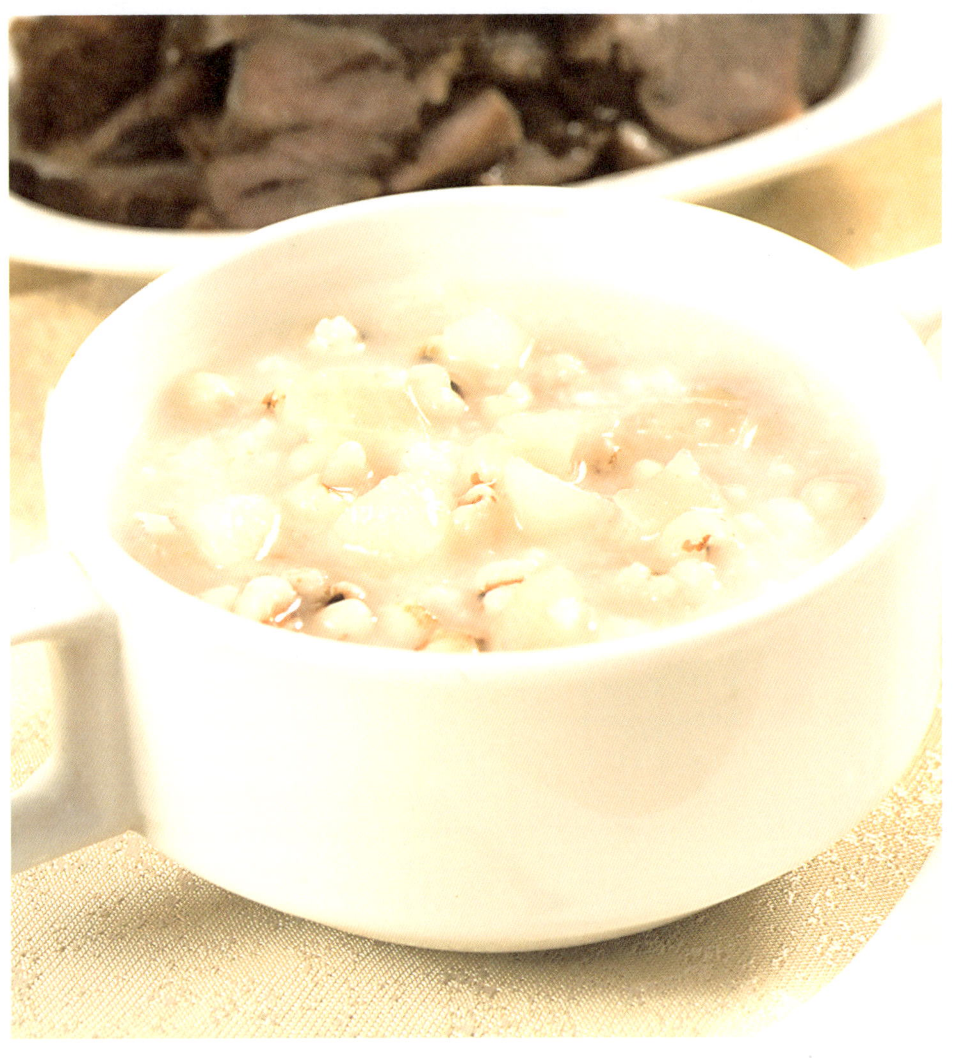

薏米雪梨粥

止咳平喘

材料 薏米、大米各 50 克，雪梨 1 个。

做法

1. 薏米淘洗干净，用清水浸泡 4 小时；大米淘洗干净；雪梨洗净，去皮和蒂，除核，切丁。
2. 锅置火上，放入薏米、大米和适量清水用大火煮沸，转小火煮成米粒熟烂的稀粥，放入雪梨丁煮沸即可。

改善贫血症状

贫血是指血液内红细胞数量和血红蛋白含量过低，造血功能不良（如造血原料不足）、红细胞过度破坏和失血是其原因。当人体摄入的铁、维生素、叶酸、蛋白质等营养成分不足时，就容易导致贫血。一些素食食材中含有较丰富的铁以及促进铁质吸收的营养素，贫血人群可以合理进行选择。

对抗贫血的营养素

铁、蛋白质、维生素。

蔬果帮助补血

红枣：铁元素

《本草纲目》中说枣有补中益气、养血生津的效果，用于治疗“脾虚弱、食少便溏、气血亏虚”等疾病。红枣中含有丰富的铁元素，能够促进机体造血。

菠菜：维生素 C、叶酸

菠菜富含维生素 C 和叶酸，前者可协助铁的吸收，后者是重要的造血物质，常吃菠菜，对防治缺铁性贫血有一定的积极效果。

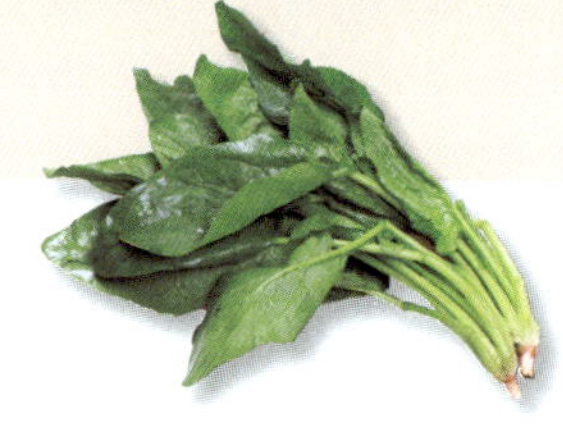

改善贫血小偏方 1

红枣 30 颗，干姜 3 片，红糖适量。锅中加水，放入红枣和干姜，用小火将红枣煮至熟烂，然后加入少许红糖即可。

改善贫血小偏方 2

草莓 50 克，菠菜、葡萄各 100 克，蜂蜜少许。菠菜洗净、去根，用沸水焯烫一下，晾凉，切段；葡萄洗净，去子切碎；草莓去蒂，洗净切碎。将所有材料放入果汁机中，加水搅打，放入少许蜂蜜调味即可。

桂圆红枣粥

补血补铁

材料 桂圆肉、红枣各5颗，糯米100克，红糖适量。

做法

1. 将糯米淘洗干净，用冷水浸泡1小时；桂圆肉去杂质，洗净；红枣洗净，去核。
2. 锅置火上，加入适量冷水和桂圆、红枣，用中火煮沸，加入糯米，用大火煮沸，再用小火慢煮成粥，加入适量红糖即可。

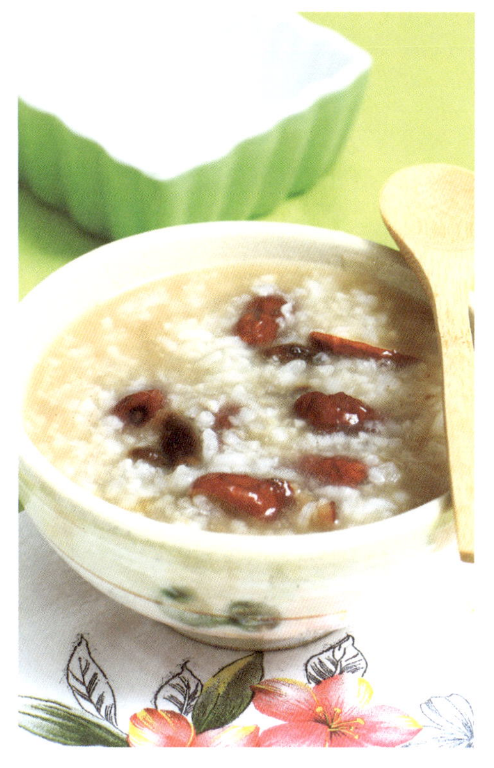

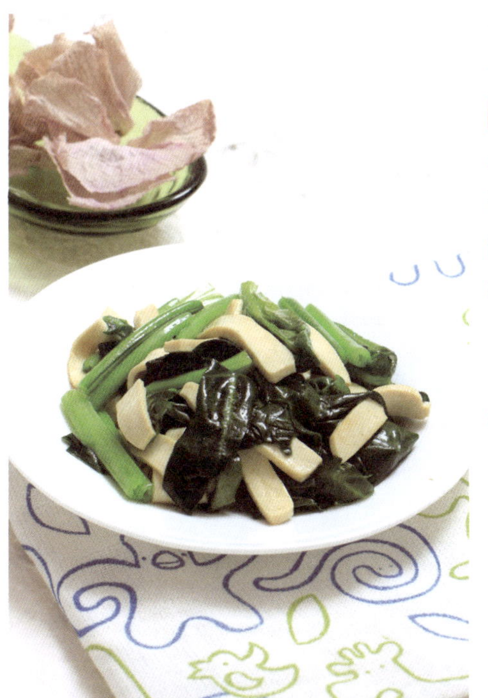

豆干炒菠菜

缓解贫血症状

材料 菠菜200克，豆腐干150克。

调料 盐3克，香油、植物油各少许。

做法

1. 菠菜择洗干净，用开水焯烫，捞出冲凉后，沥干水分，切段；豆腐干切条。
2. 锅中放少量油，待油热后将豆腐干条放入锅中翻炒出香味，放入菠菜翻炒熟，加入盐、香油炒匀即可。

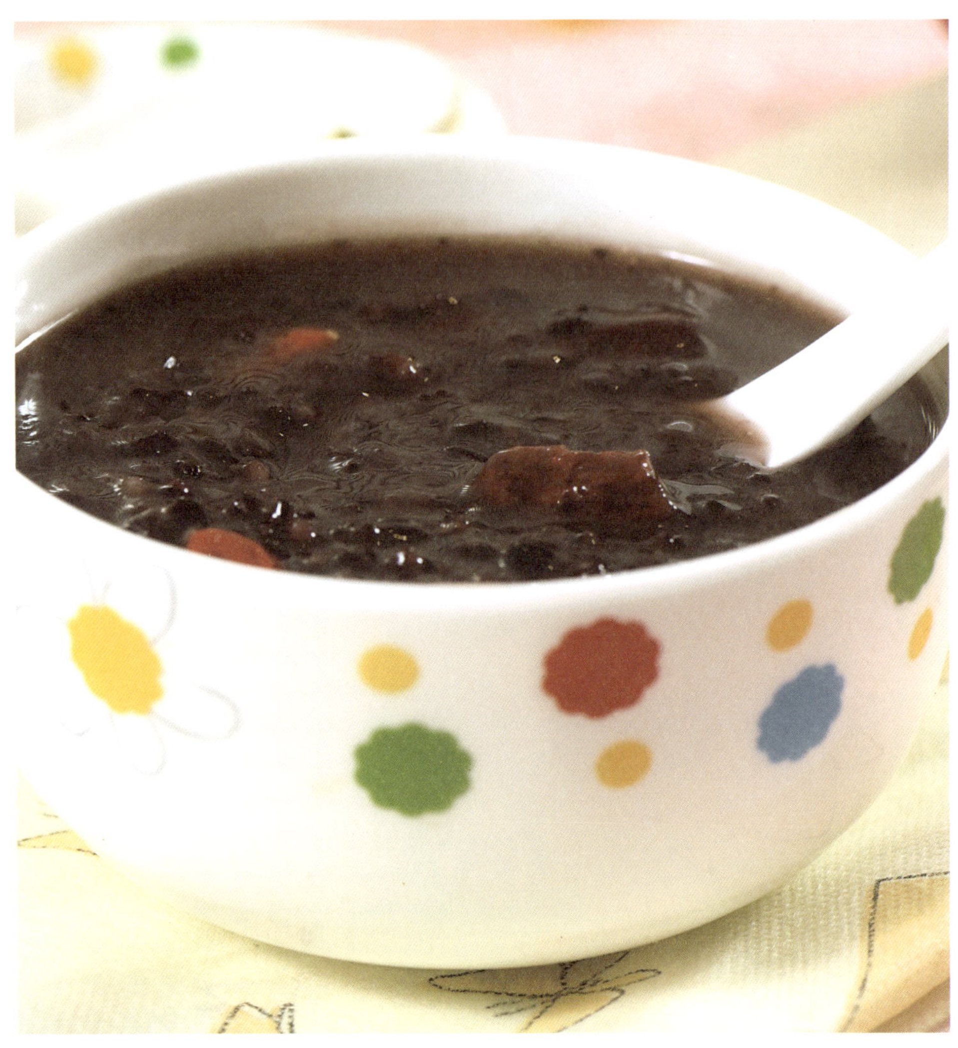

黑米红枣粥

缓解贫血症状

材料 红枣 30 克，黑米 100 克，枸杞子适量。

调料 白糖 20 克。

做法

1. 红枣和枸杞子洗净；黑米淘洗干净。
2. 锅置火上，加适量清水烧开，放入黑米，用大火煮沸，转小火煮 20 分钟。
3. 加入红枣，待熬煮成粥，倒入枸杞子煮 5 分钟，加白糖调味即可。

预防和治疗便秘

便秘十分常见，很多人或多或少都受过便秘的困扰。大家都把便秘当做胃肠道疾病的一种症状或一种胃肠道功能障碍，实际上，大部分便秘是饮食不良或饮食习惯不好造成的。要远离便秘困扰，调整饮食很重要，素食是膳食纤维的大本营，多吃素食解决便秘不是问题。

对抗便秘的营养素

膳食纤维、B 族维生素、脂类、水。

高纤维食材对抗便秘

魔芋：膳食纤维、低热

魔芋是三低食品——“低热”、“低蛋白质”、“低脂肪”，而且含有优良的可溶性膳食纤维，帮助减少肠道对脂肪的吸收，使人容易产生饱腹感，是理想的减肥、助排便食品。

红薯：膳食纤维

红薯含有丰富的膳食纤维，不能被肠道消化吸收，从而刺激肠道，增强蠕动，达到通便排毒的功效。

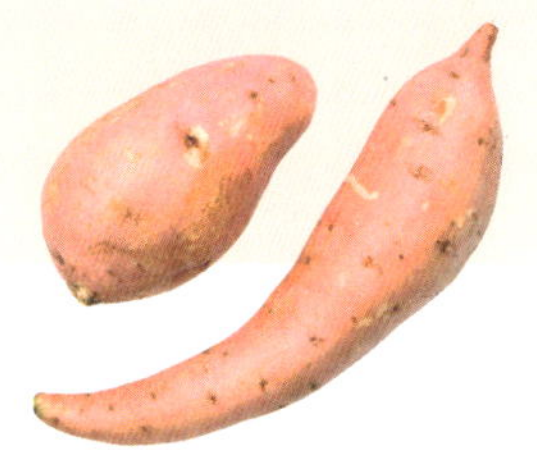

缓解便秘小偏方 1

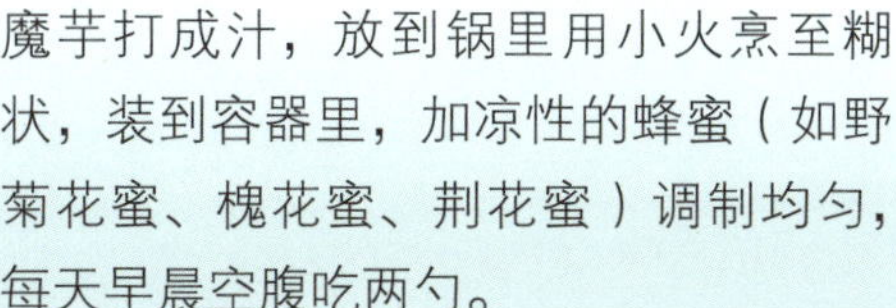

魔芋打成汁，放到锅里用小火烹至糊状，装到容器里，加凉性的蜂蜜（如野菊花蜜、槐花蜜、荆花蜜）调制均匀，每天早晨空腹吃两勺。

缓解便秘小偏方 2

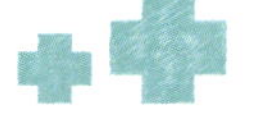

取红薯 400 克、生姜两片、红糖适量，将红薯洗净、削皮、切块放入锅中，加适量清水，煮至水开后，再煮 15 分钟，加入生姜、红糖，再煮七八分钟即可关火，吃红薯喝汤。

红薯饭

促进胃肠蠕动

材料 红薯200克，大米100克。

做法

1. 将红薯洗净去皮，切成块；大米淘洗干净。
2. 将红薯和大米放入电饭锅中，加适量清水，按下煮饭键，待键跳起即可。

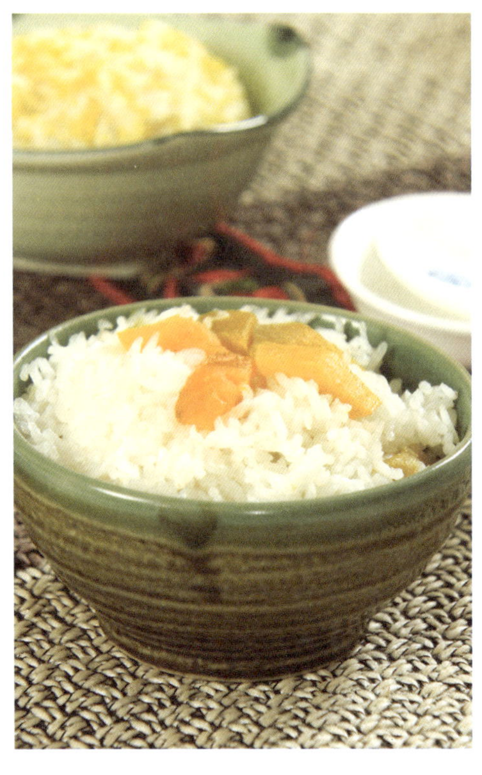

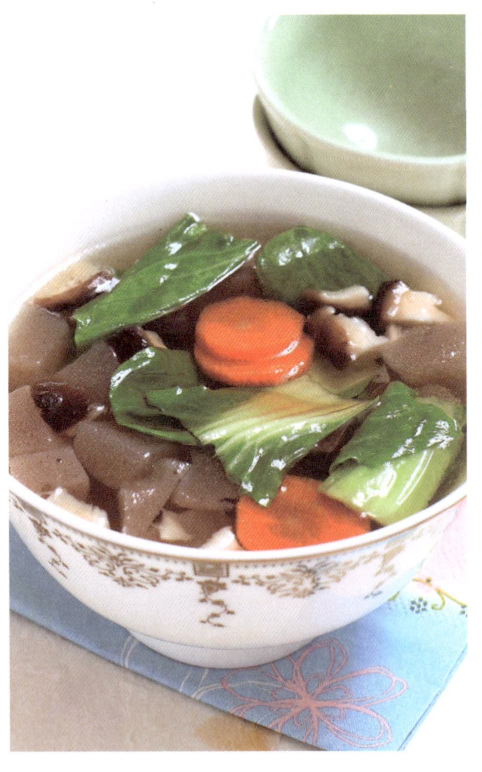

油菜香菇魔芋汤

促进排便

材料 油菜100克，干香菇15克，魔芋、胡萝卜各50克。

调料 盐3克，鸡精少许，蘑菇高汤、香油各适量。

做法

1. 油菜洗净，用手撕成小片；干香菇洗净，泡发（泡发香菇的水留用），去蒂，切小块；魔芋洗净，切块；胡萝卜洗净，切圆薄片。
2. 锅中倒蘑菇高汤和泡发香菇的水，大火烧开，放香菇块、魔芋块、胡萝卜片烧至八成熟，放油菜煮熟，加盐和鸡精调味，淋上香油即可。

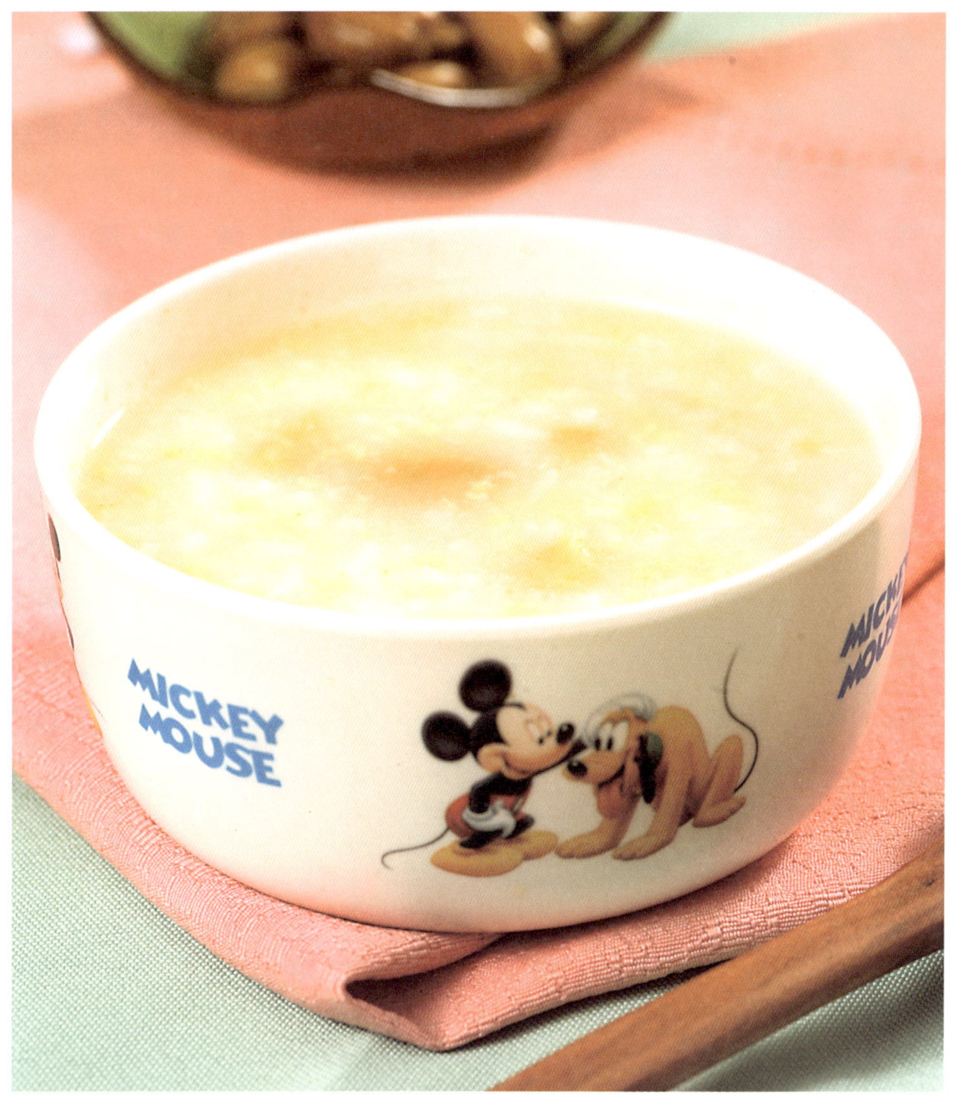

栗子红薯粥

缓解便秘

材料 大米、小米各 40 克，熟栗子 100 克，红薯 50 克。

调料 白糖 10 克。

做法

1. 大米、小米分别淘洗干净；熟栗子去皮，取肉；红薯洗净，切块。
2. 锅置火上，加适量清水，放入大米和小米煮沸，再放入红薯块、熟栗子肉，转小火煮 30 分钟至米烂粥稠，加入适量白糖调味即可。

控制糖尿病

糖尿病是目前威胁人类健康的最大的敌人之一，除了先天因素外，大多与生活方式有关系，尤其是饮食。而在糖尿病的控制和治疗方法中，饮食治疗是最基本也最重要的一环。控制糖尿病首先要合理饮食，其中选择低脂的素食能帮助控制血糖，以及避免一些并发症的发生。

对抗糖尿病的营养素

膳食纤维、B 族维生素、维生素 E、维生素 C、锌、硒。

低糖低热食材帮大忙

燕麦：膳食纤维

燕麦中含有丰富的膳食纤维、B 族维生素等，这些物质有助于提高胰岛素的敏感性，防止餐后血糖过快上升。

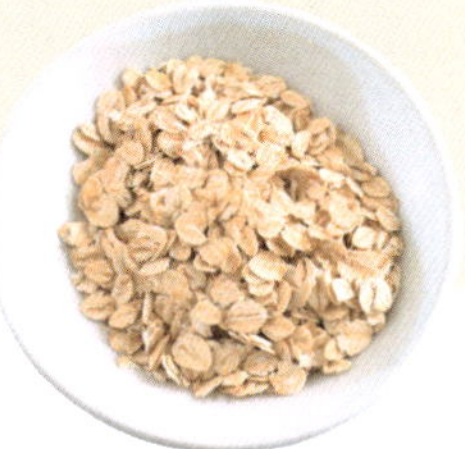

绿豆：膳食纤维、低聚糖、低热量

绿豆富含膳食纤维，另外还含有相当数量的低聚糖成分，如戊聚糖、半乳聚糖等，这些糖类不容易被身体消化吸收。绿豆热量很低，适合糖尿病患者食用，而且对防治肥胖也有不错的效果。

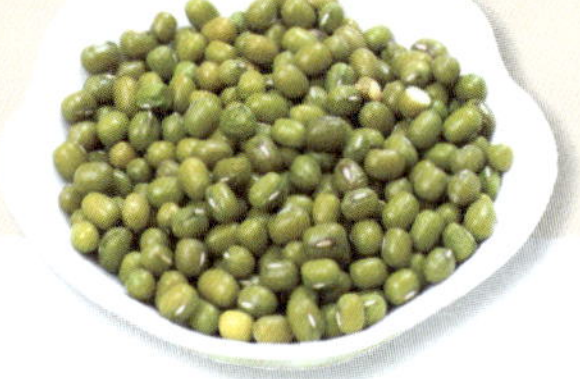

控制血糖小偏方 1

取 300 克即食燕麦片放入研钵中，捣碎成粉末状，装入干净的玻璃瓶中。每日取一小勺放入酸奶或牛奶中拌食。

控制血糖小偏方 2

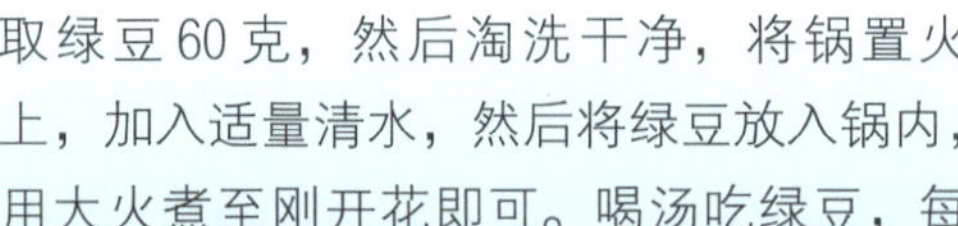

取绿豆 60 克，然后淘洗干净，将锅置火上，加入适量清水，然后将绿豆放入锅内，用大火煮至刚开花即可。喝汤吃绿豆，每日 1 小碗。

西蓝花：膳食纤维、维生素 C

西蓝花同样含有丰富的膳食纤维，另外，它也是维生素 C 含量最丰富的蔬菜之一，能帮助糖尿病患者提高抵抗力。

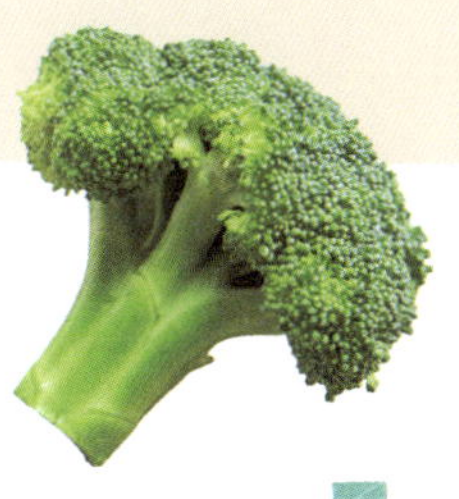

控制血糖小偏方 3

取西蓝花 100 克，洗净，掰成小朵，用沸水焯烫，晾凉，然后和豆浆一同放入果汁机中搅打均匀即可。

绿茶：儿茶素

绿茶的涩味是儿茶素成分，它能够保护血管健康，对预防糖尿病患者出现动脉粥样硬化、减少肠内糖类的吸收有很好的作用。

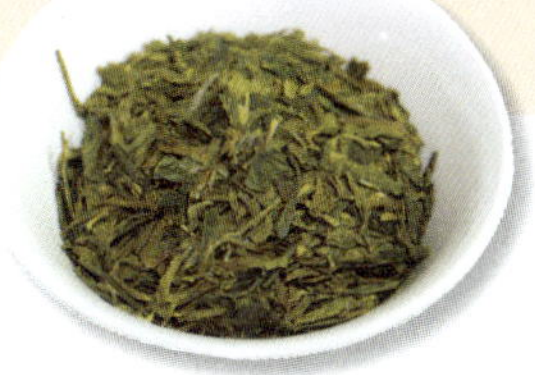

控制血糖小偏方 4

取丝瓜 1 根，绿茶 4 克。丝瓜刮净绿皮，洗净，切成小块，然后放入砂锅中，倒入清水煮熟。然后取出丝瓜，放入绿茶，盖上锅盖闷 10~15 分钟，取汤水饮用即可。

洋葱：硒、膳食纤维

洋葱除了富含膳食纤维以外，另一种元素硒也对糖尿病患者有益：硒能保护胰岛细胞免受伤害，维持其正常的分泌，从而间接调节血糖。而且，长期坚持适量吃洋葱，对控制血糖的确有显著的疗效。

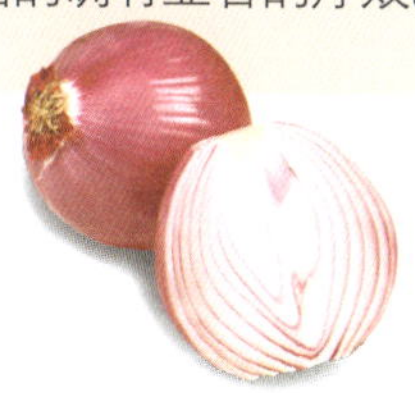

控制血糖小偏方 5

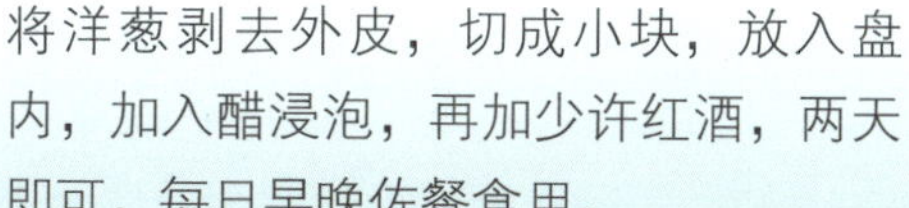

将洋葱剥去外皮，切成小块，放入盘内，加入醋浸泡，再加少许红酒，两天即可，每日早晚佐餐食用。

番茄：维生素 C、维生素 P

番茄热量很低，同时含有丰富的维生素 C 以及维生素 P 等，这些营养成分对控制和调节血糖能起到显著的效果，很适合糖尿病患者作为日常的素食食用。

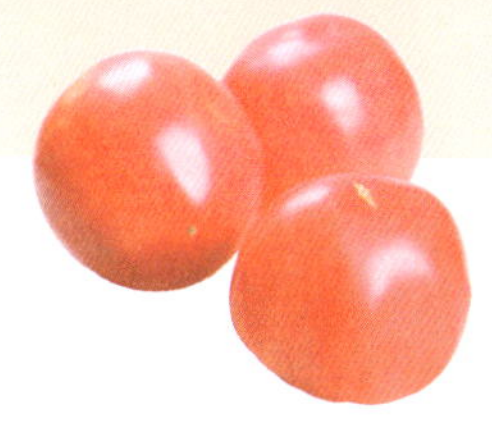

控制血糖小偏方 6

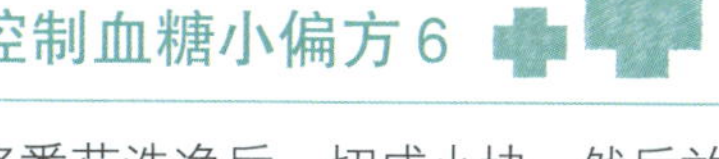

将番茄洗净后，切成小块，然后放到一块干净纱布上，提起纱布的四周，用力将汁水挤到碗里，加适量胡椒粉即可。可以经常饮用。

绿豆奶酪

降糖消脂

材料 绿豆30克，鲜奶250毫升，红枣2颗，琼脂10克，白糖少许。

做法

1. 将绿豆、红枣洗净后，浸泡4小时，煮熟。琼脂用热水浸泡。
2. 将鲜奶煮沸，加少量白糖，然后将琼脂倒入煮开的奶中，小火煮3分钟。
3. 加入煮熟的绿豆、红枣搅匀，倒入杯中凉凉，凝固后即可食用。

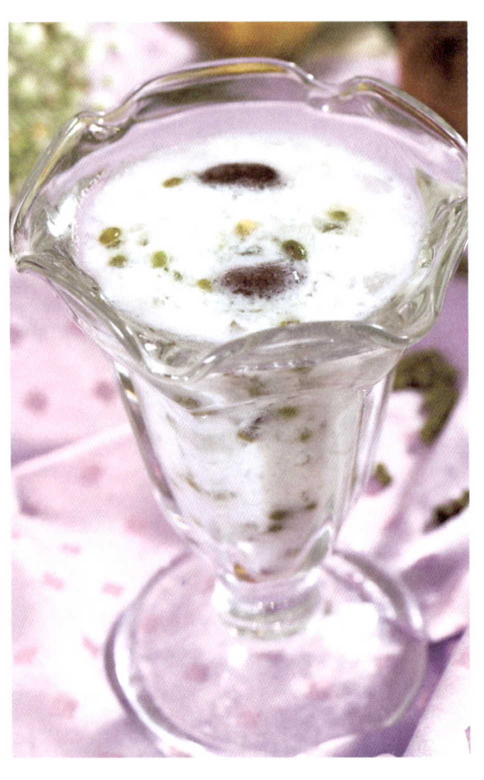

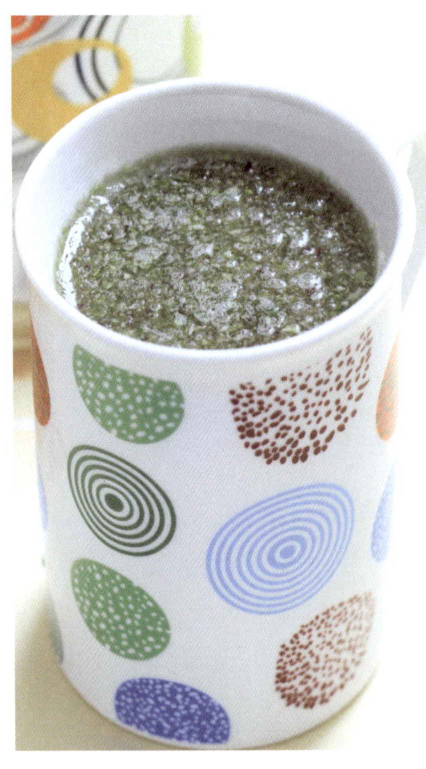

圆白菜洋葱汁

调节血糖、血脂

材料 圆白菜200克，洋葱50克，柠檬汁适量。

做法

1. 圆白菜洗净，切小块；洋葱洗净，切成丁。
2. 将上述食材除柠檬汁外放入果汁机中，加入适量饮用水搅打，打好后加入柠檬汁调味即可。

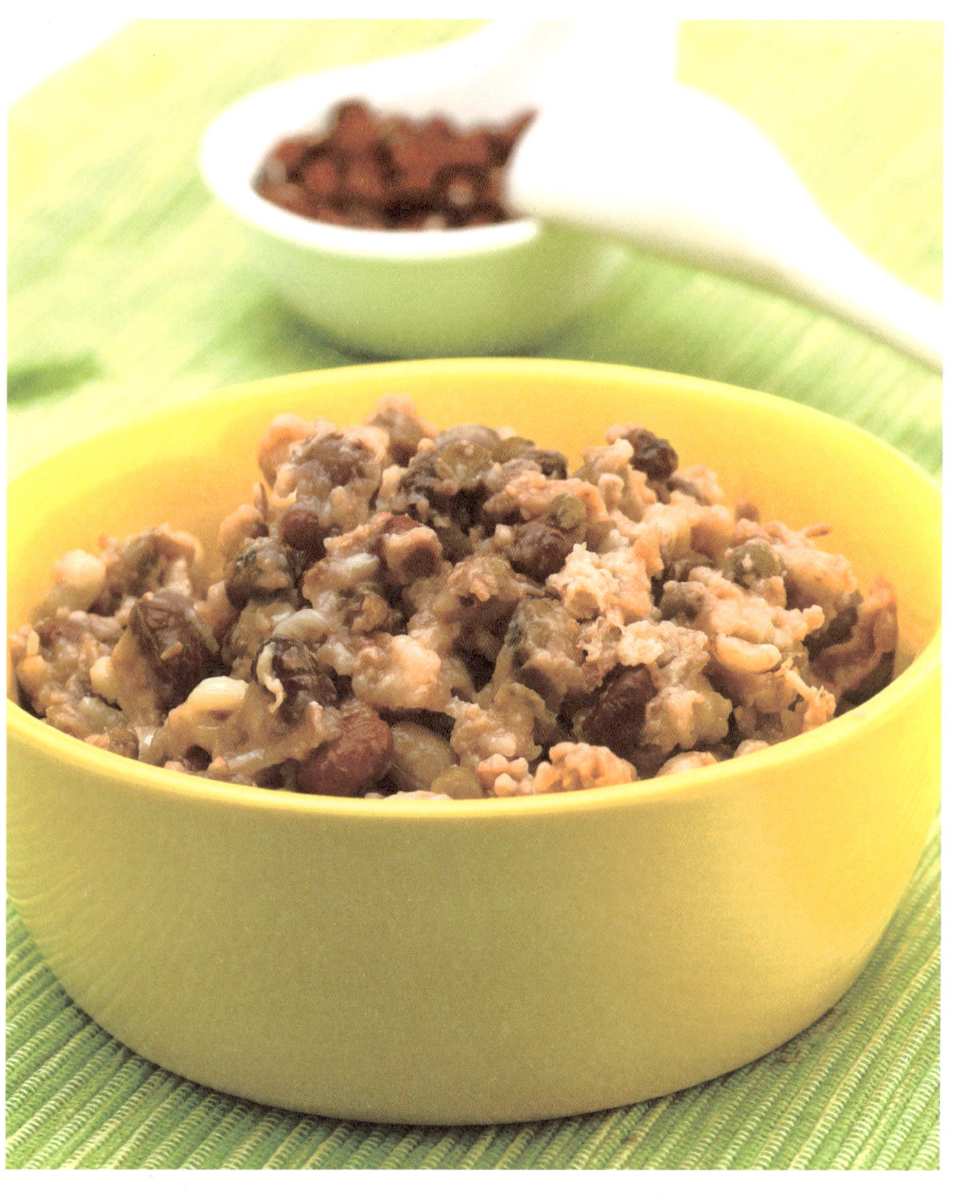

三豆燕麦饭

防止餐后血糖上升过快

材料 燕麦米、绿豆、扁豆、红小豆各 30 克。

做法

❶ 绿豆、扁豆、红小豆淘洗干净，用清水浸泡 4~6 小时；燕麦米淘洗干净。

❷ 将上述食材倒入电饭锅中，加适量水，盖上锅盖，蒸至电饭锅提示做好即可。

缓解高血压

高血压是最常见的心血管疾病之一，与糖尿病、高脂血症并称为“三高症”，发病率高，而且可引起严重的心、脑、肾等并发症，致残率和死亡率极高。高血压同样属于生活方式病，改变生活方式，合理饮食，高血压是可防可控的。而合理选择素食，不但有利于降压，还能帮助预防一些高血压并发症的发生。

对抗高血压的营养素

膳食纤维、钾、钙、镁、维生素 C、牛磺酸。

降压食材来帮忙

黄豆：亚油酸、钾

黄豆含有丰富的膳食纤维、亚油酸、钾元素，有抗血栓、抗血凝以及扩张血管的作用，可促进血液流通，起到降低血压的效果。

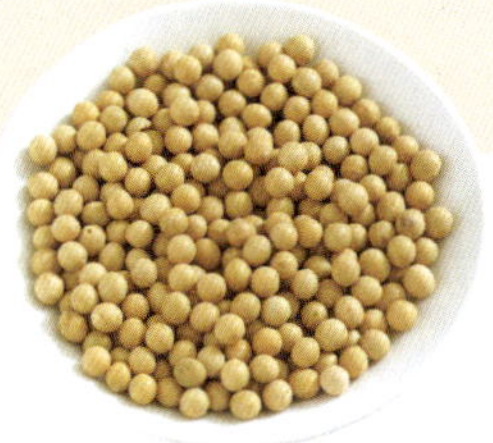

芹菜：芹菜素、维生素 P

芹菜中含有维生素 P 和芹菜素，维生素 P 可降低毛细血管的通透性，增加血管弹性，起到降血压功效，尤其对原发性及更年期高血压有很好的效果。而芹菜素具有明显的降压作用。

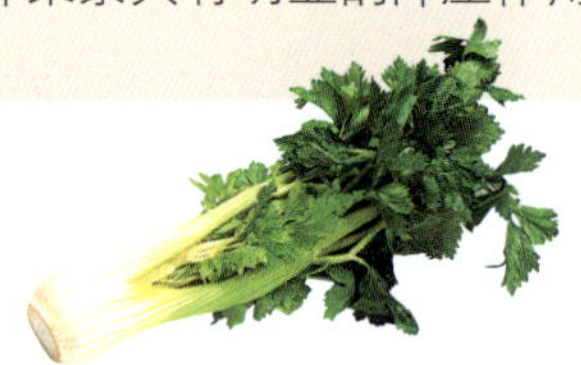

调节高血压小偏方 1

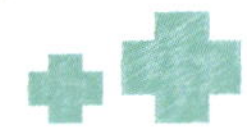

取黄豆 60 克，玉米 30 克。黄豆用清水浸泡 10~12 小时，洗净；玉米淘净，浸泡 2 小时。然后将玉米和浸泡好的黄豆倒入豆浆机中，制成豆浆即可。

调节高血压小偏方 2

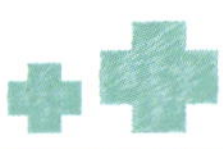

芹菜段 50 克，菠萝丁 200 克，蜂蜜适量。将芹菜段和菠萝丁放入淡盐水中浸泡 15 分钟，捞出后冲洗一下，然后放入果汁机中，加水搅打成汁，最后调入蜂蜜即可。

荞麦：芦丁、荞麦元酶、钾

荞麦中含有的芦丁成分能保护血管细胞，有效抑制血压上升；还含有荞麦多元酶，能预防动脉粥样硬化；其所含的钾有助于降低血压。

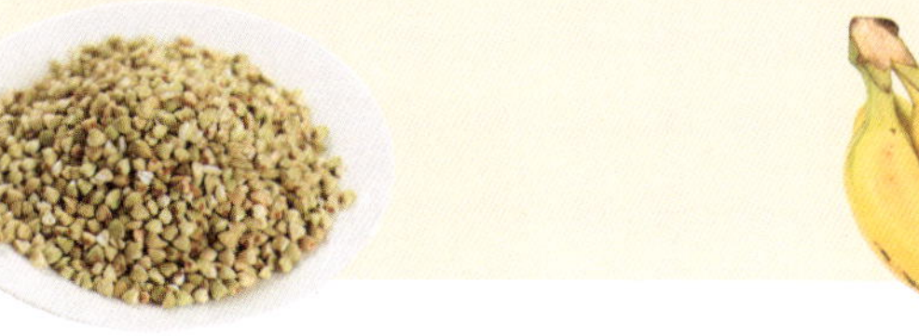

香蕉：钾、血管紧张素转化酶抑制物

香蕉是富钾食物，钠含量也很低，对因钠过多造成的血压升高和血管损伤有益。香蕉内还含有一种抑制血压升高的特殊物质——血管紧张素转化酶抑制物质。

调节高血压小偏方 3

50 克大米和 50 克荞麦米淘洗干净，荞麦米用清水浸泡 2 小时。取 6 枚红枣洗净。荞麦米、大米和红枣一同倒入电饭锅内，加适量清水蒸熟。

调节高血压小偏方 4

香蕉 100 克去皮，切成小块；苹果 150 克洗净，去皮、去核，切小块；然后加 150 毫升牛奶和适量清水一起打成汁，最后加入蜂蜜调匀即可。

海带：岩藻多糖、钾、钙、甘露醇

海带中含有岩藻多糖，丰富的钾、钙以及甘露醇。岩藻多糖可防治血栓和因血液黏性增大而引起的血压上升；钾和钙具有扩张外周血管的作用，降低血压；甘露醇也能辅助降压。

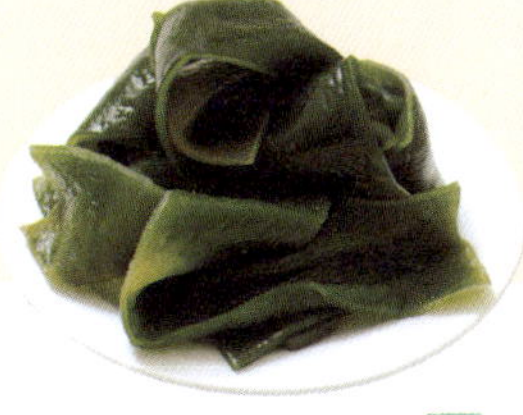

山楂：山萜类、黄酮类、钙

山楂所含的山萜类及黄酮类成分可以显著扩张血管，达到降压作用；而钙则能降低血脂，防止血栓的形成，降低血压。

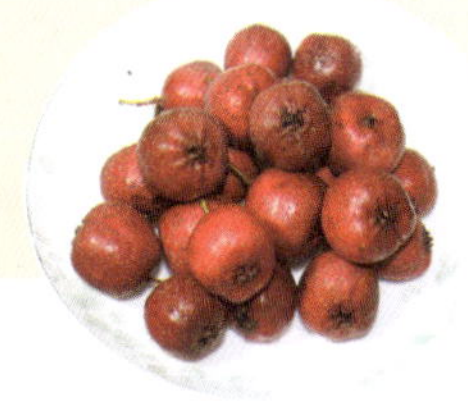

调节高血压小偏方 5

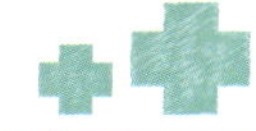

白萝卜半根洗净，去皮，切片；水发海带少量，洗净，切片。锅中加少量清汤，放入萝卜片、海带片，烧熟透，出锅前加醋、胡椒粉、酱油、盐调味。

调节高血压小偏方 6

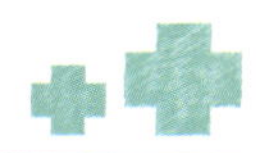

取山楂 25 克，大米 100 克。将山楂洗净，去子和蒂；大米淘洗干净。然后锅中加水烧开，放入山楂、大米煮沸，改小火熬煮成粥。

山楂烧豆腐

调节血压，保护心血管

材料 鲜山楂50克，豆腐300克。

调料 葱花、姜末各10克，盐3克，水淀粉、植物油各少许。

做法

1. 山楂用清水浸泡5分钟，洗净，去蒂，除子，切小块；豆腐洗净，切小块。
2. 锅置火上，倒油烧至七成热，炒香葱花、姜末，放入豆腐块翻炒均匀，加少量清水大火烧开，转小火烧5分钟，下入山楂略炒，加盐调味，用水淀粉勾芡即可。

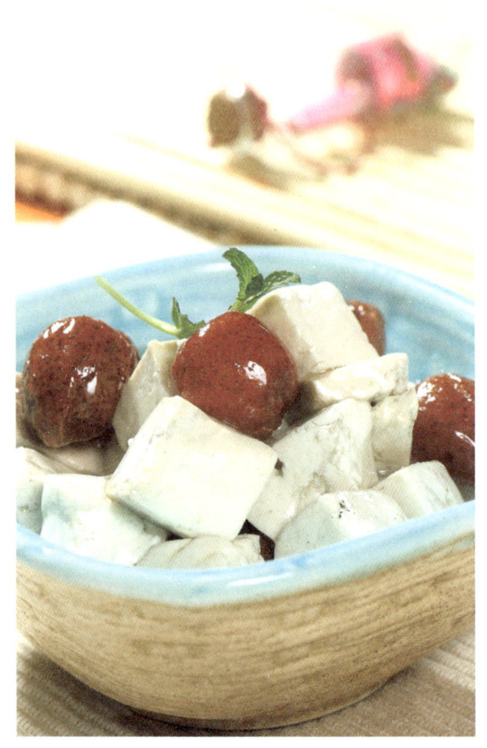

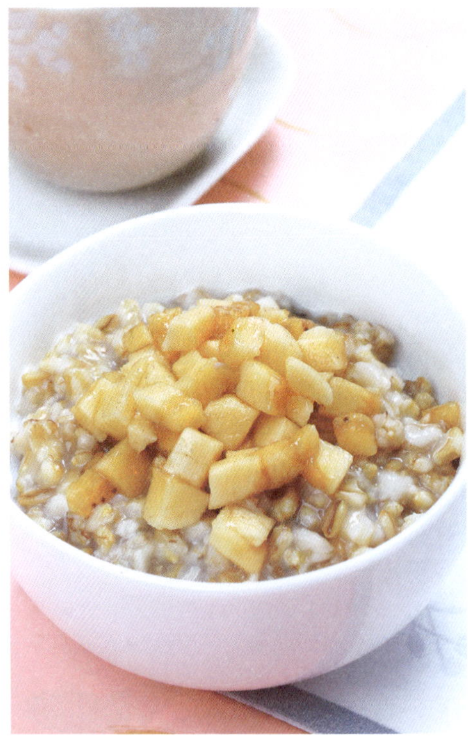

香蕉燕麦粥

辅助降血压

材料 香蕉1根，燕麦片100克，牛奶100克。

做法

1. 香蕉去皮，切小丁。
2. 锅置火上，倒入适量清水烧开，放入燕麦片，大火烧开后转小火煮至粥稠，凉至温热，淋入牛奶，放上香蕉丁即可。

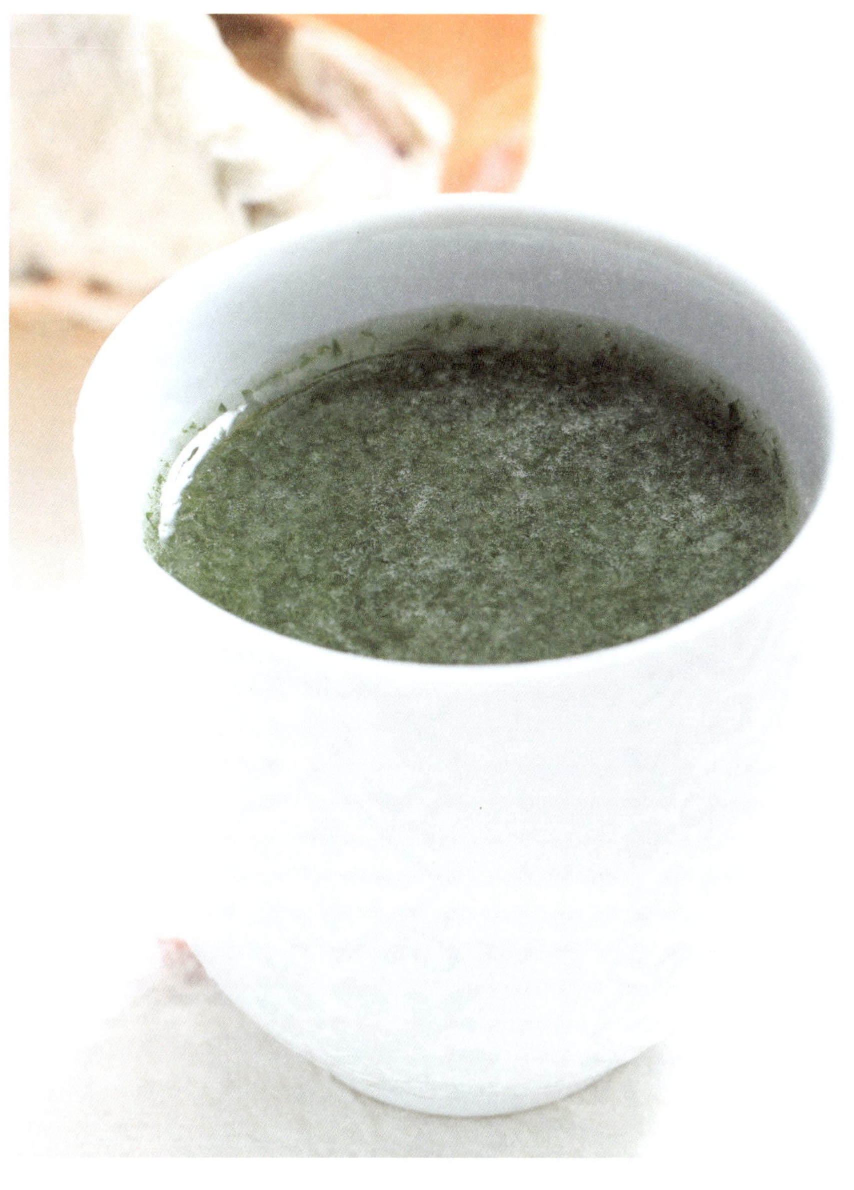

海带柠檬汁

舒张血管

材料 泡发海带 150 克，柠檬 100 克。

做法

1. 海带洗净，切成小丁；柠檬去皮及子，切丁。
2. 将海带丁、柠檬丁放入榨汁机中，加入适量饮用水搅打均匀即可。

调解血脂异常

血脂异常是指血浆中胆固醇或（和）甘油三酯水平升高，它与饮食和生活方式有密切关系，因此，无论是否采用药物调脂治疗，坚持控制饮食和改善生活方式是关键。其中，素食因为低脂肪、低胆固醇和丰富的维生素，很适合血脂异常的朋友选择。

对抗血脂异常的营养素

膳食纤维、维生素 E、维生素 C、柠檬酸。

素菜帮助调血脂

樱桃：膳食纤维、维生素 C

樱桃含有膳食纤维，能够黏附胆固醇，起到降低血液中胆固醇水平的功效；还能够增加肠道内的益生菌数量，提高肠道功能，而肠道功能也能影响血液健康。

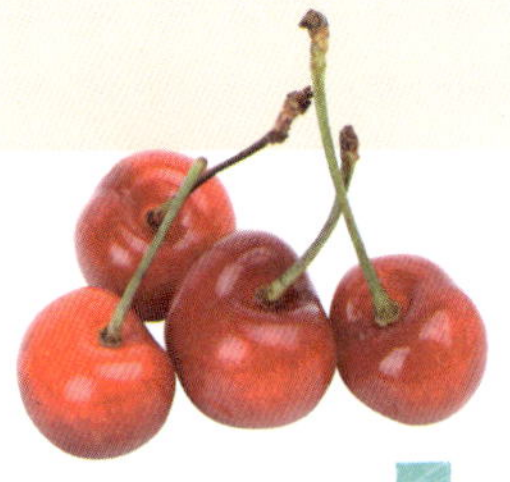

葡萄：维生素 E、柠檬酸

葡萄富含柠檬酸，能防止血液中的残渣形成，起到净化血液的作用。另外，柠檬酸还能活跃肠道功能。而维生素 E 则能促进脂质分解与代谢的活性，加快体内胆固醇的转运与排泄，控制血脂稳定。

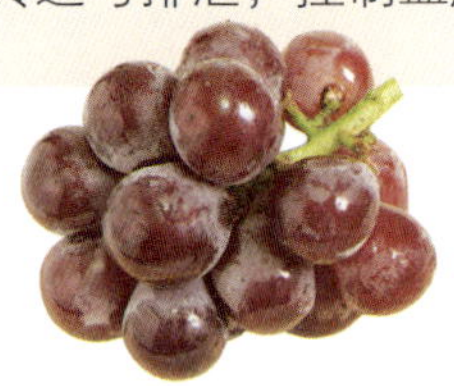

调节血脂小偏方 1

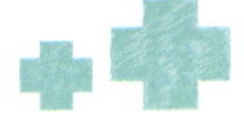

取苹果 200 克，樱桃 100 克。苹果洗净去核后，切成小块；樱桃洗净去核。将苹果块和樱桃放入榨汁机中榨成汁即可。

调节血脂小偏方 2

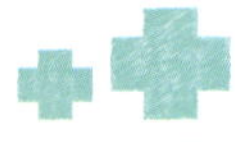

取草莓 50 克，菠菜、葡萄各 100 克。菠菜洗净、去根，用沸水焯一下，捞出晾凉，切段；葡萄洗净，去子切碎；草莓去蒂，洗净切碎。将 3 种材料放入果汁机中，加水打成汁即可。

香菇：β－葡聚糖、膳食纤维

香菇中含较丰富的膳食纤维以及β－葡聚糖，两者都能有促进血液中的血液残渣排出，有效防止动脉粥样硬化。

洋葱：膳食纤维、芦丁

洋葱同样含有丰富的膳食纤维，可以帮助控制血脂。另外，洋葱还含有芦丁成分，是一种多酚类，对防治心血管疾病、血脂异常很有好处。

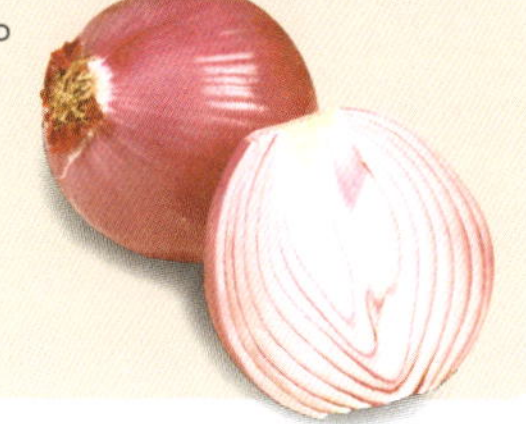

调节血脂小偏方 3

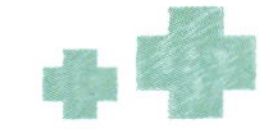

将25克干香菇洗净，放入锅中，用小火煮煎至水剩一半即可。等水凉凉后，将香菇挤干，把汁倒入瓶内，冷藏保存。每次取一勺饮用，每日1次。

调节血脂小偏方 4

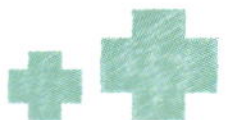

洋葱150克，西芹50克，蜂蜜适量。洋葱剥皮、洗净，切小块；西芹择洗净，切小段，二者放入榨汁机中，加水打成汁，调入蜂蜜即可。

大蒜：大蒜素

大蒜中含有大蒜素，它能升高高密度脂蛋白胆固醇的水平，降低低密度脂蛋白胆固醇水平，从而起到很好的防治动脉粥样硬化的效果。

绿豆：植物甾醇

绿豆中所含的植物甾醇结构与胆固醇相似，可以与胆固醇竞争酯化酶，使胆固醇不能酯化而减少肠道对胆固醇的吸收。

调节血脂小偏方 5

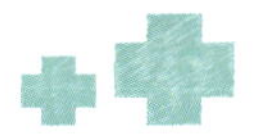

200克茄子去皮、蒂，切块。20克蒜瓣切成两半。淀粉加水调成芡汁。锅入油烧热，炒香蒜瓣，将茄子入锅翻炒，加酱油、盐和适量清水，烧沸后用小火焖10分钟，撒入葱花，加味精调味，最后勾芡即可。

调节血脂小偏方 6

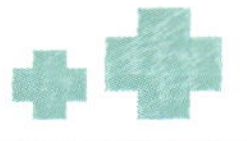

绿豆30克，糙米60克，白糖适量。绿豆淘净，浸泡4~6小时；糙米淘净，浸泡2小时，将2种食材一同倒入豆浆机中，加水煮成豆浆，加白糖搅拌至化开即可。

蒜蓉西蓝花

促进胆固醇排泄

材料 西蓝花 400 克，大蒜 20 克。

调料 盐 4 克。

做法

1. 西蓝花洗净，掰成小朵，沥干水分。
2. 蒜去皮，洗净，剁为蒜蓉。
3. 锅置火上，放油烧热，放入蒜蓉爆香。
4. 加入西蓝花略炒，加盐调味，放少许水，炒至西蓝花变软即可。

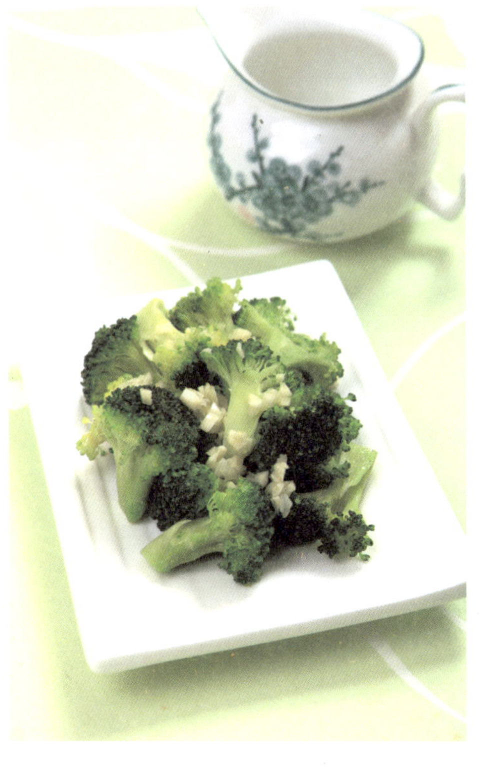

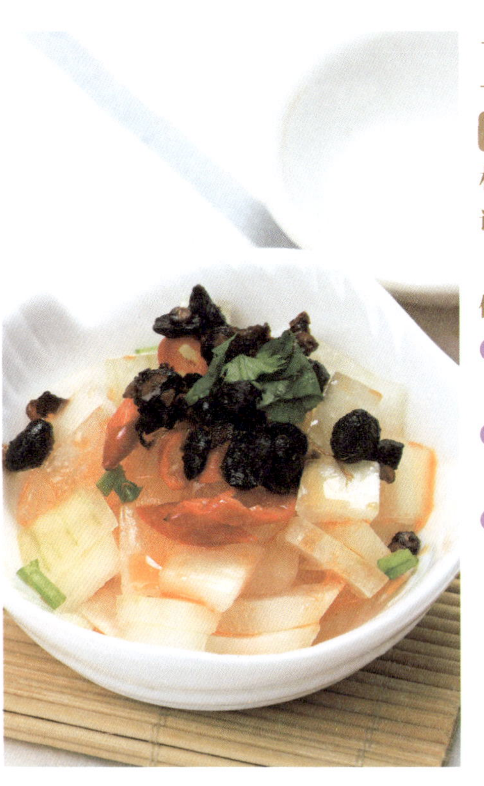

豆豉炝拌洋葱

提高血管弹性

材料 洋葱 1 个，鲜小红辣椒 3 个。

调料 香菜末 10 克，豆豉 15 克，盐 1 克，香油少许。

做法

1. 洋葱撕去老膜，去蒂，洗净，切块；小红辣椒洗净，去蒂，切斜段。
2. 取盘，放入洋葱、小红辣椒段，加盐、香油、香菜末拌匀。
3. 锅置火上，倒油烧至五成热，放入豆豉煸出香味，加在洋葱上即可。

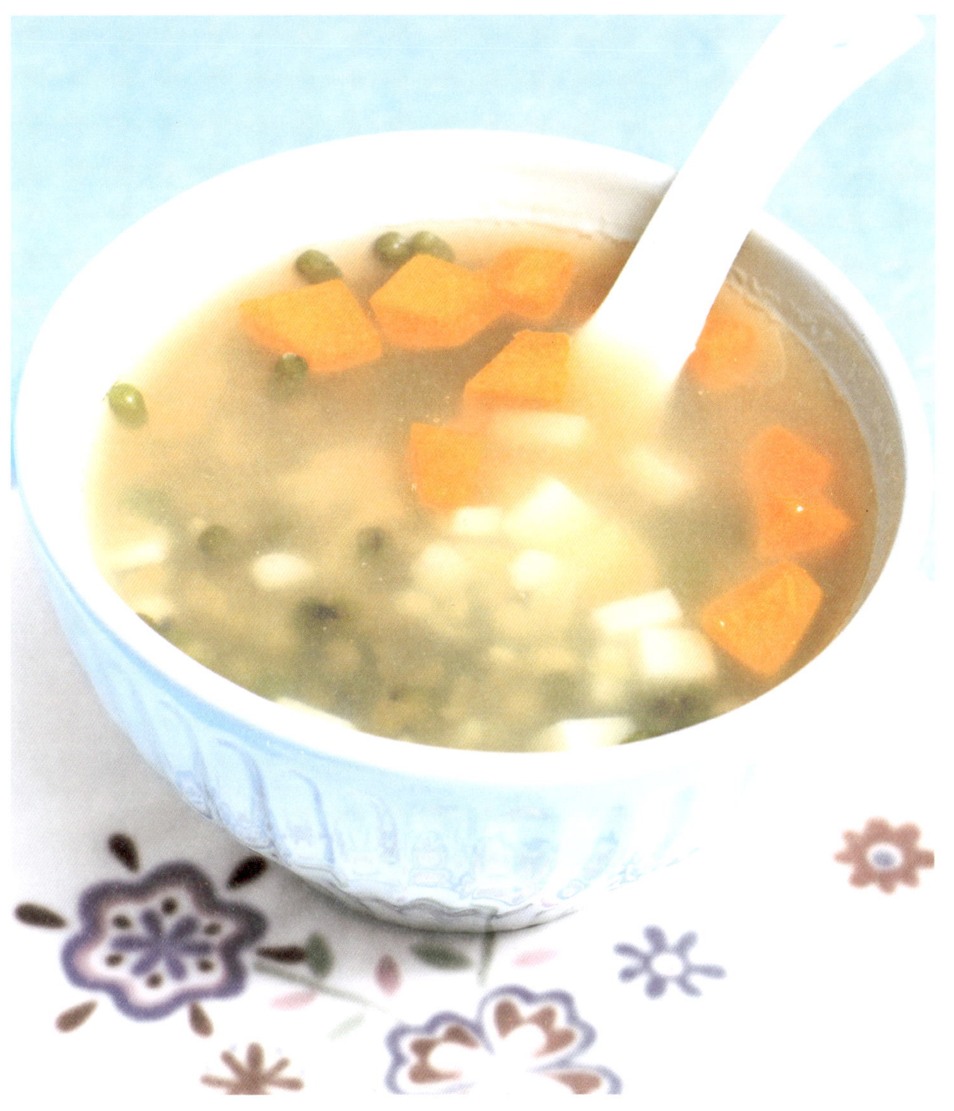

南瓜绿豆汤

促进脂肪代谢

材料 绿豆30克，南瓜50克。

调料 盐少许。

做法

1. 绿豆洗净后用水泡10分钟，放冰箱冷冻4小时。
2. 南瓜去皮去瓤，用清水洗净，切成2厘米见方的块。
3. 锅内放清水烧沸，先下绿豆煮沸2分钟，淋入少许凉水，再煮沸。
4. 将南瓜块下锅，盖盖，煮沸后改小火煮约30分钟，至绿豆开花即可。

预防冠心病

冠心病是一种心血管疾病，是冠状动脉循环发生改变而引起血流和心肌需求间出现不平衡，从而导致心肌缺血性损害。科学合理地吃素，可以使血液的黏度较低，血液在血管中能畅通运行，从而起到预防冠心病的效果。

对抗冠心病的营养素

铁、镁、硒、锌、铬、黄酮类化合物、牛磺酸。

素菜改善心血管健康

海带：不饱和脂肪酸、褐藻酸

海带中含有不饱和脂肪酸，能消除附着在血管壁上的胆固醇；所含的褐藻酸能促进肠蠕动，减少胆固醇吸收；常吃海带，对冠心病有很好的调节作用。

茄子：维生素 E、维生素 P

茄子中维生素 E 的含量丰富，有抗氧化作用，能保护心血管正常运行；所含的维生素 P 能改善微细血管脆性，增强人体细胞间的黏着力，防止出血。

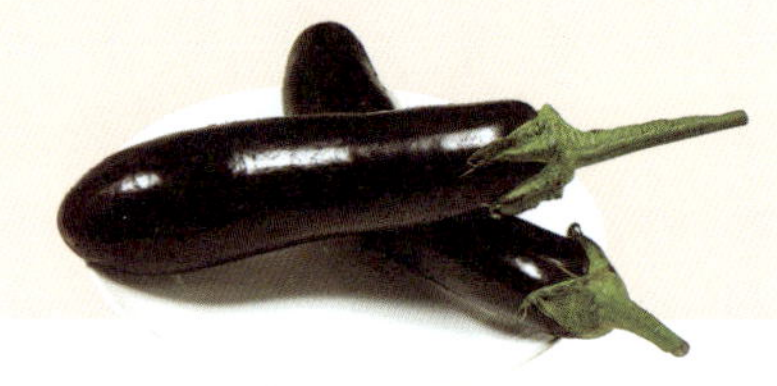

预防冠心病小偏方 1

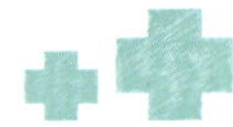

水发海带 200 克，煮透捞出，洗净，沥干后切细丝。锅内放入香油，七成热时加入海带丝稍加煸炒，盖上锅盖稍微油炸一下，继续翻炒。当海带发硬、松脆时捞出，沥油，放入盘中，加入绵白糖、盐拌匀即可。

预防冠心病小偏方 2

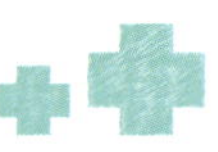

茄子 1 根，去皮青豆 6 克。茄子洗净后去皮，切块放入油锅中，然后加入青豆、酱油、花椒和食盐，用小火烧至青豆熟烂即可。每天吃 1 次。

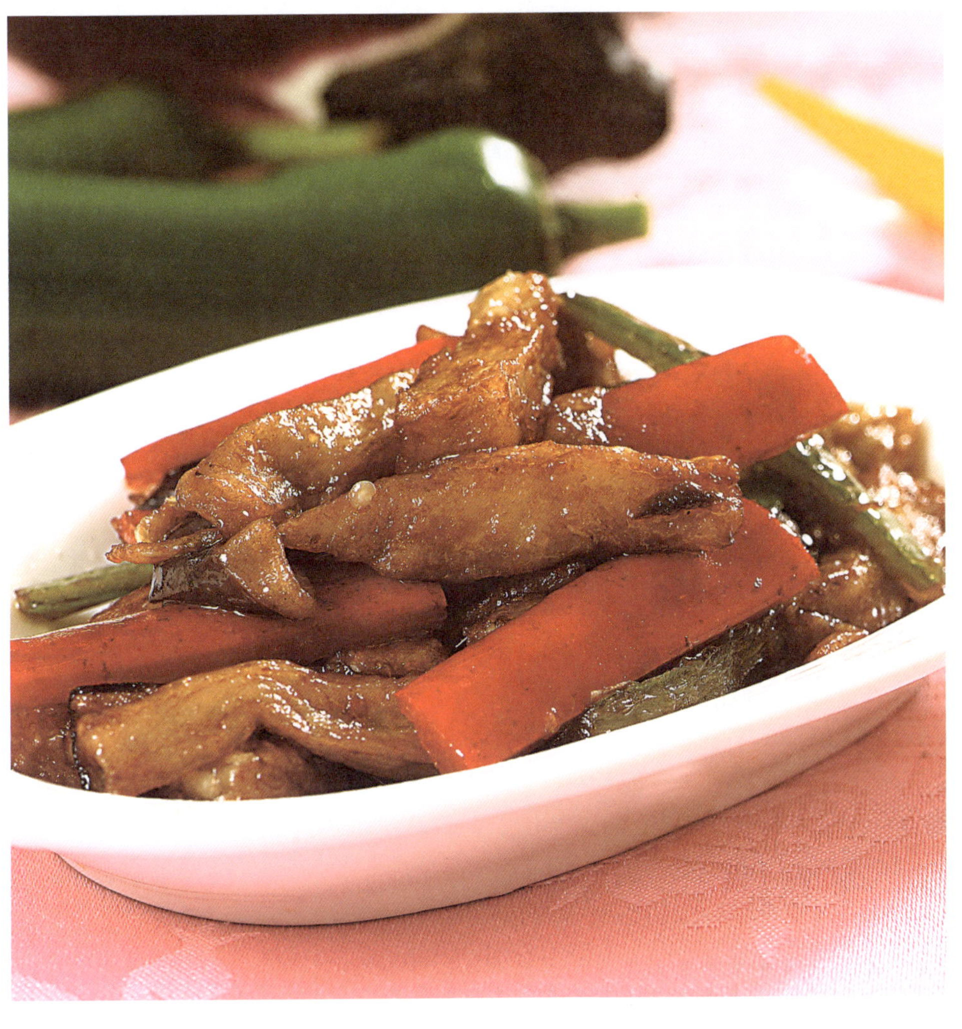

青红椒炒茄子

降低胆固醇

材料 茄子300克，青椒、红椒各40克。

调料 水淀粉、葱末、蒜末、姜丝、料酒、酱油各5克，香油3克。

做法

1. 茄子洗净，去蒂，切长条；青椒、红椒洗净，去蒂及子，切细长条。
2. 炒锅置火上，倒植物油烧至六成热，下入葱末爆香，然后放姜丝、蒜末煸香，倒入茄子翻炒。
3. 待茄子烧至八成熟时放入青椒条、红椒条，加入料酒、水及酱油翻炒均匀，用水淀粉勾芡，淋入香油即可。

降低肥胖发生率

肥胖是个全世界的问题，吃得太多、运动太少，经常宅着不活动，必然会给脂肪堆积在体内的机会。而提倡吃素，一方面能够促进体内脂肪的消耗；另一方面素食本身脂肪含量很少，营养也不比肉类差，对减肥的人来说，是很好的选择。

对抗肥胖营养素

膳食纤维、B 族维生素、钾、钙、铁、锌。

减脂食材来帮忙

苹果：苹果酸、果胶、膳食纤维等

苹果含有独特的苹果酸、果胶、维生素 C、钙、苹果多酚等多种营养成分，可促进机体的新陈代谢，减少脂肪在体内的堆积，尤其可以减少下身的脂肪。

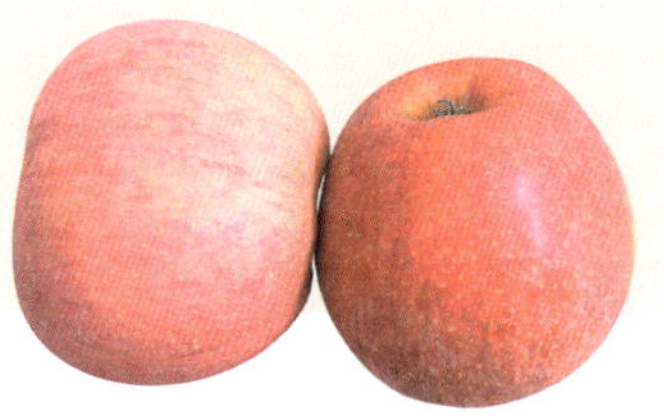

冬瓜：丙醇二酸

冬瓜中含有丙醇二酸，这种物质能够抑制食物中的碳水化合物向脂肪转化，从而防止人体发胖，还能增进健美，是肥胖者减肥瘦身的理想蔬菜之一。

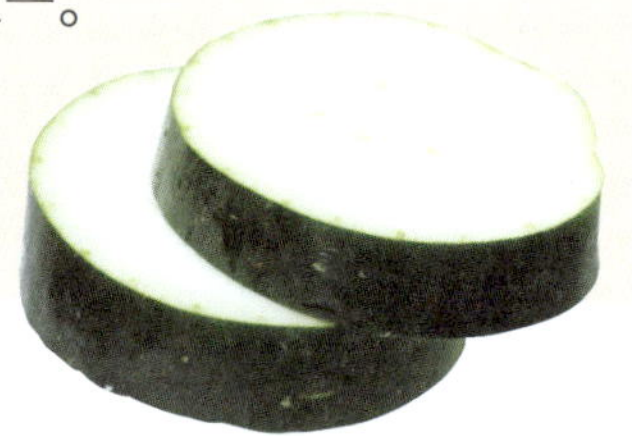

减肥小偏方 1

苹果 1 个，洗净，去皮和核，切小丁，放入果汁机中，加水打成苹果汁，然后倒入杯中，加入蜂蜜和绿茶粉搅拌均匀即可。

减肥小偏方 2

冬瓜 1 块，鲜荷叶半张，味精少许。冬瓜洗净，去皮切小块；荷叶洗净剪碎。两者一同加入砂锅中，加水炖熟，调入味精即成。

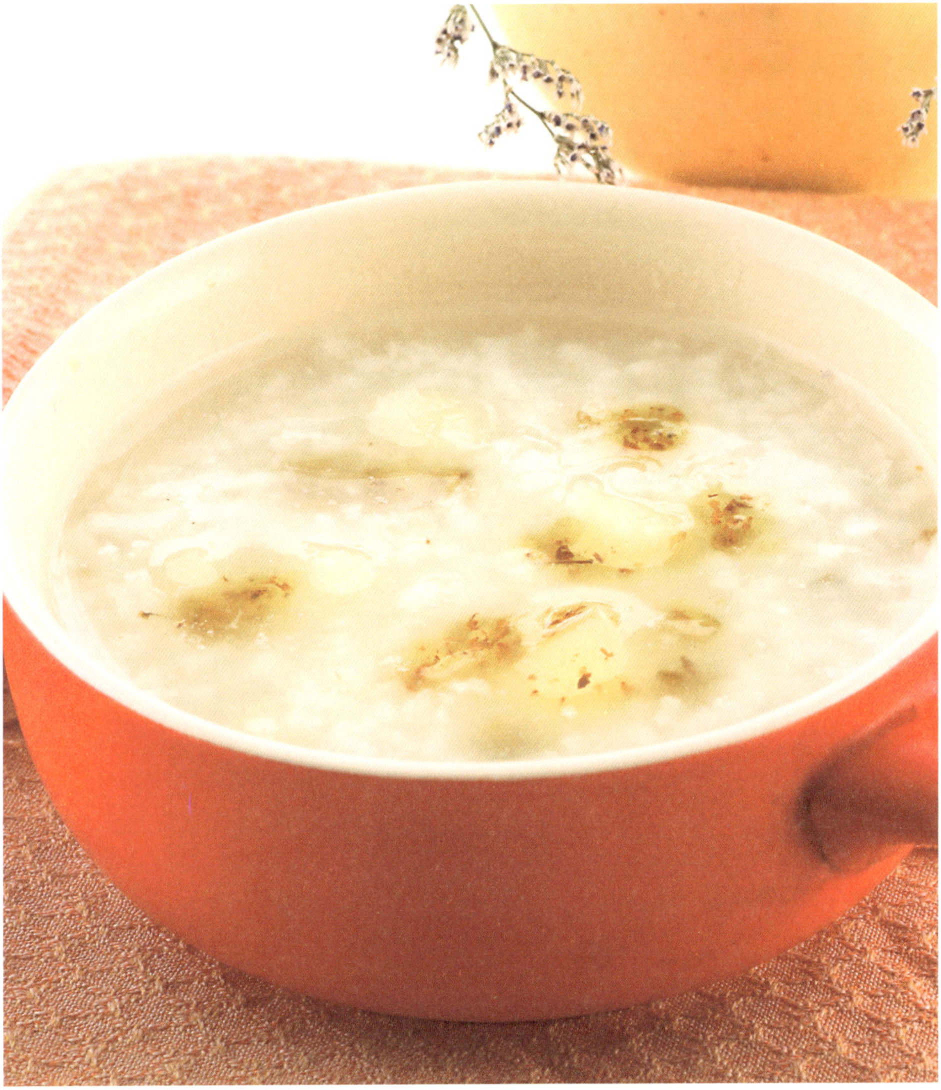

苹果桂花粥

降脂减肥，促进脂肪分解

材料 苹果2个，大米100克，干桂花适量。

调料 白糖适量。

做法

1. 苹果洗净去皮切块；大米淘净，用温水浸泡；干桂花洗净泡开。
2. 锅置火上，加水烧开，放入大米煮至米烂，加入苹果块、干桂花煮熟，加白糖调味即可。

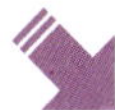

厨房妙招

可以直接用桂花卤；如果是新鲜的桂花，洗净后晒干就可以用。

素说五

选好健康调料

油——压榨植物油

压榨的油是借助机械外力，将油脂从原料中挤压出来。这种方法属于物理方法，不会引入更多的杂质，食用起来更安全、更有营养，质量较纯正。

在购买植物油时，要注意看标签上是否有“压榨”标识。

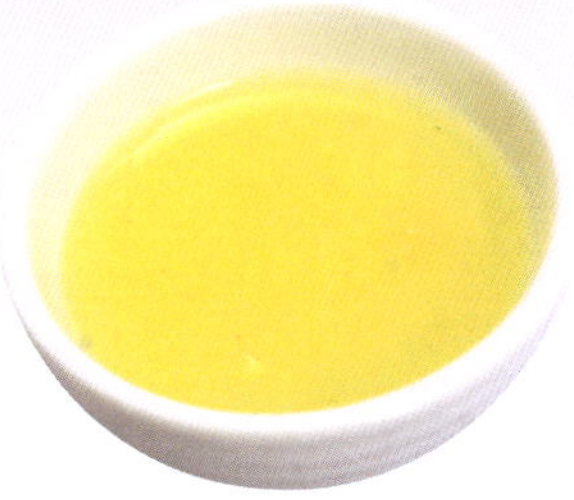

糖——红糖

红糖中含蔗糖最多，是我国利用传统的工艺生产的，含有很丰富的矿物质，如铁、锌、锰、铬等，还有胡萝卜素和烟酸等营养成分。中医认为，红糖还有温补的作用。相对而言，白糖虽然较甜，营养却与红糖不能相比。

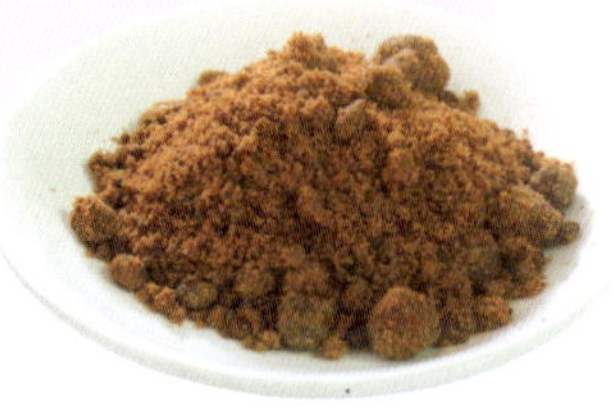

盐——粗盐或碘盐

食盐是东方人日常饮食中绝对不可或缺的调料，它的种类有很多，如加碘盐、加锌盐、低钠盐等，一般情况下，碘盐是最推荐选择的。

1. 对重体力劳动的人、精神容易紧张的人以及以植物性食物为主的人，推荐选择核黄素盐。
2. 对贫血的人，可以食用加铁盐。
3. 妊娠期素食的女性、素食的老年人最好定时食用加锌盐，有助于防止锌的缺乏。
4. 如果伴有高血压或水肿，宜选择低钠盐。

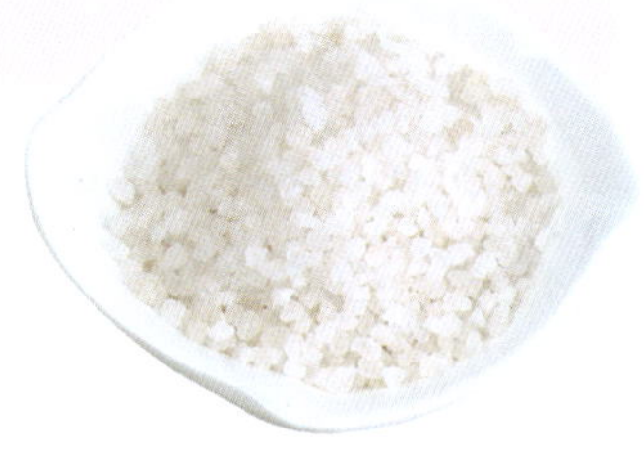

酱油——酿造酱油

酱油通常是由大豆、淀粉、小麦、食盐经过一系列的工序酿造而成的。另外还有配制酱油。酿造酱油是经天然微生物发酵而成，对健康很有益，而配制酱油加入了添加剂和调味液，不推荐常用。

醋——天然酿造醋

糙米醋：以未漂白的糙米为原料发酵而成，含有氨基酸，味道鲜美。

糯米醋：纯天然，富含营养成分，对健康有益。

米醋：白米制成，通常营养相对较低，味道没有上述两者好。

水果醋：含有丰富的矿物质，对一些慢性病有益，如苹果醋、葡萄醋等。

香料——合理添加

花椒、小茴香、桂皮等都是平常使用较多的香料，能给饭菜增加独特的味道。但是值得一提的是，香料不可多食，即便达到国家标准，也不推荐经常食用。

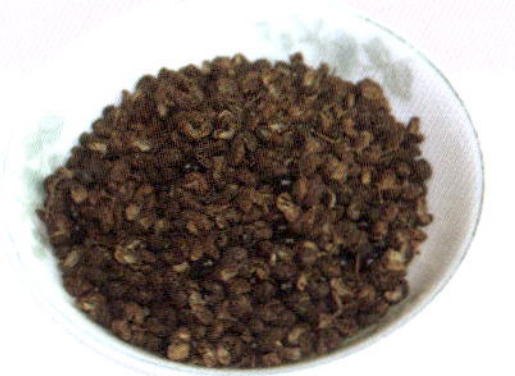

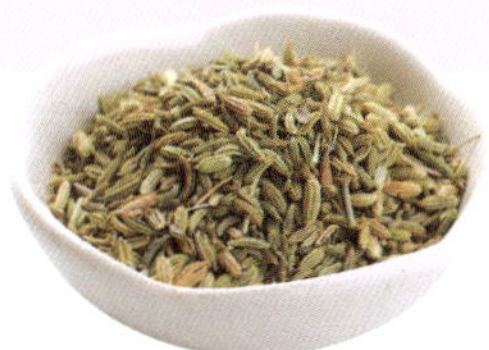

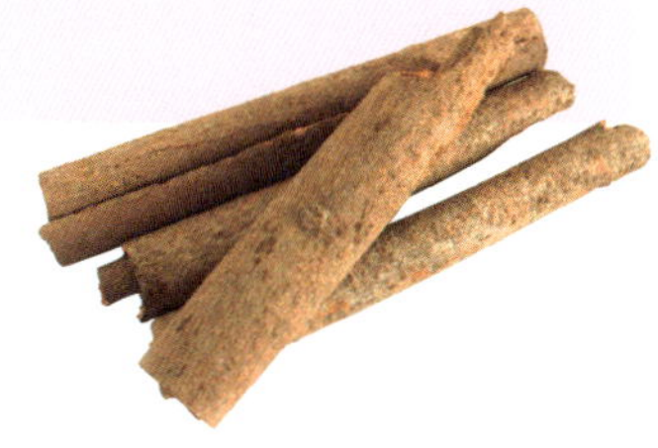

图书在版编目（CIP）数据

素食养生事典 / 史文丽主编 .--2 版 . -- 北京 ：中国纺织出版社，2015.2

ISBN 978-7-5180-0194-1

Ⅰ. ①素… Ⅱ. ①史… Ⅲ. ①素食一食物养生 Ⅳ. ①R247.1

中国版本图书馆 CIP 数据核字 (2014) 第 225124 号

主　编　史文丽

编委会　史文丽　刘红霞　牛东升　李青凤　石艳芳　张　伟　石　沛　张金华　葛龙广
戴俊益　李明杰　霍春霞　高婷婷　赵永利　张爱卿　常秋井　余　梅　李　迪
李　利　王能祥　吕亚娜　刘　涛　杨纪云　费军伟　石玉林　樊淑民　谢铭超
王会静　陈　旭　王　娟　徐开全　杨慧勤　卢少丽　张　瑞　李军艳　崔丽娟
季子华　吉新静　石艳婷　陈进周　李　丹　逯春辉　李　鹏　崔文庆　李　军
高　杰　高　坤　高子珺　杨　丹　李　青　梁焕成　刘　毅　韩建立　高　赞
高志强　高金城　邓　晔　常玉欣　黄山章　侯建军　李春国　王　丽　袁雪飞
张玉红　张景泽　张俊生　张辉芳　张　静　崔文庆　石　爽　王　娜　金贵亮
程玲玲　段小宾　王宪明　杨　力　张玉民　牛国花　杨　伟　葛占晓　施慧婕

策划编辑：樊雅莉　　　责任印制：储志伟

中国纺织出版社出版发行
地址：北京市朝阳区百子湾东里 A407 号楼　邮政编码：100124
销售电话：010 — 67004422　传真：010 — 87155801
http://www.c-textilep.com
E-mail:faxing@c-textilep.com
中国纺织出版社天猫旗舰店
官方微博 http://weibo.com/2119887771
北京千鹤印刷有限公司印刷　　各地新华书店经销
2010 年第 1 版　2015 年 2 月第 2 版第 1 次印刷
开本：710×1000　1/16　印张：16
字数：190 千字　定价：39.80 元